A chuva passa ao lado

Editora Appris Ltda.
1.ª Edição - Copyright© 2024 do autor
Direitos de Edição Reservados à Editora Appris Ltda.

Nenhuma parte desta obra poderá ser utilizada indevidamente, sem estar de acordo com a Lei nº 9.610/98. Se incorreções forem encontradas, serão de exclusiva responsabilidade de seus organizadores. Foi realizado o Depósito Legal na Fundação Biblioteca Nacional, de acordo com as Leis nos 10.994, de 14/12/2004, e 12.192, de 14/01/2010.

Catalogação na Fonte
Elaborado por: Josefina A. S. Guedes
Bibliotecária CRB 9/870

F727c 2024	Fornazieri, Vilson T. A chuva passa ao lado / Vilson T. Fornazieri. 1. ed. – Curitiba: Appris, 2024. 315 p. ; 23 cm. ISBN 978-65-250-5949-5 1. Ficção brasileira. 2. Espiritualidade. 3. Holismo. I. Título. CDD – B869.3

Appris
editora

Editora e Livraria Appris Ltda.
Av. Manoel Ribas, 2265 – Mercês
Curitiba/PR – CEP: 80810-002
Tel. (41) 3156 - 4731
www.editoraappris.com.br

Printed in Brazil
Impresso no Brasil

Vilson T. Fornazieri

A chuva passa ao lado

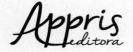

FICHA TÉCNICA

EDITORIAL	Augusto Coelho
	Sara C. de Andrade Coelho
COMITÊ EDITORIAL	Ana El Achkar (UNIVERSO/RJ)
	Andréa Barbosa Gouveia (UFPR)
	Conrado Moreira Mendes (PUC-MG)
	Eliete Correia dos Santos (UEPB)
	Fabiano Santos (UERJ/IESP)
	Francinete Fernandes de Sousa (UEPB)
	Francisco Carlos Duarte (PUCPR)
	Francisco de Assis (Fiam-Faam, SP, Brasil)
	Jacques de Lima Ferreira (UP)
	Juliana Reichert Assunção Tonelli (UEL)
	Maria Aparecida Barbosa (USP)
	Maria Helena Zamora (PUC-Rio)
	Maria Margarida de Andrade (Umack)
	Marilda Aparecida Behrens (PUCPR)
	Marli Caetano
	Roque Ismael da Costa Güllich (UFFS)
	Toni Reis (UFPR)
	Valdomiro de Oliveira (UFPR)
	Valério Brusamolin (IFPR)
SUPERVISOR DA PRODUÇÃO	Renata Cristina Lopes Miccelli
PRODUÇÃO EDITORIAL	Bruna Ferraz
REVISÃO	Débora Sauaf
DIAGRAMAÇÃO	Renata Cristina Lopes Miccelli
CAPA	Carlos Pereira

A TODOS os meus professores.

AGRADECIMENTOS

Agradeço a Deus, e Ramon Hermesto (consultor) que me incentivou muito a escrever livros durante a estada dele na Clínica Naturivida de SP, no período que trabalhei lá.

PREFÁCIO

Receber o convite para prefaciar a obra *A chuva passa ao lado*, de Vilson Fornazieri, foi uma grata surpresa e me deixou muito honrada. Conheci o escritor no final da década de 1980, quando ele foi meu aluno no Curso de Letras na Universidade Regional Integrada do Alto Uruguai e das Missões – URI Erechim/RS. Curioso, questionador, reflexivo, voltado à espiritualidade, após concluir o curso, juntamente com atividades ligadas às Letras, dedicou-se à formação em Terapias Alternativas, hoje chamadas Terapias Holísticas, realizando cursos em diversos Estados do Brasil, na Índia e em outros países. Acompanhei um pouco sua trajetória na área e, devo dizer, o menino do interior do Rio Grande do Sul surpreendeu por sua coragem, determinação e garra na busca por seus sonhos e ideais.

Com uma base sólida nas terapias acima citadas e preocupado com o bem-estar de pessoas e de grupos, passou a atuar na área, iniciando por atividades mais simples até ter o domínio necessário e seguro das áreas em que pretendia atuar. Em 1996, passou a desenvolver atividades com equipes esportivas – times de futebol: as atividades consistiam em terapias de grupo com os atletas e comissão técnica, resultando em maior confiança pessoal dos envolvidos e resultados positivos para os times. Pelos dados positivos nas atividades, Fornazieri ganhou repercussão nacional, sendo destaque em reportagem do Jornal Nacional e em outros canais/programas da Rede Globo (1999) e em jornais de circulação nacional. A partir de então, conhecido pela excelência do seu trabalho, passou a ser chamado para atividades em outros grupos, nas mais diversas classes de trabalhadores e áreas sociais. Foi contratado por Prefeituras de diversos municípios dos Estados do Sul do Brasil, mais especificamente em municípios do Alto Uruguai Gaúcho e Catarinense.

Em 1999, começou a atuar na Naturivida, de Guaimbé/SP, uma das principais clínicas naturistas do Brasil, com atividades individuais e Workshops. Os resultados positivos o projetaram para atuar na rede de Supermercados de Minas Gerais – Organização Bretã, para a World Study, para a Hidroelétrica de Furnas, dentre muitas outras.

Complementando seu trabalho, também passou a atuar como letrista e produtor de CDs que acompanhavam as atividades desenvolvidas. Cito, como exemplos, os 7 CDs lançados em 2006, envolvendo músicas de Meditação. Hoje, Fornazieri pode ser considerado um profissional de elite, um expert em Terapias Holísticas do país, mesmo que não se considere "Guru".

Destaquei um pouco da formação e atividades de Vilson Fornazieri para mostrar que, com experiência de mais de 35 anos em Terapia Holística, o autor transita livremente em seu espaço com aplicação de técnicas de respiração, quiropraxia, meditação, florais, vivência e palestras. Sua capacidade de liderança o habilita a atuar na harmonização de grupos ligados a organizações empresariais, organizações esportivas e outras, desenvolvendo workshops (terapias de grupo), ministrando seminários, cursos e aulas de yoga, realizando palestras e fazendo atendimento individual.

Em *A chuva passa ao lado*, o Guru do texto – personagem par da narradora Haida Helena, é um terapeuta holístico que desenvolve as mais diversas práticas. Cada técnica executada pelo Guru, no texto, é descrita, pelo autor, com muita verdade e propriedade. Mesmo nas ações mais inverissímeis, há verdade. Para o leitor, há um aprendizado e uma real vivência sobre técnicas de renascimento, de regressão, de respiração, dentre outras. O livro, por suas descrições detalhadas, às vezes até meticulosas demais e repetidas, é quase que um manual de terapias holísticas. O leitor é despertado para tais práticas e tem curiosidade em conhecê-las. Mérito de Fornazieri que, por praticá-las em sua atividade profissional, as descreve com minúcias, destacando a importância de executá-las com seriedade e precisão.

Na obra, o leitor conhece a história da protagonista pela narração em primeira pessoa feita pela personagem Haida Helena, uma mulher que ascendeu socialmente por ser casada com Dionísio, homem rico que acumulou grande fortuna atuando com contrabando de drogas e armas. Vivendo isolada, subjugada pelo esposo e sem amigos, a protagonista é uma mulher depressiva, insatisfeita, perdida, angustiada, triste... que não encontra motivação para viver. O texto segue fatos num tempo linear, mas, simultaneamente, há um vai-vem no tempo psicológico da personagem principal. São regressões temporais, digressões, lembranças, conflitos, que revelam os pensamentos da personagem, seus medos, angústias, tensões (ao modo do romance psicológico), além de realizar o trabalho narrativo essencial que é o de colocar a história em funcionamento, ou seja, narrar os acontecimentos.

Seria presunção dizer que é um romance psicológico, pois nele a personagem deveria diminuir a narração propriamente dita e construir sua história pensando e refletindo mais do que narrando. Contudo, há muitas características que poderiam enquadrá-lo nessa classificação. A comunicação literária se dá pelo contato com as palavras de Haida Helena, e os momentos em que a narrativa se encontra com o romance psicológico de maneira mais genuína é quando a personagem narradora dá vazão aos seus pensamentos. Aí está, também, o que mais nos interessa enquanto leitoras e leitores, que é conhecer o mundo interior e a subjetividade dessa mulher, construída com nuances contemporâneas que, em alguma medida, refletem as nossas subjetividades - exploração dos sentimentos que, na medida em que as ações acontecem, vão sendo manifestos - ódio, raiva, insatisfação, vazio... intercalados com desejo, carinho, amor, apreensão, resignação, volúpia, apatia...

Importante destacar que, na construção do texto, o fluxo de consciência da protagonista dá espaço aos diálogos, momento em que o discurso direto reproduz as conversas dela com outros personagens. Fornazieri utilizou o recurso de escrever os diálogos com excelente domínio em linguagem simples, clara, coloquial, o que torna o texto mais atrativo e de fácil leitura e compreensão.

Quanto ao espaço, o romance segue os padrões tradicionais – lugares definidos, reais, embora em nenhum momento o leitor saiba onde está localizada a casa da fazenda, o apartamento, a clínica. Deixa para o leitor criar os ambientes a partir de suas vivências e conhecimento. A única dica que dá – sul do Brasil, Santa Catarina, Porto Alegre, São Paulo...

Outro aspecto que merece uma reflexão é o da ação pedagógica dos Gurus, os professores personagens da obra. Temos uma antítese: num primeiro momento, Haida Helena tem contato com um profissional que tem formação, mas é arrogante, senhor de si, dono da verdade, que se coloca num nível superior e trata os pacientes como objetos que lhe devem elogios e aplausos. O paciente é levado a se sentir culpado pelo seu estado depressivo ou de desânimo. Num segundo caso, o Guru é humano, carinhoso, atencioso, mesmo que duro e exigente. Utiliza seus conhecimentos com sabedoria e a serviço dos pacientes. Busca educar, instruir, dividir experiências e conhecimentos. É o "professor" que educa e forma, que orienta e acompanha, que chega aos resultados esperados. O foco é o paciente em suas necessidades e anseios. Sendo orientada, a protagonista Haida Helena, em determinado momento, percebe que o universo em que vive é muito pequeno; percebe o quanto as pessoas se tornam pequenas na medida em que nada fazem para sair de um mundo pequeno. Percebe a importância de começar a caminhada, dar o primeiro passo. O restante, o próprio mundo se encarregará de fazê-lo.

Em vista de todos os aspectos abordados, pode-se dizer que as perspectivas trazidas por esta obra são muito amplas e complexas e podem abrir caminhos para outros trabalhos, uma vez que a formação dupla do escritor – formação em Letras, que lhe dá fluência linguística; e formação holística - permitem enriquecer suas pesquisas e os resultados delas em seus escritos.

A análise contextualizada de vários casos concretos de terapias com diversos pacientes e em situações específicas é um diferencial na obra, pois propicia ao leitor reflexões críticas acerca dos grandes problemas que assolam a humanidade – angústias, medos, ansiedade, insatisfação, vazio existencial...

Por essas razões, dentre muitas outras que aparecem no conteúdo didático e instigante deste livro, recomendo a presente obra, a primeira de muitas que virão.

Para o leitor, a pergunta: Haida Helena (que não sabe por que seus dois nomes começam com H), a mulher triste, angustiada, perdida, mal amada, depressiva... encontrou as respostas que procurava? Encontrou solução para seus problemas e inquietudes? Encontrou o amor? Conseguiu chegar ao Jardim do Éden? A Chuva continuará passando ao lado?

A leitura do livro dará estas e outras "respostas". Boa leitura!

Erechim, dezembro de 2023.

Prof.ª Helena Confortin
Dr.ª em Linguística – USP/SP.
Presidente da Academia Erechinense de Letras

SUMÁRIO

CAPÍTULO I 15
CAPÍTULO II 22
CAPÍTULO III 25
CAPÍTULO IV 33
CAPÍTULO V 44
CAPÍTULO VI 56
CAPÍTULO VII 60
CAPÍTULO VIII 70
CAPÍTULO IX 73
CAPÍTULO X 77
CAPÍTULO XI 85
CAPÍTULO XII 91
CAPÍTULO XIII 99
CAPÍTULO XIV 112
CAPÍTULO XV 121
CAPÍTULO XVI 138
CAPÍTULO XVII 155
CAPÍTULO XVIII 170
CAPÍTULO XIX 178
CAPÍTULO XX 190
CAPÍTULO XXI 193
CAPÍTULO XXII 201
CAPÍTULO XXIII 209
CAPÍTULO XXIV 214
CAPÍTULO XXV 221
CAPÍTULO XXVI 224
CAPÍTULO XXVII 227

CAPÍTULO XXVIII...233
CAPÍTULO XXIX..242
CAPÍTULO XXX...246
CAPÍTULO XXXI..250
CAPÍTULO XXXII...252
CAPÍTULO XXXIII..260
CAPÍTULO XXXIV...268
CAPÍTULO XXXV..272
CAPÍTULO XXXVI...275
CAPÍTULO XXXVII..278
CAPÍTULO XXXVIII...283
CAPÍTULO XXXIX...286
CAPÍTULO XL..291
CAPÍTULO XLI...295
CAPÍTULO XLII..301
CAPÍTULO XLIII...311

CAPÍTULO I

Tudo parece igual, mais um final de dia. Os mesmos rumores, as mesmas circunstâncias. E a chuva? Bem, parece vir, mas essa também só chega até o topo da montanha. Amanhã, talvez, ela venha. Quem mais poderia vir?... A alegria? A felicidade? Tudo isso é subjetivo e abstrato. Feliz daquele que um dia, pelo menos, foi feliz um momento. Já para mim, parece ser uma impossibilidade. Sentir o peito sufocado e até explicar isso em palavras seria difícil, porque poderia se dizer que é um "troço" no peito que parece eterno. Mas, para definir isso, se poderia chamar de angústia, tristeza, desânimo e tudo aquilo que caracteriza uma pessoa que nunca foi feliz. É como se minha própria alma estivesse sendo abatida.

Vejo-me como se fosse um animal. Por exemplo, uma lebre levando um tiro e estivesse dando seus últimos suspiros; o sufoco da dor e sentindo a morte chegar. Falta ar. Falta vida. É o fim. É assim que me sinto, apesar de que para mim, a morte seria um grande alívio. Seria o fim de um grande sofrimento, pelo menos nessa vida. Ânsia da morte, seria a frase mais correta.

Não vejo luz, não vejo brilho e nem sinto esperança. Sem fé, sem coragem. Fé em que se nunca tive alegria? Talvez naquilo que me ensinaram o catecismo, a Bíblia, mesmo sem nunca ter lido ou lido muito pouco, ante seu tamanho. Também não adianta ler se fico sem entender, sentir a falta de Deus ou até abandonada por Ele. Estar com os olhos da alma vedados e não ver mais nada adiante. Refugiar-me, a mim mesma, e esperar que um dia algo de diferente aconteça. Que eu possa receber o socorro da vida, e aí sim, ressuscitar e dizer a partir daí, que estou vivendo.

A cada dia que passa, o ato de pensar me faz pensar. Imagino a loucura que seria se todos tivessem seus pensamentos revelados, e quanta coisa que se passa dentro de cada um; os mais loucos e absurdos pensamentos. Até as grandes personalidades, se fôssemos ler seus pensamentos...

Creio que seria um turbilhão de ideias, planejamentos, desejos ocultos, maldade, sentimentos contraditórios, enfim, tudo que qualquer um pensa por si só, seria uma loucura. Desejos que jamais imaginaria ter. Tudo vem. Muitas coisas permanecem e muitas coisas vão. Talvez, não por apego, nem por serem absurdas, talvez porque não ficam tanto na nossa cabeça.

E os desejos? Ah! Pudesse eu ter desejos, qualquer um: afetivos, financeiros, sexuais. Esses já se tornaram ao contrário. Acho até que isso já se tornou um repúdio. Poderia ter desejos pelo bonitão lá do mato, pelo locutor da noite, que tem uma voz muito bonita e diz coisas bonitas. Mas, quem sabe já seja cheio de mulheres ou até tenha dificuldades iguais, ou ainda piores do que eu.

Que outros desejos poderiam ter? De trabalhar, de ter... Trabalhar, nem tenho mais vontade para nada. Ter, o que tenho considero que esteja me atrapalhando. É como dizem: tenho tudo mas, ao mesmo tempo, não tenho nada! O que me resta é ficar aqui, divagando. Até quando não sei. Não sei o que poderia acontecer para mudar minha vida.

Talvez, o melhor fosse melhorar o meu eu. Mas como? O que teria que fazer para eu mudar? Tantas pessoas precisam mudar, mas como? Como poderia comprar a felicidade?

Isso é uma coisa abstrata, que ninguém tem para vender. Tomar um comprimido como a maioria faz e como eu já fiz, mas nunca me senti feliz. Posso dizer que não senti nada, nem isso, nem aquilo. Só uma coisa sem graça. Acho que é isso. Não se sente graça e nem o que é ruim. Deve encobrir tudo e quando o efeito acaba, tudo é igual como era antes.

O que se poderia fazer para mudar de vida?

Não sei, não sei. Uns dizem: largar tudo e fugir, mas fugir de mim mesma, e de todas as coisas. É muito complicado, é como dizem: vai fugir e levar os problemas junto! Acho que é isso mesmo. Não adianta fugir. É só uma expressão popular que todo mundo diz quando tem problemas.

Mas o que teria para mudar? Por enquanto nada! Não vejo nada. A terapia, mas há quantos anos passei por isso... Remédios, chás, Deus. Esse há muito tempo não me escuta mais, não me ouve, por mais que tenha clamado.

Uma separação, um novo casamento?

De que adiantaria se eu continuar igual? Os mesmos problemas, os mesmos pensamentos, os mesmos sentimentos, as mesmas lamentações, os mesmos não-desejos. Como se fosse uma vida seca, um rio vazio, sem água. Quem iria banhar-se nele? Não tem água. Um rio sem vida, um rio desgostoso sem atrativo nenhum.

Acho que é isso que sou. Uma vida sem água, um rio seco, isolada, sem atrativos, sem simpatia, um abandono. É isso mesmo: um rio sem água. E o que poderia fazer?

Deixar chover. Você já sabe... Mas se vier a chuva, aí o rio ficaria forte, agressivo, violento. Levaria tudo. Ficaria sem nada novamente, porque seria um excesso de água. Não ficaria ninguém do meu lado, como um chefe mandão que empurraria todo mundo do jeito que queria. Mas, isso também, foge totalmente da maneira que sou. Penso que jamais seria assim. O bom seria estar harmonizada, como rio que corre normal, fluindo, flexível, faz as curvas, as correntezas, os poços fundos e a calmaria, a simpatia, o aguado, o bem-querer, a beleza, e aí, é claro, a felicidade!

Mas, como? Como?

Pergunto-me sempre e nada, absolutamente nada vem! Quem sabe um dia algo novo apareça. Essa é minha única esperança, algo novo, inusitado, uma coisa de Deus, absolutamente de Deus.

E o que seria viver o mundo real e um mundo virtual? No mundo real é o que é: suas dicotomias, dualidades, conflitos, prazeres, decepções, conquistas, fracassos, derrotas, vitórias, dúvidas, certezas, enfim, seriam tantas coisas e todas as coisas nas diversidades que se apresentam. Mesmo os que vivem na mesma rotina, mesmo os que nem se dão conta que vivem, que têm vida, que pensam, que amam, que odeiam...

Isso é apenas uma pequena parte do real; a outra é pura inconsciência do que se vive e não se sabe. As crenças, as descrenças, a fé e a falta dela.

Pergunto-me: o que é mais importante de tudo isso? Talvez, nada seja importante, porque têm tantos que vivem e nem sabem que vivem. Têm muitos que vivem e nem preferem viver. Mesmo preferindo a morte por si só, é achar um jeito de sobreviver às intempéries da realidade não desejada.

No mundo virtual é criar dentro de mim outro mundo. Um mundo ou uma vida da minha imaginação. Aí sim é só o bom, sem problemas. A vitória acontece, a perfeição da vida e a satisfação de viver. Acontece o que queremos e isso é absolutamente bom e agradável (sui generis). É se fechar ali e dali não sair. É o milagre da realização total e plena. O querer se realiza, a imaginação é muito fértil, e os devaneios condenáveis são a pura realidade de uma vida que se gostaria de viver.

A plenitude vai além do transcender a própria vida. Transcender palavras e acontecimentos. Parece que uma vida só não bastaria para viver tantas coisas ou acontecimentos bons. Seria necessário criar muitas vidas e cada vida seria melhor que a outra.

É o nosso mundo, o mundo perfeito de extrema alegria e realização. Realizar tudo, o possível e o impossível, e tudo faz parte da nossa criação e imaginação. Imaginamos, e tudo se faz verdade. Tudo sem problemas, soluções viáveis e sempre satisfatórias. Condenar-me por isso? Não! Jamais. É a minha satisfação e o delírio de conquistar tudo que se quer. E por que jogar fora tudo isso? Nem pensar. Seria definitivamente o fim do que é a única e exclusiva maneira agradável de viver.

Pobre de mim, depender do virtual para imaginar que sou feliz. Que, na verdade, quando entro no mundo real, não bastasse a dor ou o sufoco no peito. Chega a dar uma repugnância na barriga, tipo uma dor. A visão fica obscura e não vejo mais nada, absolutamente nada, a não ser estar esfacelada, parecendo ser dominada pelo demônio.

Deus me livre! Até nem é bom pensar nisso! Chego a me arrepiar. Busco encontrar uma razão para passar tudo isso. Não sei bem o que é, mas deve ser tipo um karma, uma maldição, uma desgraça. Sei lá o que poderia ser. O pior é que não consigo nem entender e nem encontrar explicações. Poderia até dizer que é Deus me abandonando. Juro por Deus! Um dia há de passar tudo isso. Algo novo haverá de vir, de acontecer. Minha estrela haverá de brilhar, e meu eu, se fortalecerá numa nova criatura.

Parece que hoje tirei para filosofar sobre mim mesma. Sei lá se é bom ou se me ajuda ainda mais a querer desistir da vida. Chegar à conclusão, cada vez mais, que o melhor para mim, é não viver.

Meu Deus!? Quanta dor, quanto sufoco! Parece que vou explodir por dentro. Sentir verdadeiro o ditado, que o coração quer sair pela boca. Na minha mente, nada, nada de bom e, ao mesmo tempo, tudo de ruim. Dizer que estou sem expectativas parece exagero, mas é verdade. Poderia clamar por Deus. Já fiz e nada ajudou. Clamar por Jesus. Já fiz e nada de melhor aconteceu. Se eu entendesse um pouco mais da espiritualidade, talvez tivesse mais acesso com Deus. O pouco que sou, pouco adianta.

Livre-me, Senhor Deus, desse "entulho" de coisas ruins! Misericórdia Senhor!

Será que tenho algo para pagar? Ou fui tão ruim na vida passada? Só pode ser. Não existe outra explicação. Quem poderia me esclarecer?

Teria que fazer uma regressão ou ir num centro espírita para ver, mas acho que eles não dizem isso. Não sei, não faço ideia. Como é difícil encontrar alguém honesto para ajudar. A maioria são todos "picaretas" que só querem o dinheiro, principalmente esse tipo que são chamados de "professores", que fazem programas nas rádios. Deus me livre falar mal deles, mas não inspiram confiança. Depois, eles não devem entender nada disso.

Bem, bem, acho que vou até a vizinha espairecer um pouquinho. Pelo menos lá, não penso tanta bobagem. Apesar de serem meio malucos, consigo me distrair. O pior de tudo são aqueles "alecrins". Deus me livre. Não sei como conseguem fumar aquilo. Acho a maior besteira. Como tem gente fumando aquela porcaria. Dizem ainda que não faz mal, que se elevam espiritualmente... Não sei onde...

Ah! Meu Deus, respirar um pouco esse ar puro me faz bem. Os que vêm aqui dizem que o cheiro é bom, mas não consigo sentir. Acho que é porque já estou acostumada com esse cheiro, ou talvez seja porque a gente não dá valor para isso. Deve ser hábito. Acho que hábito não seria bem a palavra certa... Bem, não sei, não me vem outra palavra...

Opa! Consegui ficar sem pensar um pouco. Na verdade, não foi ficar sem pensar, fiquei olhando um pouco a paisagem. No fundo, é bem bonito! Com todo esse tédio dentro de mim, pouco se valoriza isso. O bom seria estar equilibrada, mas, no fundo, no fundo, pouquíssimos são equilibrados. A maioria disfarça com máscaras ou personalidades, e ninguém é o que demonstra ser. Muito fingimento.

Uns se escondem atrás da profissão; outros, no que dizem ou se dizem ser; outros no seu conhecimento, naquilo que estudaram mesmo fora da sua própria profissão; outros, na religião. Ah! Tem tanta coisa, que isso também é torturante ficar pensando. Agora, como tem gente que fala bobagem. Falam por falar. Ainda acho que é para desabafar seu interior. Eu sou mais de pensar. Eles já falam demais. Falam e não param de falar. Sempre têm assuntos. Mesmo sendo bobagem, falam!

A Nina, por exemplo, como fala! Moça bonita, teria futuro lá com o pai, no entanto, escolheu essa vida aqui no mato. Mato também é o modo de dizer, talvez a palavra certa fosse uma vida ecológica, apesar de com tantos "baseados" que fumam, deixa até de ser ecológica.

Será que é como o nome da Nina? Não faço a mínima ideia. Poderia perguntar. Mas vai que de repente ela não goste do nome e fique chateada comigo. Deus me livre! Só me faltaria essa para completar.

Agora, ela poderia se ajeitar um pouquinho melhor. Acho que ela nem se depila. Oh! Meu Deus, quanta bobagem eu também penso. O que tenho a ver se ela se depila ou não? Agora, que é feia uma mulher que não se depila, isso é! Acho que até os homens deveriam se depilar. Mas, como eles são muito machões, acho que seria ridículo. Mesmo assim, seria mais higiênico e sem aqueles pelos, seria bem melhor. Incomodaria menos...

Estou chegando. Têm visitas. Pelo menos não venho aqui sozinha incomodar. Lá vem a Laika.

— Oi! Laika, como vai? Tudo bem? Só não me pula — digo para a cachorra branca.

— Oi gente, tudo bem? — Procuro cumprimentar a todos de uma forma geral e os mesmos me respondem praticamente juntos.

— Tudo bem.

— Estamos preparando um "alecrim". Espero que não se importe. — Diz Nina.

— Não, não. Por mim tudo bem. Fiquem à vontade. — Digo.

— Esses aqui são meus amigos lá da cidade.

— Ah! Prazer, prazer. — Digo. Eles também me respondem da mesma forma...

A moça, enquanto vai fazendo o "baseado", ia dizendo que depois que começou a fumar não teve mais depressão. Ficou mais alegre e substituiu os comprimidos pela "erva". Acho muito estranho isso, mas não comento nada.

A Nina já diz que usa mais para evolução espiritual. Santo Deus, penso. Cada uma! Depois já emendou que Bernardo tinha uma moto nova, presente que ganhou da mãe dele. É, porque se fosse só por ele, não iria conseguir nunca. O que ganha, deve gastar tudo na Cannabis.

Durante o tempo que eles vão batendo papo, claro que através do meu jeito tímido, vou observando a sujeira ao redor de casa. Bem que eles poderiam ser um pouquinho mais caprichosos com um lugar bonito desses. Grama quase toda alta, só uma parte cortada. Que relaxamento!

Enquanto o tempo vai passando, tenho algumas intervenções, apesar de que, nada de importante foi conversado. No escurecer, peço licença e começo a voltar para casa.

A Laika me acompanha por um certo trajeto e depois ela volta sozinha. Vou refletindo em tudo que tinham falado, principalmente, no "Logro", apelido do Bernardo, por ele ser meio estranho, parecido com o homem do gelo, do filme "Os Incríveis".

    Apesar de chegar à conclusão nenhuma, vou chegando em casa, e restou um tempo para pensar na turma da fazenda. Primeiro, por serem competentes e não precisar me envolver com nada. Eles dão conta de tudo. Só aquele mais moreno, que me olha um pouco mais diferente dos outros. Acho que ele tem desejos por mim. Deus me livre! Nem quero pensar nisso. Seria loucura dar asas para isso. Fora os viajantes, caminhoneiros que sempre vêm e quase todos com o olhar procuram me cobiçar. Mas, como sou assim, sem desejo, sem prazer, sem nada, fica tudo mais fácil de deixar passar despercebido. Chegando em casa, é a mesma rotina de sempre: janto e fico conversando um pouco com a "empregada". Com isso, o tempo passa e fico pensando menos nos meus dilemas.

CAPÍTULO II

Amanhecendo, nem consigo ver. Do que eu entendo, olho para trás e tudo é igual. Olhando para frente, não é diferente. O espelho reflete o que passou. Olho de frente e sinto que é igual ao que passou. Tudo é volúvel, igual a nuvem. Decompõe-se o que se espera, igual a uma fera que gera seu próprio dia a dia. Que fria viver agora. E outrora? Nada vai embora. O que chora? Piora quando vem a enchente. Quanta gente sente o pior e se conforma. De todas as formas sem reclamar, o que se faz e o que deixa de fazer, sem querer o que não tem, nem de comer.

O lema é viver, mesmo sem ter. O importante é o querer, sem ser porcaria alguma. É também se imaginar como algo que não se é. "Bem-me-quer, mal-me-quer" quem diz ser infeliz? É o que empina o nariz, usa a máscara. E daí? Adivinhe o que se passa com quem é atriz, a realidade é obscura, tão dura que o melhor é fingir. Sem dirigir. É deixar que aconteça e esquecer, no que o minuto passar. Dilema, igual ao trema, que pode cair, sem sentir o que deveria vir, sem entoar o reclamar que é costume de quem não sabe viver.

Ter ou ser? O melhor é os dois, é ter tudo. O pior é não valorizar, ser nada. Terrível é não se ver e nem sentir o que sente muita gente que é indiferente, ou pior, que não se vê e nem quer ver o que diz a vida para cada um.

Tum, tum, tum, bate na mente da gente o que não se pode cantar. Para que rimar se vem o descompasso que eu mesma desfaço o que pode melhorar? Sem terminar uma canção dita (cantada) e descrita, num destino que pode terminar sem alertar ao menos quem escreveu.

Pobre criatura, que nas alturas não sabe guiar, nem na terra e nem no mar. Sopra o ar que é o vento, se torna o pensamento e sempre vem se multiplicar. O coletivo, tão subjetivo que não se pode pegar, por ser tão abstrato igual a um extrato, que só pode se cheirar.

Muito devagar era o tempo, e hoje eu não aguento de tão rápido, que não dá mais para pegar. Rápido é o giro igual a um tiro, que pode dar fim a um dia que por si só, vai acabar.

Difícil é entender mesmo o que vai ler. Aquilo que um dia escreveu, mesmo que na memória, sem ter feito história, vai girar. Se multiplicar no tempo por não ter apagado ou deletado aquilo que não podia prescrever. Ditado é aquilo que se deve passar. Pagar aquilo que se entende não dever, sem entender tudo aquilo que passou.

Sou ou não sou aquilo que fiz. Riscado com giz até pode apagar e se não agradar? Ai, ai, ai! E daí, rapaz?

Quantos são iguais? Semelhantes, talvez, sem nitidez não se pode generalizar. O que fazer agora se não tenho com quem conversar? Ah! Até posso, se me coloco em outro patamar. Dicotomia que um dia pode aprumar. Devagar, mas tudo é ligeiro. O tempo não fica a esperar. Daqui a pouco preciso levantar. Azar? Ele também pode esperar!

Se eu fosse exclamar de tudo aquilo que estou pensando, se eu fosse escrever e tiver alguém para ler aquilo que eu não devia reter. Talvez, escrever para alguém ler. Cantar ou declamar para eu poder exclamar. É uma boa ideia.

Num sobressalto, saio da cama, alcanço caneta e papel para escrever a minha primeira inspiração. Quem sabe até o Milton Nascimento pode cantar:

A VOZ DA ALMA, OS SONS DA VIDA

Dentro de mim, existe uma voz
Voz que canta e clama
Clama a vida, a liberdade
 Liberdade para expressar
Expressar a dor e o amor
O amor que quer fluir
Fluir sentimentos e emoções
Emoções sentidas e reprimidas
Reprimidas jamais, eu quero é liberar
Liberar a energia
A energia da voz
Voz da alma

Alma em sons
Os sons da vida.

    Jogo-me na cama e fico olhando para o teto, com pensamento vago. Nem quero transportar-me para o lago, nem tentar entender aquilo que escrevi, pois eu vi aquilo que jamais entendi. Um átomo de sofisticação, até o coração parou de doer. Um prenúncio de começar a viver um pouco melhor. E quem fica ao meu redor, pode compreender que se faz um novo ser para amanhã me enaltecer.

    No interior, como um licor desejado de quem prefere degustar. Divaguei em outros lamentos soltos, sem me apegar em alguém. Sentindo que de um a um, posso numa luta mais distante conjugar um verbo errante, e tornar-me um pouco mais eu.

    Sorrir para quem é mais carente? Mesmo que não seja parente, dá mais satisfação. Irmão que não é irmão, amigos dos meus amigos valem mais do que um milhão. Vago e distraída. Fazer um diário de um ponto de interrogação. Exclamar ao som de violão parece poético. Sem precisar de energético, fico com pensamentos longos, querendo solução de quem vier ao encontro...

    Toca o telefone. É Nina me convidando para uma palestra na quinta à noite lá na cidade, depois, no fim de semana, começando na sexta-feira um Workshop.

    Na palestra posso ir. No Workshop, fica bem mais difícil. Só espero que não seja igual ao daquele doido metido a Xamã que me convidaram lá nos Hare Krishna, que sai quebrando e batendo em todos.

    Coitado, até deu pena. Levou uma gravatada do Bernardo que ficou sem reagir. Deve ser muito infeliz, usando máscaras e artimanhas, se fazendo ser o que não é, usando de outros a filosofia prostrada em muitas teorias, que jamais na vida alguém praticou.

    Rolo de um lado para o outro, buscando encontrar o amor que nunca existiu. Quem sabe sempre fugi do que mais temo sentir. Tão viril, fraco igual a um trapo que não sabe se compreender. Entender que se fazer mais forte, espanta o medo que traz num ponto que no passado se instalou, querendo ou não querendo, achando que dele se vingou.

CAPÍTULO III

Da noite espero o dia, e começo a remoer aquilo que devo fazer, para passar mais rapidamente, que poucos vão entender. Ainda assim, não quero que chegue o dia, lento ou mesmo rápido, me faz não aguentar aquilo que devo suportar. Maltratar-me e fazer aquilo que não quero fazer, nem sentir aquilo que vem me reprimir como uma obrigação, só por ser uma mulher. Nem quero pensar, mesmo que um dia eu deva falar para me libertar do que não quero fazer. Hoje, me convém sair para caminhar. Vou andando e pensando. Na verdade, é o que mais faço: pensar, pensar, pensar e pensar, e ainda assim, pensar. Mesmo que esteja cansada disso, o que fazer para mudar?

Quem sabe, na quinta-feira à noite, vem uma resposta. Tenho um pouco de esperança, mesmo que seja remota, que venha uma resposta torta para eu poder me endireitar.

Hum! Cheiro de lobo. Provavelmente passou um carro e o espantou. Mesmo que ele não tenha uivado, consigo imaginar o que ele veio buscar. Num passeio solitário, de um lado para outro, ele olhou.

Quem sabe buscou um atalho para melhor se esticar. Lobo bonito. Acho que não tenha conflitos para conosco se comparar. Ele, no mundo dele, e nós queremos cada vez mais nos civilizar, porque pensando bem, todos querem melhorar. Poucos conseguem realizar aquilo que estão a imaginar. Todos querem fazer o bem. No fim, cada um fica atrapalhando o que o outro tenta melhorar. Acho que é o mercado de consumo. E os que fumam, de novo não quero pensar. Coitados, mas não quero pensar!

Começo a pensar no lobo e olha onde fui parar. Que loucura que é o nosso pensamento! Bem, é assim também no falar. Muitas vezes estamos falando e temos que retomar e dizer: o que estava mesmo dizendo...

O pior é que muitos nem conseguem lembrar o que estavam conversando. O que tenho mesmo a fazer é começar a me preocupar se realmente irei fazer o workshop. O que mandarei dizer para o Dionísio?

Provavelmente, ele não aceitará que eu vá. Certamente ele vai reclamar, mas até lá vou ver que desculpa darei ou se falarei a verdade. O que importa é seguir o percurso, mesmo por linhas tortas. É chegar ao objetivo, mesmo eu que não tendo incentivo. Fazer-me rir e sem rir, caminhar trechos conhecidos ou não, para me dispor a uma parte de mim, e ficar em forma sem que deforme o que por si só vai se alterar.

Passo a passo vou indo e voltando, no fundo, clamando, sentindo a falta da alma que mais intensa eu sinta, que venha a vibrar. O que falar se alguém perguntar como estou? Mentir não faz sentido. A verdade seria lastimável, alguém entender o que passa dentro de mim. Sim, presumo afirmar estar tudo bem, mesmo que não tenha ninguém para compartilhar algo bom.

Chego em casa. Tomo meu banho. Importante como determino meu domínio. "Meu banho" que é de meu direito, porque faço sem defeito, algo para me aliviar. Voltar na sintonia de mais um dia e sua rotina, mesmo não sendo divina, eu tento buscar um alicerce, que cresce mesmo sem planejar.

E passa, passa e a roda fica a girar. Sobe e desce, sobe e desce o que está lá em cima, desce, e o que está embaixo, sobe. Tudo no seu ritmo, com ou sem conflito, tendo ou não atrito e, no fundo, o que importa é que tudo acontece com ou sem uma prece, de quem acredita ou nem sempre se tem um perdão de alguém, que nem mesmo conseguimos imaginar. Mesmo assim, o almoço consigo alcançar e posso deitar, ver o tempo passar, sempre tentando entender o que é o viver, mesmo tendo olhos para ver e não enxergar, no fundo, no fundo, até posso ler e nem tudo entender de quem escreveu o que tentou imaginar.

Pobre e feliz, não quero dizer que rico é infeliz. Afinal, cada um cuida de seu nariz, buscando o melhor. Mesmo que seja o pior do que tenta fazer, vai entender? Cada um com sua destreza. Tem uns que tentam a riqueza; outros, desprovidos da saúde, dariam tudo que têm para poderem andar; outros, enxergar. Poderia ser tantos outros verbos, mesmo não sabendo conjugar, que no final tudo termina em ar até para respirar.

E esse tempo vago, começo a me preocupar, o que fazer? Ler? Já cansei de ser igual a um trem, que começa a buzinar a cada curva. Uma estrada cruzar, na subida ser devagar, mas quantos ares? Isso deixa a rima fraca e tudo de novo começa a se repetir. Cair fora.

Outrora, também foi assim, mesmo agora sendo o princípio do fim, que seja assim, o que vamos fazer?

Crer que um milagre pode acontecer, mas pensando bem, o homem vai ficando com a calvície, a mulher fica escondendo seu clarear. Outros vão se preparando para enviuvar. No fundo, o que mais se faz para satisfazer é interpretar e manipular o nosso próprio eu. Deixar o ego se encher para um dia poder se mostrar para ninguém. Esse é o pior, sendo que alguém vai nos julgar.

Depois que o tempo passou, o vento virou e não irá chover. Vou passar com a Nina. Quem tinha tudo o que queria, até que escolher uma vida assim como escolheu, deve ter um sentido de aventura. Procura outro significado para a vida. Pai super rico, boa profissão, com vários apartamentos na praia. Ela com boa herança e dinheiro dos aluguéis, não precisa se preocupar com sustento. Tem, não praticamente tudo o que quer, mas o suficiente para manter seu padrão de vida. Mesmo assim, tem sua ira.

Que coisa! Acho que o certo mesmo é que todos têm seu próprio desequilíbrio, mesmo aqueles que prendem o saci num vidro. Nina é assim, meio extravagante em suas roupas, não por serem bonitas, mas desleixadas mesmo. Cabelos longos, um sorriso que confunde. Não se sabe se é sarcástico ou se quer mostrar satisfação. Personalidade muito forte. Com sorte, deve ter casado umas cinco vezes. Acho que é difícil ela manter um casamento desse jeito: mandona e autoritária. Até o próprio Nícolas ela dominou.

Pegou o pedaço de terra, o melhor, ou pior, aquele que tem toda a infraestrutura, casa, água, luz, acesso e demais necessidades a serem supridas, podendo, enfim, ter algo chamado lar.

Ele ficou com a parte de cima: tem aquele galpãozinho, sem luz, sem fogão, banheiro sem pia, sem nada, só água boa. Como pode viver assim? É que escolheu uma vida ecológica e promover palestras, excursões, caminhadas, alimentação natural e toda essa "parafernália" de coisas que nem bem sei explicar. Agora, que é bonito lá em cima, isso é! No Mirante, gigante, para olhar, para se sentir, é exótico. Lá a vida tem outro foco, meio distante da realidade, mas tem.

Estou chegando. A Laika vem de novo me cumprimentar com seus latidos, não são ladras e, sim, de satisfação. Nina, daquele jeito, sorrindo, vem dar um beijinho, sempre de botas pelo trauma causado por uma mordida de cobra. Nem sua sogra deve ter gostado.

Logo entrou no assunto da palestra. Explico, que a única coisa que me impediria seria o Dionísio. Ela entende e procura me dar algumas explicações e sugestões. Digo que vou ver. Na verdade, em tudo se dá um jeito. Concorda comigo e ficamos jogando conversa fora. Conta daqui, conta dali, do Bernardo, da moto nova, do trabalho dele. Ele trabalha em um hotel. É aquele serviço que carrega as malas dos turistas.

Queixa-se que ele ganha pouco. Sempre reclama que tem que levantar cedo. No fundo, no fundo, ele não tem mesmo vontade de trabalhar. Fala do serviço em volta de casa, que não consegue dar conta. Na verdade, com lealdade, penso que ela gostaria que alguém fizesse para ela.

Bernardo pouca vontade tem. Os que vêm aqui querem curtir esse lugar e jamais se preocupar em limpar. Deixo-a falar, desabafar. Conta e eu deixo. É que eu sou mais de escutar e pouco falar. Mesmo não se dando conta, ela fica mais feliz. Ainda bem que ela não fumou aquela erva fedorenta. O importante é que foi bom para Nina e para mim também. Ela desabafou e eu consegui passar algumas horas sem tortura, torturar a mim mesma.

Com o tempo avançando, chegou a hora de voltar para casa. Escurecendo, vou entendendo a hegemonia dos fatos. Eu devo ser um pouco de Nina e ela deve ser um pouco de mim. Sim, todas as pessoas que têm um relacionamento devem ser um pouco parecidas. Introvertidos ou expansivos, os semelhantes se atraem. Relacionamento não é amoroso, mas de amizade, de negócios, qualquer coisa, sempre se tem uma afinidade, de lealdade ou trambiqueiros. Tudo são relacionamentos e entendimentos. Pode ser o contrário. Se alguém tem discórdias entre si, também tem semelhanças. Se não, não estariam em conflito. Aí é um caso que os opostos se atraem, mas não deixam de ser parecidos, porque os conflitos são iguais e, mais, a paz se afasta. O outro maltrata agir e pensar. Tudo isso é um jogo, o jogo da vida, mesmo mal vivida, faz parte de um todo. Tolo ou inteligente, tem muita gente que prefere espiar.

Não se dando conta que a terra gira, as horas passam, a mente latente sempre querendo mais. O que não sei, mas posso imaginar, que cada um nem sempre quer ser o que é, pelo menos eu. Têm tantos outros que são tão egoístas. Esses sim, querem eternamente se conservar. No entanto, no fundo, no fundo da alma, eles também, com certeza, conflitos e insatisfações têm muitas para contar. Se eu fosse mais atrevida, poderia me envolver com algum outro. Tem tantos casos de traições. O meu seria mais um. O difícil é com quem me envolver?

Se fosse com alguém aqui por perto teria que ser com o Nícolas, mesmo ele sendo solteiro. Agora, sendo bonito já que foi modelo e parecido com o ator de novela, tem objetivos claros. Mesmo sendo meio exótico, com tudo isso e um pouco mais, sempre viria à tona. Depois, bem da verdade, não faz meu tipo. É só para me iludir um pouquinho. Afinal de contas, poderia estar pensando em qualquer outra bobagem.

E amanhã? Amanhã poderia ir passar umas horas no apartamento da cidade, apesar de que não muda nada, e também nem iria me sentir bem. Bem pelo contrário, me sentiria mais isolada e solitária. Acho que o melhor é ainda ficar aqui, na casa da fazenda.

Quem me olhar assim diria que a minha vida seria uma lenda. Que engano, principalmente se soubessem que eu apaguei todos meus planos. Como pode a vida ser assim? Para uns, de um jeito; para outros, de outro. Uns que querem ajudar, outros destruir, outros roubar. É uma incógnita o que se passa dentro de cada um. É a diversidade do ser humano.

E os pastores, os padres e as freiras, o que pensam? Será que é isso mesmo que eles aparentam? Sinceramente, acho que não. A diversidade do humano é muito grande, por exemplo, os que estão presos. Gostaria de ser Deus numa hora dessas para saber quanta coisa passa na cabeça deles. Meu Deus! É outro mundo, que loucura... Dá um vazio na mente da gente... Nem quero mais pensar nisso.

Vou dando meus passos na estrada. Chegando em casa, dou um mergulho na piscina. A água está deliciosa, pois foi trocada hoje e está bem limpinha. Podia ter convidado a vizinha para dar um mergulho também, mas deixa para lá. Vou pedir para Dora me trazer um suco.

— Dora! — Grito.

Logo vem ela dizendo:

— O que foi, patroa?

— Traz um suco bem gelado.

— Aquele de sempre?

— Sim. — Respondo. E ela vai para a cozinha sem mais perguntas, pois ela sabe de todos os meus gostos.

Passam uns quarenta e cinco minutos entre mergulhos, algumas braçadas, sentada ao redor da piscina contemplando o céu. Poucas estrelas, muitos relâmpagos nas extremidades das montanhas. Tento ficar divagando por um período que ficou só meu. Parece que sinto um pouco de paz. Também convenhamos, com tudo isso e ainda lamentar, seria um pouco demais.

Mas é aquela história. Acho que é por natureza que somos todos insatisfeitos. Uns, um pouco mais; outros com menos intensidade, talvez dependa da idade. É que enquanto jovens, temos mais sonhos, ambições. Temos aquela vontade louca de conquistar e fazer tudo que pensamos. Agora, com a minha idade, tudo fica mais lento, mais devagar, meio desanimador quando se vê e se sente que pouco vai mudar.

E se eu tivesse nascido um homem, como teria sido minha vida? Nunca me passou antes isso pela cabeça. Nem consigo imaginar, "puxá la vida". Vem de novo um silêncio e um branco. Como seria minha vida? Fico aqui a pensar, mas não me vem nada... Talvez tivesse sido alguém que trabalhasse em rádio, televisão, jornal, repórter, locutor, algo assim, vai saber? Interessante, nunca me passou essa ideia antes. Como seria minha vida se tivesse nascido homem ou menino? Talvez, um professor...

Bem, tem tantas profissões que só Deus saberia o que eu seria. E as pessoas por aí, será que já se fizeram essa pergunta, como seriam se tivessem nascido com o sexo oposto?

Acho que poucos se perguntaram, para não dizer que ninguém. Se fôssemos olhar, quanta coisa passa pela nossa cabeça... Nina e Bernardo, por exemplo, se tivessem nascido com o sexo oposto. Nina certamente seria um homem trabalhador, desbravador, criativo.

Agora, Bernardo, seria uma dondoca, seria dona de casa e não faria nada. Mas, olha quem está falando em dondoca. Apesar de que, eu não me acho dondoca, as circunstâncias fizeram com que eu não trabalhasse. Primeiro, por ser nova e estudar. Daí papai não quis eu que trabalhasse; depois casamos, e Dionísio também não quis que eu trabalhasse para ser dona de casa, ter filhos, cuidar da família e essa história toda.

Digamos assim: uma vida dentro da normalidade. Então é assim minha vida. A vida devia ter sido de uma maneira e foi de outra. Creio, também, que mesmo que tivesse sido deferido, mesmo assim eu não seria muito diferente do que sou hoje, ou melhor, não me sentiria muito melhor de como me sinto hoje.

E se eu tivesse me casado com outra pessoa?

Daí, sim, certamente minha vida diferiria, sabe lá se melhor ou pior. Isso é uma incógnita. Ou não ter me casado. Bem, com certeza daí teria sido melhor, pelo menos estaria envolvida com algo, usando meu tempo com a profissão ou com alguma outra atividade. Mas daí, o que faria? Provavelmente professora, funcionária de alguma empresa. Ai, nem consigo imaginar. O provável seria ser professora. Deixa eu chamar Dora para me trazer o jantar aqui.

— Dora! — Grito.

Logo vem ela dizendo:

— O que foi, patroa?

— Me traz o jantar aqui, fazendo o favor.

— E o que a Senhora prefere?

— O que você tem de pronto?

— Hoje, nada.

— Então me faz uma omelete com queijo, uma massa pronta, pode ser com sabor vegetariano com um pouco de shoyo e umas folhas de alface.

— Sim, senhora, já trago. E para tomar?

— Pode ser um suco natural.

— Sim, senhora, já trago.

Enquanto isso, dou mais uns mergulhos e umas braçadas, sentindo mais fome que normalmente. Acho que é devido a água. A água sempre me dá mais fome. Sei lá se está certo, ou só fome. O certo é que hoje vou jantar, coisa que raramente faço. Meu negócio é comer uma fruta ou tomar um chazinho. Normalmente é assim. Hoje vou me dar o luxo de jantar aqui fora, aproveitar o calor e a piscina boa.

Passados uns doze minutos, chega meu jantar. Para não esquecer, mando comunicar o Dionísio que no fim de semana não irei. Depois explicarei pessoalmente para ele a minha ausência. Com isso, daria para ir à palestra e fazer o workshop, mas peço para não dar detalhes. Assim que termino meu jantar, logo vem a Dora recolher os pratos, copo e talheres e vai puxando conversa:

— Foi bom o passeio hoje?

— Sim. — Respondo.

— E Nina?

— Daquele jeito. — Respondo, sentindo querer insinuar alguma coisa.

— Mas ela não deu em cima da senhora, né? — Rimos.

— Imagina, não faço o estilo dela. — Rimos novamente. É que o pessoal da fazenda comenta que ela se relaciona com os dois lados e existe esse preconceito.

Ficamos conversando mais um pouco sobre a novela, algumas coisas da fazenda, e que tudo estava arrumado para levar as coisas para o Dionísio. Em seguida, tomo uma ducha morna e deito. Só que dormir, nada. O que me restou é pensar.

Primeiro no Dionísio. Certamente vai reclamar. Quem sabe até me ligar. Ao mesmo tempo, posso me livrar daquela tortura de fim de semana. Deus tende piedade. Certamente vai reclamar, mas geralmente vou com ele, e raramente não faço minhas obrigações de mulher.

Agora, que tortura, nem quero mais pensar nisso também. Tenho que controlar um pouco meus pensamentos, pelo menos não me torturo tanto. Se não bastasse o real, ainda ficar me torturando sozinha seria demais.

Do workshop, espero apenas não me decepcionar. Só me faltaria essa decepção. Aí seria o fim da minha esperança. Esperança não digo, apenas sinto uma expectativa. Quem sabe possa me ajudar, ao menos um pouquinho.

Das coisas do Dionísio não quero pensar, dos negócios dele, dos rolos e tudo mais. Disso quero me livrar. Posso até ficar aqui inútil, mas me envolver nos seus negócios, nem pensar!

O que posso fazer é planejar o dia de amanhã. Depois do café, vou para o apartamento da cidade e fico aguardando pela palestra e o workshop. Lá vou ter bastante tempo para pensar, sozinha, apesar de que, poderia dar umas voltas nos Shoppings e me distrair um pouco. Posso ainda fazer umas compras, gastar o dinheiro. Não é preciso deixar acumular tanto.

As refeições irei fazer todas fora. O ruim é encontrar algum turista chato que queira me alugar, e isso é bem comum acontecer comigo. E eu? Que vida inútil tenho. O não fazer nada é, na verdade, muito torturante. Ainda é melhor estar atarefada de coisas, como dizem, estressada, porém, eu estou estressada do nada. Isso também estressa e como estressa, mais do que trabalhar. Acho que vou deixar a TV ligada, assistir algo e assim possa vir o sono e enfim, dormir...

CAPÍTULO IV

    O difícil aqui é dormir um pouco mais pela manhã, a menos que coloque um tampão nos ouvidos para não escutar o barulho da fazenda. O canto dos pássaros até me agrada. Agora, o resto, me tira a paz e o sossego. É uma boa ideia, já que vou para a cidade. Vou comprar um tampão. Aí consigo dormir mais de manhã.

    Espreguiço-me e vou para o banho, café, arrumar algumas coisas para levar. Vou aproveitar a carona com o Filipe, quando ele for levar as coisas para o Dionísio. Vou junto e não precisará fazer duas viagens. Deixo um bilhete avisando, e que voltarei segunda-feira. Ligaria na hora de me buscarem. No caminho, vou me distraindo um pouco com a paisagem, deixando os pensamentos soltos. Fico meio aérea. Isso de certo modo me fez bem.

    Chegando à cidade, é aquela barulheira: pessoas se estressando com os turistas. Acho que o povo daqui é meio sem paciência, qualquer errinho dos visitantes, ficam buzinando. Que chato, é o desrespeito e desprezo. Bem, isso é problema deles. Não preciso me meter.

    Assim que chegamos, Filipe me deixou na frente do prédio e subi para o apartamento. Penso no Dionísio, já que estaria aí, ao mesmo tempo, em que estaria tão perto e poderia ir visitá-lo. Estaria também, bem longe. Aproveito para abrir as janelas, olho para o mar que está com ondas calmas, o céu vermelho no fundo, e isso seria sinal de chuva.

    As poucas coisas que trouxe deixo no quarto e saio para o Shopping. O celular, dá vontade de deixar em casa, só para não atender a ligação do Dionísio, mas provavelmente Nina iria ligar.

    Enquanto estou na rua, pouco dá para refletir. Olha pra cá, olha pra lá. Cuida um, outro, a faixa de segurança e vou olhando para as vitrines, para ver se vejo algo interessante ou que me interessasse.

Na loja, escolhi a roupa para amanhã ir à palestra e três conjuntos para ir ao workshop. Isso meio esportivo já que Nina falou que teremos que fazer atividades. Bem, sabe lá que atividades, no entanto, estou preparada. Aproveito para comprar umas meias e mais umas roupas para o dia a dia. O chato é ver aquela coisa que telefonam para gerente, manda pedir quem é e dizer:

— Diga que não estou.

— Ela não está no momento. Quer deixar um recado ou você liga outra hora? — Diz a outra boba do outro lado.

Isso me deixa indignada. O que custa atender ao telefone e resolver, cedo ou tarde vai ter que encarar o problema. Mas, no telefone sempre fica mais fácil dizer "diga que não estou". Apesar de que, isto vi muitas e muitas vezes o Dionísio fazer também. É falta de respeito, safadeza.

O ser humano, hoje em dia, está cada vez mais desprovido de dignidade. Mente, trambica, lesa, rouba, mata, assalta, desvia, sonega, é um Deus que nos acuda.

Chego a outra loja e aproveito para comprar dois pares de sapatos e dois tênis. Nessa loja aqui é mais rápido. A outra demorou um pouco mais. É que conversa aqui, conversa ali, prova, experimenta uma peça, experimenta outra. O tempo foi passando mais rápido e quando vi, era passado do meio-dia. Pedi que levassem os pacotes até a frente e enquanto isso, chamei um táxi. Colocamos as compras dentro e levamos para o apartamento.

Durante a viagem, o motorista veio com aquele papo de sempre: se era turista, falou do movimento da temporada, da economia, do presidente e do povo da cidade...

Aproveito, me jogo na cama olhando para o teto e fico divagando um pouco sem me deter aos pensamentos. Claro que sempre vem algo, mas deixo passar. Após alguns minutos, levanto e vou almoçar. Sento numa mesa mais de canto e escolho o prato do dia, peixe em molho, arroz, purê, feijão e salada.

Sem me deter a fixar o olhar, percebo que sou vigiada por alguns homens, principalmente o da mesa ao lado. De sobremesa, pego um sorvete com licor de cereja. Assim que termino, o homem do lado me pergunta:

— Você é turista também?

— Não, não, sou esposa do delegado. Fiquei de me encontrar com ele aqui, mas acho que ele atrasou. — Tento de cara cortar o papo dele para evitar uma cantada.

— Ah sim! Desculpe, só queria conversar um pouquinho, sabe como é, né?

— Sei bem como é, mesmo. — Tentando responder com a intenção de cortar logo a conversa.

— É, com licença. — Pega e sai imediatamente.

— Sim, fique à vontade.

Mais um que queria arrastar as asas para o meu lado. O certo é não dar oportunidade e cortar logo o papo, para não deixar enrolando e depois ter mais dificuldade para cair fora. Apesar de que, tem muitas que gostam dessas coisas e vão dando corda. Claro, umas até topam e outras procuram se valorizar. Sabe-se lá. Acredito que se acham. É uma coisa bem esquisita. Isso não faz parte do meu eu. Enquanto estou na fila do caixa, outro senhor puxa conversa.

— Mais um dia quente hoje.

— É, faz bastante calor, mas é verão.

— Sim, bem mais quente que os outros anos.

— Creio que sim. É porque estão mexendo muito com o equilíbrio da natureza. — Respondendo tentando ser simpática, vendo ser um senhor mais de idade, e provavelmente mais educado.

— Quero ver onde esse mundo vai parar desse jeito.

— É o homem destruindo a si mesmo.

— Tem razão, tem razão.

Já chega o momento dele pagar seu almoço e, em seguida, me dá um tchau que também respondo sorridente com um.

— Até mais.

Em seguida, vou em direção a algumas lojas de joias para também comprar uns brincos, pulseiras e correntinhas, ou colares. Aproveito para comprar um presente para Dora, ela é sempre legal comigo. Enquanto estou comprando, Nina me liga para saber se irei à palestra. Digo que sim e que já estou na cidade. Ela diz que Dora havia dito para ela. Dionísio também liga, mas falo para ele me ligar às quatro e meia.

Há pouco que havia entrado no apartamento, depois das compras, toca o celular e vejo que é Dionísio. Com uma voz nada simpática e até agressiva, digo com a intenção de não me intimidar:

— O que você quer?

— Bonito né, me deixando na mão?

— Que deixando na mão aonde? Você só me liga para me cobrar. Nunca me liga para dizer algo bom. — Vou logo para o ataque para não dar chance de ser atacada.

— Tu sabes como é aqui.

— Não adianta tentar se desculpar. — Vou logo cortando. — Nunca me liga para me dizer um obrigado ou um simples oi. Agora, para o Filipe e para o Clécio, você liga todo dia e para mim só quando não vou ou para me cobrar algo.

— Tu sabes como sou, como foi e é nossa relação, e com tudo que estou envolvido, "sabe"...

— Sei tudo. — Cortando logo a conversa dele para não ouvir sempre a mesma história. — E você também sabe como é o meu coração. Sabe como é o coração de uma mulher, mas nunca tenta preencher ou satisfazer. São sempre primeiro seus interesses. Eu sou sempre a última. Agora para te servir tenho que ser sempre a primeira.

— Não é bem assim, eu...

— É sim. — Tento cortar novamente a fala dele, para não lhe dar a chance de me dominar. — Mas vou te dizer, esse final de semana vou participar de um grupo de autoajuda e vou ficar envolvida o tempo todo. A Nina que me convidou, vou fazer com ela.

— Tudo bem, era só me avisar que seria melhor.

— Já estou te avisando.

— Não, não, pode fazer. Claro que vou sentir tua falta, mas aguento.

— Sentir minha falta ou falta de te servir?

— Ah! Tu vens de novo com esse papo. Está bem, está bem. Bom grupo. Tchau!

— Tchau! — Foi melhor eu agir assim, do que me deixar sufocada ou com culpa.

Melhor assim. Com isso resolvido, fica bem melhor para eu fazer esse workshop, sem culpa, sem compromisso, sem ficar devendo para ninguém. Quem sabe consigo resolver alguns problemas meus. Afinal de contas, pelo que Nina me falou, é para isso o workshop. Vamos ver amanhã. Pela palestra se terá uma base.

Opa, chegou a chuva. Veio refrescar o intenso calor de uma cidade de praia, provavelmente não vai durar mais que uma hora. Depois passa. Em alguns lugares volta o calor e aqui já que está bem perto do mar, dá para sentir a brisa. Acho que agora vou deitar um pouco, até que a chuva passe e descansar um pouquinho pelo fato que andei bastante hoje. É melhor deixar a TV ligada e me distrair um pouco.

Enquanto isso, chegou o anoitecer e me acordei do sono bem relaxante que fiz ao deitar. Dá uma vontade de dar um mergulho no mar, mas não estou muito afim. Vou ficar mais um pouco aqui no apartamento e depois sair para jantar. Provavelmente para levar mais uma cantada. Parece uma sina, sempre que saio, vem alguém para se engraçar, não sei se é karma, se atraio alguém que também é solitário, se é por me acharem bonita ou sei lá que outro termo vou usar.

Mas, na verdade, acho que sou atraente. Só que, é claro, não me valorizo. Acho também que Dionísio tem ciúmes de mim. Apesar de nunca ter deixado suspeita. Sempre fui bem comportada e leal no casamento.

No entanto, se o sexo fosse bom para mim, poderia aproveitar esse momento de estar aqui sozinha, sem ser vigiada. Apesar de que, os vizinhos poderiam ver ou perceber e me entregar. É que eles são mais amigos do Dionísio do que eu. Depois eles devem me achar meio "chata". O problema é que eles não entendem o meu jeito de ser e assim me acham antipática.

Fui criada assim. Dificilmente vou mudar. Só quem é mais íntimo pode me entender. Íntimo não quero dizer na intimidade, que tenho mal e mal o Dionísio. Quero dizer no relacionamento de amizade. Se fosse dizer isso para alguém poderia me entender mal. Daí haja explicação para reverter o mal-entendido.

Pensando nisso, creio que tem muita gente que se entende mal. Quantas vezes um diz uma coisa e o outro entende outra. Isso causa muita confusão, principalmente nos casamentos. Deve ser muito comum esse fato. Depois para reverter o que não disse tem que dar muitas explicações e quem entende mal ainda quer ter a razão.

Eu, com o Dionísio, o bom em relação a isso é que eu falo muito pouco com ele. Na verdade, falo pouco com todos, quem sabe é por isso que o meu relacionamento é comigo mesma. Agora, tem uns que falam tanto que chegam a cansar a gente.

Vou aproveitar para dar uma caminhada ao longo da praia. Vou até uma extremidade e volto após dar uma boa "pernada", isso me faz muito bem.

Penso em colocar a roupa nova, mas vou deixar para o workshop. O melhor agora é ir com roupa bem leve. Assim que me troco, desço e começo a andar. O caminhar me deixa menos tensa, o pensamento também fica mais leve, menos massificador.

Consigo ver o mar, as ondas e o seu som, pessoas andando, a voz dos outros não entra forte nos meus ouvidos. Consigo prestar mais a atenção no som das ondas. Elas penetram em mim, me fazem bem, quase me sinto zen, só perde para quem vem andar de trem. Ele não existe mais por aqui, não entendo muito disso. Com isso, o Brasil perdeu muito sua economia. Deve ter sido uma estratégia de algum governo do passado para ganhar muito dinheiro. Os governantes ficam enormes como elefantes. Que nada, deve ainda ter coisas muito piores nessa política brasileira.

Impressionante é ver tanta gente tomando chimarrão sentada nos bancos. Não que aqui seja um estado sem a cultura do chimarrão. Isso vem mais do Rio Grande do Sul. Bastante são os emigrantes de lá, mas aqui também se tornou uma cultura. O que me impressiona é o fato de cada um tomar e passar para o outro sem limpar o bico da bomba.

E me pergunto: se alguém tem alguma doença que se transmite pela saliva? Todo mundo, claro, os que estão na roda, põem a boca. Pode ser que a ponta seja de algum material especial. Acho difícil. Dizer o quê? Acho meio "esquisito".

O bom é que, apesar de morar aqui, não conheço ninguém. Pode ser, no entanto, que alguém me conheça, mesmo que não tenha amizade. Devem me conhecer mais por causa do Dionísio. Por mim, passo bem despercebida.

Ver o mar, sentir o mar, andar, quem vai e quem vem, pensantes e falantes, caminhantes e andantes. Qual será a diferença? Os apaixonados e os odiados, fortes e fracos, os que contrapõem, os que se unem, mesmo que um dia se separem, se amaram e se odiaram.

Vem o palhaço contente, mesmo que lá dentro exista a contrariedade de ser até doente. Com certeza é fumante. É só olhar seus dentes. Invente, tente, faça o que quiser. Liberdade existe para quem sabe bem manipular, quem ficar na lei, muitas e muitas vezes ficam a lamentar. Reclamar, só consigo mesmo. Nem tudo é reto o que devia ser correto. O justo que se sente injustiçado, o fraco que sempre espera ser recompensado.

Vai, vai, vem, vem. Com isso o tempo passa e eu estou andando. Bem que podia inventar alguma coisa. Teria tempo para isso. Deve ser meu QI que não me deixa, está bloqueado ou limitado. Um dia minha história vai mudar... Não sei se creio ou se sinto isso. Deus deve ter algo reservado para mim. Deve ser algo bem especial. Um dia deve chover lá em casa.

Devo subir agora para o apartamento, tomar mais um banho, passar em uma fruteira, pegar frutas e fazer um suco. Não careço de jantar. O ruim nessas fruteiras é que tem sempre as mesmas frutas. Poucos trazem algo novo, só mesmo o convencional, mas vamos lá...

Agora que terminei de tomar o suco e comer umas bolachas, vou à sacada contemplar o universo, ou o cosmo. Ver o infinito. Vou pegar antes papel e caneta, porque sinto que terei alguma inspiração para escrever. Poderia colocar a rede, mas acho melhor pegar essa cadeira mais reclinável e contemplar estrelas. Quando era mais nova, imaginava quantos bilhões de estrelas, trilhões e trilhões de estrelas. Pensava que se olhasse aqui e outro olhasse lá do nordeste, sudeste, Argentina, Índia, aparecesse sempre outras estrelas. Daí, imaginava uma enormidade de estrelas, mas agora compreendo que são sempre as mesmas estrelas. Apesar de que, ainda acho que algo pode mudar, depende do continente.

Pode ser tudo infinito, infinito. O que é infinito?

INFINITO

Infinito
É a luz do olhar
Infinito
É o amor celestial
Em cada Ser
Em cada mão.

Infinito
É o som do amor
Infinito
É o amor de um olhar
Tão inocente
Celestial

Infinito é o amor
Infinito é o buscador

Infinito é o infinito

Infinito
É um imortal
Ser total
O saber de buscar
Na essência o saber

Infinito
É o caminho de um buscador!

 Quem sabe é isso que sou: compositora, escritora, algo desse gênero, mas com essa minha timidez acho que pouco sucesso farei. Não é uma questão de sucesso. É uma questão de não ter iniciativa, coragem de buscar, de ir em frente. Abrir o caminho, como dizem, enfiar a cara e ter coragem. Mas vou tentando, quando vem a inspiração, escrevo. Depois, se tiver sorte e cair na mão de alguém que interessar, será o acaso que teria que acontecer. Ou será que seria o destino, o acaso, ou nada é por acaso. Não sei, pouco sei e, pronto!

 Nessa hora, amanhã, saberei como será a cara do workshop, de quem vai dar, nem sequer pedi quem iria dar esse workshop. Mas amanhã será amanhã.

 Eu agora vou ficar aqui a contemplar o céu estrelado. Passar boas horas e pensar no que vou pensar daqui a pouco, e enquanto vou ficar aqui. Essa é minha vida, essa é minha rotina. Se eu fosse escrever um livro de mim mesma, teria que ser eu e eu, ou, eu comigo mesma. Eu passo o tempo todo me relacionando comigo mesma, pelo menos me dou conta disso. O pior é quem é igual a mim, igual não, parecida, e nem se dá conta. Devo dizer que me dou conta disso, pelo menos tenho consciência desse meu eu.

 Pensando bem, também não sei se vai adiantar para alguma coisa esse workshop na minha vida. Vai resolver o quê?

 Meu casamento é assim e vai ficar assim. Com Dionísio não tem jeito de melhorar. E vai melhorar o quê? Afetivamente, se foi. Sexualmente, nunca foi, minha vida profissional, nunca tive profissão alguma, nunca fiz nada.

 Vou me separar, não tem como, uma que Dionísio jamais aceitaria e depois iria fazer o que separada? Quem iria querer uma mulher inútil?

Só por me acharem bonita, atraente e essas coisas mais que chamam atenção numa mulher como eu? Não bastaria, porque sou uma nulidade sexualmente. Vou fazer o quê?

O que o workshop ou alguém faria por mim? Na verdade, estou sem saída. Posso gastar horrores em psiquiatra, me dopar em antidepressivos e não iria adiantar, não iria me ajudar. Então, fazer o quê?

Hoje compreendo os depressivos. Eles não suportam a agonia, a tristeza, a ansiedade, esse "troço" ruim que se instala e fica na gente.

Posso ter bastante dinheiro disponível, apesar de que, a maior parte, ilegal. Estruturalmente posso ter muito: apartamento, fazenda, piscinas tanto na casa da fazenda como na cobertura, salões de festas e tudo mais. Mas, o resto me falta tudo, alma, vida, convívio, amor. Acho até que me falta Deus, Cristo, esperança, alegria. Na verdade, me falta o essencial para o ser humano.

Se for olhar pelo outro lado, me falta família. Família que tive. Aquilo não era família. Por tudo aquilo que me aconteceu, aquilo não era e não é, nem pai, nem mãe, foi um horror.

No mais, me falta ser mãe, filhos, ser e ter família também. Vai dizer o quê? Vai fazer o quê? Alguém pode me ajudar? Quem está mais próximo, por exemplo, o Dionísio é um dos maiores "estorvos". Meus pais, não posso contar com eles e nem poderiam me ajudar. É aquela história: sair de um buraco e cair num poço. No caso, vou fazer o workshop e não creio que ele vai me ajudar.

Veja só, eu devia estar aqui contente por escrever uma poesia, poema, letra, sei lá o que é, que um dia poderá ser sucesso como música, fazer parte de um livro e estou aqui lamentando. Deus, Deus, Deus, tenha piedade de mim.

— Misericórdia, Senhor.

Poderia estar aqui alegre e contente, numa sacada dessas onde muita gente gostaria de estar ou ter. Mas estou eu aqui, agoniada nos meus "intentos", como diz o gaúcho. Vida, vida, acho que ainda o melhor era se você não existisse, melhor ainda, se eu não existisse.

Vou dizer como muita gente diz, o melhor é que não devia ter nascido. É verdade, o melhor é que eu não devia ter nascido. Daí, não teria muito sofrimento, apesar que é como explicam, quem sofre é o espírito. Sei lá, até isso é muito complicado. Só sei que sei pouco ou nada, e esse pouco ou nada é insuficiente para eu entender alguma coisa.

Do meu pai e da minha mãe, nem sequer quero lembrar de alguma faísca do que aconteceu. Que drama, que trauma, talvez seja aí a origem do meu problema, ou melhor, dos meus problemas. Agora, alguém poderia pensar, mas faça algo, fazer o quê?

Só veja na minha situação. Sinto-me presa, amarrada, sem saída. Outros dirão, joga tudo pro alto e vai embora. Ir aonde?

Se nada sei ou pouco sei, e isso tudo é insuficiente para poder viver, nem digo dignamente, mas pelo menos sobreviver. Acho que é muito complicado. Muito complicado. Para muitos pode ser que não seja, mas para mim, é. Acho que muitos ainda dirão: "Nossa, que vida! Queria eu ter uma vida assim". Mas fica você se sentindo inútil.

Bem, que boba, aqui não existe você. Aqui sou eu comigo mesma. É que esse você, pode ser outro eu dentro de mim. Um personagem ou uma personalidade, sei lá, com essas coisas fico meio confusa. Falo comigo mesma e depois nem sei me explicar. Se alguém soubesse disso tudo dentro de mim, diria: "Que louca!". Nesse sentido, acho que teria muitos outros loucos, na verdade, não estaria sozinha.

E agora, vou fazer o que para passar o resto da noite? Tomar um "pileque" para vir o sono? Deus me livre, nem quero pensar, apesar de que, muitos fazem isso. Já é ruim assim, imagina depois com a companhia do "capeta", deveria fazer loucuras. Teria tanta bebida ali na adega que opções não faltariam.

O que terei? O que será? Como é complicado comparar. Aquele que tem queria ser, aquele que é gostaria de ter, se analisar vai ter contradição.

É como é, o fato é que ninguém quer ser o que é, e sim o que deveria ser. Vou me comparar, eu acho que tenho, apesar de não ser meu, mas tenho em abundância, se aproveito ou não, isso é outra história.

O bom para mim, ou reclamo que não sou nada. Quem é, reclama de querer ter, luta, se esforça, se sente injustiçado. Pessoas com talentos e muitas vezes não têm oportunidade, nem sempre são valorizadas, vivem com dificuldades, tem muitas carências em ter. Comigo, é o contrário, tenho o suficiente e mais um pouco, mas não sou nada, me sinto inútil. Sem virtudes, sem qualidades e entre outras coisas, claro, eles também, são infelizes. Esse é o relacionamento da vida.

Se formos olhar, acho que todo mundo tem seus problemas, os que têm bastante. Os que são, os que querem ter mais, os que querem ser mais, acho que existe uma discordância generalizada.

Tantas pessoas que têm bastante e têm seus problemas. Tantas pessoas que são famosas e têm seus problemas e são insatisfeitas, e acho mais, tem tantas pessoas que são bastante, tem muito e não são contentes.

Tem pessoas que varrem o chão e são contentes, tem gente que passa em tapetes e são felizes. O que terei? O que será? Como é complicado comparar. Aquele que tem queria ser, aquele que é gostaria ter, se analisar vai ter contradição. Está certo que não deveria generalizar. Tem muitos fatos que são assim. Tem os que têm e são felizes, tem os que são e são felizes.

O que fazer agora?

O bom seria sair para a balada, tem tantos turistas que ninguém iria me reconhecer, poderia arrumar um namorado e trazer ele aqui no apartamento e passar uma boa noitada. Quem me dera se tivesse tanta coragem assim.

Acho que amanhã seria um dia de "máxima culpa" e mesmo não acreditando muito nisso, iria até me confessar. Deus me livre, o que me resta é deitar, assistir TV até vir o sono, e amanhã começar um novo dia. Com pouca expectativa é claro, mas não com tanto entusiasmo, porque não posso esperar muito da palestra. Espero apenas que possa me dar um pequeno novo começo. Quem sabe essa minha vida sem graça possa ter um pequeno novo ânimo.

CAPÍTULO V

Começar um novo dia sempre é bom. Amanhecer em um apartamento na praia é o desejo de muitos. Sozinha, poderia ser um grande alívio, não digo que não seja bom, para mim, está sendo bom. Não tem ninguém para conversar, para me perturbar, me indagar, me cobrar, não na questão de dinheiro, mas de atitudes, comportamento, palavras mal ditas, ou mal expressadas. De alguma forma ou de outra, acho que é bom acordar assim.

Vou tomar um banho, comer alguma fruta, dar uma caminhada agora de manhã, já que à noitinha vou para a palestra...

Caminhando, vou refletindo no caso da palestra e do workshop não me ajudarem em nada... Que rumos vou tomar ou viver sempre na mesmice? Ah, não posso, alguma atitude terei que tomar. Estou muito cansada, não digo cansada, mas enjoada dessa vidinha sem graça. E que atitude ou que rumo teria que tomar? Sei lá, é difícil mudar uma vida, é muito difícil partir do nada. Algo forte ou algo diferente, algo diferente teria que acontecer. Pergunto de novo, o quê? Responda-me, Deus, o quê? Alô Deus, o quê? Responda-me, por favor! Desse jeito que vou vivendo a vida, dá a impressão que eu mesma vou me enrolando. É como estar com alguém e ficar só de papo furado. Não se tem fundamento, não se tem aproveitamento nenhum.

Creio que é como ler um livro, que só vai adiante, colocando sempre novas expectativas, algo de novo, nada. Acho que é assim a minha vida. Vou levando, vou me enrolando, só que apesar de tudo, tenho ainda muita expectativa, não no workshop. De uma forma geral, acho que algo ainda vai mudar. Alguma coisa tem que acontecer, sinto isso, pressinto isso, tenho a nítida impressão que algo vai acontecer e vai mudar. Agora, o quê? Não sei.

Aqui, andando e caminhando é bom, tem pouca gente andando, daqui a pouco haverá mais pessoas. É bom sentir a brisa, o cheiro do mar, dá uma transparência de ser bom. Talvez seja isso que muitas pessoas vêm buscar na praia. Nós daqui talvez não damos importância para isso, pois já estamos acostumados a conviver com isso.

Voltando a pensar em Deus, sinto que Deus está ausente na minha vida. Posso afirmar literalmente, Deus não está comigo. Por que acontece tanta coisa errada, não é bem errada, é que não vai para frente. Seria por causa do Dionísio?

Dionísio não é de Deus! Isso eu posso afirmar, e porque eu deveria pagar por isso? E como seria estar com Deus? Estar com Deus é quando estamos em harmonia, estamos satisfeitos, gostamos da nossa vida. Fazer o que gostaríamos de fazer. É ter uma sintonia com Deus, não sei bem explicar, pode ser que mais adiante saiba explicar isso ou encontre alguém que saiba me explicar porque é assim, ou porque Deus não está comigo.

Seria o destino? Tem destino? O que é o destino, teríamos tudo já traçado como muitos dizem, Deus saberia tudo da nossa vida, e o livre arbítrio?

Ouvi uma vez falar do Calvinismo que Deus sabe tudo, já teríamos nossa vida traçada, os que se salvariam e os que não se salvariam. É tudo muito complicado para eu entender isso, fico aqui nessa confusão. É traçado por Deus eu fazer o workshop?

Se eu fizer e for bom, segunda-feira terei outra vida, no entanto, se eu não fizer, terei outro tipo de dia e assim por diante. E o que seria isso, destino, livre arbítrio? Se eu tivesse que responder para mim mesma ainda diria que não sei.

E esse povão todo que vem aqui, o que Deus teria a ver com eles, se está aqui ou não? Será que são abençoados por estarem aqui na praia? É um desejo deles, devem ter dinheiro para isso, uns devem ter pedido para Deus, outros creio que não.

Uns estão aqui até por rotina, sempre nessa época eles vêm. Uns devem rezar ou orar, creio que orar não, quem ora são os evangélicos, quem reza são os católicos, evangélicos não vêm à praia, ah, ah! Vêm sim, eu que me engano.

E então, são de Deus os que estão aqui? Dessa vez diria que não, nem todos, muitos vêm aqui "fuzarcar," fazer bagunça, bebem, fazem sexo inadequado. De uma forma ou outra eles vêm para transar, descansar e se divertir, sejam homens ou mulheres. Eu estava pensando em Deus e me perdi na esquina.

Será que deveria me separar para estar com Deus? Por estar casada com uma pessoa que não é do bem, eu estaria pagando por isso?

Dionísio, diretamente, não me prejudica, quer dizer, em partes sim. Tenho que andar na linha dele, mas ele não é mau comigo. O convívio é ruim, sim, ele não procura me prejudicar, ele procura se satisfazer comigo e eu fazer tudo o que for conveniente para ele. Tipo assim, ele não me dá livre arbítrio, eu deveria estar fazendo sempre o que fosse melhor para ele e não para mim. Eu estaria praticamente no domínio dele. Isso também deve ter muitos casais, nessa mesma conjuntura.

Um ter o domínio e o outro viver no seu domínio, viver na conveniência, na aparência, na dependência. Sei lá se são bem estas palavras as mais adequadas.

Vou acelerar mais o passo, agora estou no fim da caminhada. Entre o andar, pensar e o distrair o tempo passa rápido, principalmente hoje que me parece ser um dia atípico. É que vai ter a palestra, e já é um princípio do workshop.

O bom seria eu não ter casado com Dionísio. Teria casado com um médico, advogado ou qualquer outra pessoa bem no meio social.

Eu seria bem cobiçada por ele, apresentada nas rodas da alta sociedade, jantares, seria cobiçada pelos amigos dele, talvez ter algum caso com algum.

Viajar para o exterior, envolvida nessas entidades beneficentes. Poderia estar com uma boa profissão, provavelmente.

Minha vida seria outra, claro que teria outros problemas, outros tumultos, talvez alguma fofoca, calúnia, estar traindo meu marido, coisa desse gênero. Eu estaria bem, alegre, disposta, envolvida com a vida, em trabalhar, e com mais algumas coisas.

Assim seria minha vida. Em ir para os sítios. Nossa, que vida melhor! Conhecer quase todo o Brasil, isso que dá graça de viver. Estaria participando de congressos, reuniões políticas, casamentos chiques, teria algum hobby, coleções de roupas, quadros ou qualquer outra futilidade. Como seria diferente a minha vida. Mas, estou aqui, desse jeito longe da elite social, o pior, longe de ser feliz... Assim que chego ao apartamento, vejo duas chamadas no celular, uma de Dionísio e outra de Nina. O que o Dionísio quer? Coisa boa que não é. Nina, provavelmente, confirmará a palestra. Acho que o melhor de tudo é tomar um banho antes, porém, vou ligar para Nina.

— Oi! Nina, você me ligou?

— Sim. – Responde ela. — Queria saber se "tá" tudo certo para a palestra hoje à noite.

— Sim, sim, claro, eu vou sim. — Confirmo.

— Tudo bem então, a gente se vê lá.

— Tá certo Nina, nos veremos hoje à noite, um abraço.
— Outro. Tchau!
— Tchau, tchau Nina, obrigada por ligar.
— Imagina, tchau, um beijo.
— Outro para você.

Enquanto estava falando com Nina, vi ter uma chamada do Dionísio, logo, logo ele vai ligar. Enquanto isso, vou me preparar para o banho...

Pronto, o telefone toca de novo, é Dionísio.

— Oi, o que você quer? — Falo de novo com voz meio agressiva.
— Você estava falando com quem?
— O que é isso, deu de me vigiar agora? Estava falando com Nina, era em relação hoje à noite.
— Ah! É que assim, falei com os diretores aqui, para você dar uma chegada, até dei um dinheirinho para um deles e liberaram. Daí você pode vir hoje ou amanhã.
— Nem a pau! — Já vou cortando para não dar chance para argumentos. — E tem mais, perdeu seu dinheirinho, porque eu não vou. Esses dias, tirei para mim, sempre fiz suas vontades e segui suas decisões, mas dessa vez não!
— Que é isso "muié," vai me deixar na mão? Te dou tudo, do bom e do melhor e você age assim comigo? Tô te estranhando, está acontecendo o que com tu?
— Não está acontecendo nada, só estou me dando o direito de me doar um pouco para mim, não só para você. Está pensando o que, que eternamente vou viver em função de você? Não! Eu também preciso um pouco de vida, e o que você me dá é em função do que você me tirou, que seria de meu direito.
— Tirei nada, tu aceitaste uma vida boa...
— Vida boa nada. — Vou cortando novamente. — Vida de te servir, satisfazer e solidão.
— Como tu és "incompreensiva", o que custa vir aqui um pouco?
— Incompreensível nada. Bastam os dias normais que tenho que passar pela tortura de ir aí. Fora disso, nem me peça mais que não vou.
— Olha, não esperava isso de ti.
— Vai querer o quê? Que minha vida também se torne uma prisão? Dessa vez não e não, me desculpe, mas dessa vez não!

— Olha, essa história ainda vai mudar.

— E vai mudar mesmo.

— Mas o que te deu "muié", tu nunca foste assim.

— Mudanças, mudanças, eu só estou cansada dessa vidinha.

— Mas que vidinha, quantas e quantas queriam estar no teu lugar.

— O único problema é que elas não sabem o que é viver isso internamente.

— O único problema é que tu és mal agradecida. Já te paguei médico, psicólogo, psiquiatra, já te paguei de tudo e tu sempre reclamando, essa que é a verdade.

— Basta, basta! — Ergo um pouco a voz me sentindo irritada. — Parece que sou eu sempre a culpada. Eu não vou e pronto e para de me jogar na cara que você sempre me paga tudo, você podia ter me deixado trabalhar. Ter minha própria vida, mas não, escolheu eu ser submissa a você.

— Chega, chega, não vou ficar discutindo aqui que meus amigos me ouvem. Ainda vamos conversar.

— E vamos mesmo.

Sem dar mais detalhes, ele desliga o telefone, e eu vou direto para o banho.

Como me sinto mal, mesmo não me sentindo vencida por não ter aceitado as vontades de Dionísio. Ao mesmo tempo, me sinto meio que "estúpida", uma pessoa sem classe. Poderia ter usado uma linguagem melhor, resolver isso com diplomacia.

Vejo que não tenho mais isso, acho que ainda é melhor ficar calada do que ficar em confronto. Isso não leva a nada, devo ser igual a muitos e muitos casais que vivem em confronto. Isso não é bom para mim nem para ninguém. Não se tem diálogo, só se tem confronto. Isso não é só para mim, é para a maioria dos casais e das pessoas quando discutem, definitivamente não se tem diálogo.

Da minha parte, acho que é um pouco do convívio. Claro que já fui muito omissa, mas também não preciso estar sempre em confronto, devo me defender, ter minhas razões, defender o meu querer. O que está errado é essa maneira de falar. Agora já foi, do outro lado Dionísio também não deve se sentir bem, deve estar me julgando por ser incompreensível, mal agradecida. Ele tem suas razões, eu tenho as minhas e isso dá discórdia. É assim com a maioria. A questão está na linguagem, poderia diferir, só que ninguém nos ensinou a ser diferente. Somos acostumados a agir assim, todos agem assim, não tem uma escola, uma igreja, nem uma família para nos ensinar a sermos educados, compreensivos.

Isso acaba com minha autoestima. Sinto-me inferior, dentro de uma linguagem. Não se poderia dizer na linguística vulgar. Não sou o que eu gostaria de ser, não faço o que gostaria de fazer, não ajo da maneira que gostaria de agir, não falo da maneira que gostaria de falar.

Dentro de mim, existe uma inconstituição entre o meu agir e o meu querer serem diferentes, ou seja, agirem diferentes. Predomina o incorreto, por isso é uma inconstituição.

Poderia haver mais equilíbrio dentro de mim. Agora fico me sentindo para baixo, uma boba. Dói o peito, o pensamento tortura e julga, ou julga e tortura. Há um mal-estar, uma insatisfação generalizada. Muitas vezes, bastam apenas umas palavras bobas e pronto, já serve para estragar o dia. Tanto no dizer como no ouvir. Certamente as pessoas não se sentem bem no ouvir. Eu me sinto mal também no falar, tem outros que nem estão aí. Sou assim, gostaria de mudar.

Mudar é tão difícil. Difícil é ser aquilo que gostaríamos de ser. Ser pessoas maduras, decentes e corretas.

De banho tomado, saio para tomar um suco e comprar algo para me distrair. Quem sabe comprando me envolvo com pessoas diferentes e fico fora do meu pensar, pensar e pensar...

Enquanto estou tomando o suco, senta uma pessoa aparentemente conhecida. Conhecida, mas não reconheço, nos olhamos duas a três vezes até que ela pergunta.

— Você não é a Haida?

— Sim, sou, você deve ser a Vera.

— É, sou sim, vem cá amiga quero te dar um abraço. — Abraçamo-nos e sentamos juntas.

— Então, amiga, me conta, o que tu andas fazendo e como está tua vida? — Pergunta ela.

— Na verdade, não estou fazendo nada. Bem que gostaria de fazer algo, mas você sabe, casei com o Dionísio e com aquele jeitão dele não me deixou fazer nada.

— Dionísio é aquele mesmo que tu namoravas ainda no tempo da faculdade?

— Sim, sim, aquele mesmo. E você, o que anda fazendo?

— Bem. — Responde ela. — Eu casei, me separei, casei de novo e me separei. Tenho três filhos, vivo em função deles. Usufruo do capital das separações e agora prefiro só namorar do que casar, ou ficar, como é a moda agora. E tu, tens filhos, dá umas escapadinhas...?

— Não, não. Não tenho filhos e nem dou umas escapadinhas. Sou muito correta, passo a maior parte do tempo na fazenda sem fazer nada, às vezes venho para cá no apartamento, como hoje. Vou a uma palestra e no final de semana, vou fazer um workshop.

— Ah! Já fiz um desses, mas não gostei.

— Por quê? — Pergunto imediatamente, curiosa.

— Sei lá, nada contra, mas não faz meu gênero. Eu não estou a fim de me avaliar, me julgar. Estou mais a fim de viver a minha vida agora. Passei o que tinha que passar nos casamentos e agora não tô nem aí. Que se f... o mundo, pois eu quero viver do meu jeito.

— É, você está certa, sabe, mas eu preciso me trabalhar, não estou gostando da minha vida. Preciso fazer alguma coisa, no entanto, não tenho iniciativa.

— Que nada, se eu estivesse no teu lugar queria mais era aproveitar, viajar, transar, curtir a vida.

— É, mas não sou assim.

— Que nada, amiga, se tu não aproveitares agora, vai aproveitar quando? — Toca o celular dela... — Só um pouquinho.

Ela fica falando ao telefone. Dá impressão que está falando com homem e pelo tom, vai se encontrar com ele. Pode ser que me engane, mas marcou um local e disse que passaria lá.

— Bem, amiga — diz ela. — Preciso ir. Tenho um compromisso agora. Foi um grande prazer te encontrar, mas nos veremos mais vezes. Dá-me um beijo.

— Tchau! Nos veremos. — O que fazer agora?

O melhor é ir para uma galeria de artes. Pago meu suco e vou dar uma olhada no que tem de bom ou interessante.

Após passar umas quadras, entro em uma loja, aparentemente bonita. São antiguidades e não me agradam. Passo uma, duas, três, na quarta me agradou. Compro um quadro, tons de amarelo, ofuscando o sol. Bonito, serve para fixar na sala do apartamento. Combino para as catorze e trinta levarem no apartamento, eles levam, colocam, deixam pronto.

Quando vejo, também tinha passado a manhã. Vou almoçar mais tranquila, distraída, envolvida com as lojas de artes, com isso, não me fez pensar no episódio da manhã com o Dionísio.

Para almoçar, escolhi uma omelete e seus acompanhamentos. É um prato muito gostoso, e para tomar, um suco. Mesmo assim, cada pouco me vem o Dionísio na cabeça, um pouco de raiva, um pouco de culpa.

A questão maior do meu desconforto é que eu tenho que fazer as vontades dele. Ele não me dá vida própria. O básico é satisfazê-lo, isso me intriga internamente.

De outra parte eu poderia visitá-lo, só que de novo caio nos seus mandos, me submeter em fazer coisas que detesto, ser submissa, cem por cento, isso me cansa a beleza.

O melhor de hoje foi que ninguém veio me importunar. Só uns meninos ficam me olhando e dão uma assobiada quando passo na rua para voltar. Entre o subir, arruma aqui, arruma ali, toca o interfone. É o moço que veio colocar o quadro, conforme havíamos combinado na loja.

Ele sobe, faz o furo na parede, coloca um tapete embaixo para que o pó não suje o chão. É bem simpático, conversa do tempo, da praia, de mais uma temporada. Só no final quer galantear, me pedindo com ar de cantada.

— Mais alguma coisa senhora...?

— Não, nada mais, muito obrigada. — Vou cortando imediatamente.

— Tá bem! Quando precisar de qualquer coisa é só ligar.

— Tá bom, muito obrigada.

— Tchau!

— Tchau!

Olho para o quadro e ficou bom, combinou bem na parede. Agora seria só esperar o tempo passar para a palestra. Ficar aqui esperando também dá um pouco de tédio.

Dou uma olhada no guarda-roupa e não tem nem uma roupa que me agrade para hoje à noite. Pelo menos tenho que me arrumar bem. O melhor ainda é ir comprar uma roupa para hoje à noite. Quem sabe um vestido e mais algum acessório que combine.

Lá vou eu, para mais um shopping. Quando chego, passo por algumas lojas e volto na segunda, onde tinha visto um vestido com tons de azul e branco. Porém, ficou decotado demais para mim. Mas tudo bem, é moda sair com os seios expostos, apesar de que, com este vestido não é tão exagerado.

Com tudo isso o tempo vai passando. Mexe aqui, acolá, tomo um chá com biscoitos para não ficar muito pesada. Mais um banho e me arrumo para, enfim, ir à palestra.

Ligo para um táxi me apanhar.

Chegando, vejo toda a galera da turma da Nina. Está Bernardo, Nícolas e uma turma de outros amigos deles. Uns extravagantes no vestir, aquele tipo, calças caídas, outros menos.

Bastante turistas, principalmente hospedados no hotel. Quando Nina me vê, vem me buscar para sentar perto dela. Sinto que tem uma preocupação especial comigo, tenta me agradar, dar boas-vindas. Um tanto surpresa, também por me ver aqui. Não é tão habitual me ver em encontros desses. Provavelmente, querendo me ajudar sentindo que teria problemas, aparentemente não apresentados e com a situação do Dionísio e com tudo que aconteceu com ele e evidentemente comigo.

Passados uns vinte minutos após o previsto do início da palestra, aparece a produtora do evento apresentando o casal de terapeutas. Fez grande ênfase no nome dele, com vasto currículo que estudou na Índia, Estados Unidos, Holanda, com alguns títulos como doutor.

Sinto certo ar de suspeita da minha parte. Pode ser intriga minha e deixo para lá. Apresentou-se com ar de exuberância e deixando sua esposa em segundo plano. Fala principalmente dele, seus cursos, os países por onde estudou. Fala de ter passado por muitas experiências como terapeuta. Por fim, apresenta sua esposa que está como assessora nos trabalhos de grupo.

Com sotaque espanhol, fala sobre a iluminação. Seria o caminho de cada um, tipo, tem que se iluminar.

Buscar um grande grau de elevação espiritual. Pelo que entendi, seguiu uma linha do Osho, um guru indiano.

Ele se coloca como um iluminado e que nós deveríamos ser como ele e o Osho. No entanto, ele o terapeuta se coloca como iluminado, fala da meditação, da vivência, fala de um movimento de biodança de Rolando Toro da Itália, que esteve fazendo curso com ele também.

Do xamanismo, faz uma grande misturança. Tudo isso levaria a pessoa a se iluminar. No final convida sua esposa para falar um pouquinho. O fato é que nela sinto confiança. Fala moderado, dá foco no amor, no amor incondicional. Na harmonia de cada um consigo mesmo. Transparece confiança e clareza, ao contrário dele, muito arrogante.

Incentiva que todos façam a inscrição já hoje à noite, pois está com desconto. Após ela ter falado, ele volta a falar e ministra uma vivência que é juntar as mãos e ir à frente de cada um, se curvar num sentido de saudação e dizer:

— Meu mestre interior saúda seu mestre interior. — Dito isso, trocar um abraço.

Feito isso, tem um chá com biscoitos para nos servir e uma mesa para fazer a inscrição do workshop, que começará amanhã. Nisso, vem Nina com um sorriso muito largo, me dá um abraço e fala.

— Então, irá fazer?

— Estou pensando ainda. — Respondo.

— Faz, faz, é muito bom. Eu gostaria tanto de fazer, mas não tem como, essa questão do dinheiro me impede de fazer.

— Fazemos assim, então. — Digo. — Eu te pago e você faz junto comigo.

— Ai que bom, espero que não vá te atrapalhar.

— Não, imagina, faço com o maior prazer.

— Ah! Que bom. Sabe, o Bernardo queria tanto fazer.

— Mas só posso pagar para você. — Antecipo-me novamente, também para não dar chance dela pedir diretamente para pagar para ele.

— Não, não, imagina, está ótimo, eu faço contigo, sim, sem problema. Depois, acho que ele vai ter que trabalhar. Mas se fosse o caso, ele também poderia pedir dispensa.

Em seguida, a convido para fazer a nossa inscrição e o pagamento. Tem duas opções, uma com hospedagem no hotel e a outra não. Faço uma de cada. Eu preferi ir dormir em casa. Nina fica com a hospedagem.

Acho que para mim o melhor é dormir no apartamento do que ficar no hotel, me sentiria mais à vontade. Após conversar com um e com outro e me perguntarem o que tinha achado, respondo que não suprimiu minhas expectativas. Não tinha sentido muita firmeza nele. Uns ficam surpresos, outros dizem que a palestra era uma coisa e o workshop seria bem melhor. Outro concorda comigo e são opiniões diversificadas.

Nícolas também vem, me cumprimenta e me dá um abraço.

— E aí, vai fazer? — Pergunta ele com a voz um tanto meiga, simpática e toda especial que é característica dele.

— Vou sim, e você?

— Também. Pedi dispensa aqui no hotel. Na verdade, não é bem dispensa, troquei umas folgas com colegas e assim dará para fazer.

— Que bom, então nos veremos.

— Com certeza, acho que vai ser muito bom.

— É, eu não sei, vamos ver amanhã. — Falo já colocando um pouco de dúvida.

— Não, acho que vai ser bom, temos muito para aprender.

— Ah! Isso sim, é que não gosto de colocar expectativas.

— Claro, está certa você. Depois, se não for bom, a gente se frustra.

— É verdade, por isso prefiro esperar até amanhã. — Falo com firmeza.

— Sim, mas vai ser bom, tenho certeza disso. — Rimos.

— Está bom, eu tenho que cumprimentar mais uns amigos e amanhã nos veremos.

Trocamos um abraço e nos despedimos. Vou me despedir de Nina e de mais algumas conhecidas, pego um táxi e vou embora.

Na volta para o apartamento, por sorte, peguei um motorista que não falava. Geralmente, tem que dar muitas explicações. O que fez, onde vai e assim por diante.

Com isso, posso refletir sobre a palestra. Foi fraca, isso para mim, agora para outros, deve ter sido boa. Será que eu estou tão fora assim? Tão desconectada?

Bem, o workshop dirá. Quando chego só peço o valor e mando ficar com o troco. Subo para o apartamento, coloco a camisola, escovo os dentes e me jogo sobre a cama.

Estou em uma situação muito desconfortável. Um tumulto em minha mente. Tento refletir e não consigo. Vem as imagens, as palavras, o desconforto em ouvir aquele "cara".

A agonia parece que aumenta, um sentimento de julgamento de mim mesma. Não é bem julgamento. Dá a impressão de que eu mesma esteja me condenando, mas me condenar do quê? O que tenho feito de errado? Julgar os outros? Sei lá. Acho que estou ficando fora da casinha.

— Meu Deus! Meu Deus! Meu Deus! O que há comigo?

Uma coisa que deveria ser boa está virando o contrário, ou ficando ao contrário. Parece que tudo gira, o teto, a cama, eu estou girando, os pensamentos giram. Que dor no peito, um sufoco, deve ter sido algo que mexeu dentro de mim.

— Não sei, não sei... Por favor, Deus, me console.

Parece que vai me dar um "treco". Talvez tenha que ir à farmácia ver a pressão, deve estar alta.

Quem sabe se eu tomar uma água me acalmo. Água com açúcar. Levanto e vou até à cozinha. Após tomar a água açucarada dá a impressão de estar um pouco melhor. Só que eu mesma tenho que me controlar, cair fora desses pensamentos.

Claro, que se eu falasse à psicóloga, ela diria que estaria fugindo do problema. É que não tenho outra saída ou solução. Tenho que me distrair, a saída é apelar para minha companheira que é meu calmante, a televisão. De novo, e de novo, vou fazer o quê? É o que me resta? E passo canal por canal. O que mais me interessa é um documentário sobre a natureza, paisagens lindas, geleiras, animais de várias espécies, e com isso, me distrair até dormir.

CAPÍTULO VI

Acordo muito cansada, indisposta. Prefiro ficar na cama. A vontade que dá é de não sair daqui e também não ir ao workshop. Porém, isso só vai ser à noite e tem o dia todo para passar.

Fico aqui e tenho que não pensar. Então, ligo a televisão novamente e fico assistindo programas até o almoço. Talvez, tivesse que passar em alguma farmácia, apesar de que, tudo indica que foi somente preocupação a reação de ontem à noite.

Acho que o melhor ainda não é ir almoçar, comer uma fruta irá me fazer melhor. Certa disso, tomo um banho e preparo um mamão que é mais leve. A impressão que tenho é de uma ressaca, um dia depois de uma bebedeira na noite passada.

Um peso na nuca e os olhos sombrios. Melhor seria uma massagem ou um banho de mar, deixar levar embora esse mal-estar. Porém, tenho uma banheira de hidromassagem. Apesar do calor, posso deixar a água mais fria.

É o que faço, ligo a água, deixo sair a primeira que está mais tempo. Depois deixo encher, vou jogar alguns sais e me delicio...

É, a água está boa, isso me faz lembrar o tempo de namoro com o Dionísio. A gente ia muito aos motéis, apesar daquele lado ruim do sexo, o banho era bom. Tem um ladinho bom, não foi por completo ruim. Os jantares, presentes, flores, chocolates e todo aquele romantismo que com um tempo depois de casada foi sumindo. Apesar de que, todos os casamentos devem ser assim, depois de casados, o bom e o romantismo somem.

Após me deliciar na hidromassagem me visto e vou até à farmácia, deixo a teimosia de lado e vou.

Minha pressão está um pouco alta, quinze por nove, me aconselham a procurar um médico. Digo que sim, mesmo dentro de mim, dizendo que não farei isso. Depois disso, aproveito e vou ao mercado fazer umas compras para comer à noite e no café da manhã.

Aproveito que tem um menino para levar as compras e estaria livre de ficar esperando, sendo pouca coisa, dá para considerar que não é um "rancho".

Ele deixa no apartamento e dou vinte reais de gorjeta. Ele vai bem contente. Apesar do sol ainda forte, vou dar uma caminhada. Pego o lado com sombra dos prédios. Com isso, também aproveito para ficar atenta, para desviar de mesas, pessoas, cruzamentos, carros e com isso fico sem pensar.

Devo ter andado uns três a quatro quilômetros e vêm umas nuvens escuras e começam a derramar água. Procuro não me proteger. Daí, prefiro voltar pela areia. Quem sabe a chuva fria deixe minha pressão normalizada e abaixe um pouco. Mesmo encharcada, subo para tomar um banho, faço um lanche reforçado que servirá até voltar do workshop, sendo que já tinha passado das seis da tarde.

Aos poucos, vou me arrumando. Ligo para Dora para passar um pouco o tempo. Conto da palestra e que não tinha gostado muito. Ela fala pouco porque não entendia dessas coisas.

Omiti, ou não contei que tinha passado mal, e nem da pressão alta para não preocupá-la e para não alarmar ninguém lá na fazenda. Com isso chega a hora, chamo um táxi que me leva até o hotel para o início do dito workshop.

Chego dezenove e trinta em ponto, mesmo sabendo que iria atrasar devido às inscrições de algumas pessoas. Fico sentada num grupinho junto com Nina. Mais ouvindo do que falando. Contavam histórias de vida, de experiências feitas aqui, ali, de caso de cura, de religiões, de pessoas, de terapeutas... "ufa". Chega a ser chato.

Com uma hora de atraso começa o workshop. O terapeuta vem. Tem em torno de vinte sete participantes. Observa se todos estão descalços e manda que todos caminhem pela sala e alguns minutos após olharem para as coisas e logo, para as pessoas. Mais adiante olhar no rosto, depois nos olhos e por fim, dar um abraço em quem encontrar. Vários abraços, sempre observando o que se sente.

Sentar-se em um colchonete que está em círculo colocado pelas suas assistentes. No centro do círculo ele colocou um lenço indiano e esparramou umas cartas de tarô, "Osho Zen Tarot".

Cada um tira uma carta para dar foco em relação ao workshop. Todos vão tirando ou escolhendo uma carta. Como estou sentada no meio, muitos outros falaram antes. Cada um falou uma coisa diferente do que busca, a maioria era para seu autoconhecimento, alguns só por curiosidade mesmo, alguns para a elevação espiritual, principalmente a turma da Nina e do Nícolas. Eu digo:

— Meu nome é Haida Helena e eu também vim buscar autoconhecimento. Tenho uma inquietude dentro de mim, é claro, uma insatisfação. Talvez seja isso o que mais busco neste workshop. E a minha carta é esta que está escrito "harmony", deve ser harmonia.

— Essa carta — diz ele — representa a simplicidade, é abandonar tudo o que você tem de complicado e ir diretamente ao coração. Ele descomplica tudo e aí você tem a oportunidade de chegar mais perto de Deus, da iluminação.

Enquanto os outros vão falando, presto atenção um pouco neles e um pouco reflito sobre a carta. Pelo menos parece ter dado certo, apesar de que para todos combinam.

Agora tem uma coisa, para todos sempre dá certo, principalmente tudo que é tarô, búzios, baralho. Ela sempre parece dar certo. Não sei bem explicar, mas sempre dá certo. Hoje combinou comigo. Tenho que me harmonizar, me descomplicar e ser gentil comigo mesma. Tem razão, como já pensei, sou muito complicada.

E foi assim, fala um, fala outro e passou o tempo. Depois ele explicou que iríamos trabalhar muito com a sexualidade, porque a sexualidade é um dos primeiros passos para se chegar à iluminação.

Fala da iluminação do Osho e de outros, mas o mais importante é o Osho. Ele pede para formarmos uma fila com as mãos nos ombros do outro participante da frente. Juntar até formar uma roda, ir andando em círculo. Apertar mais a roda, ou seja, se aproximar mais um do outro, até encostar, ou encaixar um no outro e ir andando.

A minha sorte é que na frente tem uma mulher, atrás está o Nícolas. Só que isso me incomoda, sentir esse "troço" atrás de mim. Está muito estranho, e ainda parece ter ficado um pouco ereto. Ah, meu Deus! Termina logo essa "coisa". Devo estar trocando de cor a cada pouco. Que "coisa" ruim!

Andamos mais um pouco e trocamos um abraço para encerrar, já que é tarde, as horas passaram muito rápido, e devido ao atraso, algumas coisas que se fariam agora ficaram para amanhã. Ela dá uns avisos e encerramos o grupo. Nina vem me dar um abraço e pede:

— E então, gostou?

— É, nada especial, mas acho que foi bom, principalmente a carta. — Respondo.

A chuva passa ao lado

— Mas amanhã vai ser melhor.

— Espero que sim.

— Você vai ficar aqui no hotel ou vai para casa?

— Vou para o apartamento, me sinto mais à vontade.

— Ah sim, claro né.

— Está bem, querida, eu vou indo. Beijo. — E nos despedimos.

Em seguida, vem o Nícolas se despedir, me dá um abraço e também pede:

— E então, gostou?

— É, talvez, como comentei com Nina, nada de especial.

— Mas amanhã vai ser melhor. — Responde ele também.

— Espero que sim. Mas eu vou indo. — Trocamos um beijo e saio para pegar um táxi.

Chego ao apartamento, prefiro não comer nada. Analisando o workshop, aparentemente tudo bem. A questão é que sinto uma coisa estranha, ruim. Um sufoco, tipo um mau pressentimento.

O que poderia estar acontecendo de ruim ou o que está previsto para acontecer de ruim? É difícil tentar entender ou prever. Isso quase sempre sinto, agora está um pouco mais forte, pode ser talvez em relação ao grupo, sei lá.

Vou olhar o tempo, está relampejando muito e começa a chover. Vai refrescar um pouco e o bom é que aqui chove. Apesar de ser uma chuva de verão. Daqui a pouco para e amanhã o dia será ensolarado para a alegria dos turistas. Acho que vou deitar e dormir, pelo menos tentar dormir.

Mesmo com a expectativa de dormir, os pensamentos continuam vindo, lembrando o workshop, principalmente o Nícolas. Acho que ele me atrai, se fosse uma cantada bem dada não sei se resistiria.

É muito difícil dizer que sim, mas pelo menos me balançaria, apesar de todos os percalços que passaria. Porque, provavelmente, ele daria com a língua nos dentes e certamente contaria para alguém que esteve comigo, e esse alguém contaria para outro e para outro e no fim, muitas pessoas ficariam sabendo.

Acho que é por isso que muitas mulheres preferem homens casados. Esses pelo menos não contam para outras pessoas. Agora preciso provocar o sono. Poderia ligar a TV, ou melhor ainda, ler um livro, seria mais útil. Olho o que tenho disponível e poucos me agradam. Tem aqui uns de autoajuda, mas é aquela ladainha de sempre. No fim, ainda o melhor é ler a Bíblia, mesmo que entenda pouco...

CAPÍTULO VII

Acordo um pouco cansada, parece uma exaustão. Com esforço, tento superar e faço o ritual da manhã. Tomo banho e prefiro um café com bolachas, e no fim uma fruta. Dou mais um retoque na maquiagem e no cabelo, e novamente vou de táxi para o workshop. Quem sabe hoje vai ser melhor como se espera e ele falou. Chego às oito e meia como estava estipulado para começar, mas como tudo, sempre atrasa. Fico conversando com um e com outro e começa às nove e quinze.

Começamos com uma caminhada, olhar um para o outro, dar as mãos, trocar um beijinho, soltar as mãos e dar um abraço. Ficar de frente com um colega, fixar os olhos no rosto dele e observar o que se vê, o que enxergar nele que está em nós, olhamos por alguns minutos.

O que eu vejo é ele se desfocando. Tipo assim, o rosto dele se transforma. Os olhos, a boca, o nariz, fica fora de foco, se desloca um órgão do outro, muito estranho.

Sentamos em roda e cada um relata o que viu. A maioria viu coisas boas, uma luz, um anjo, coração, que era iluminado e ficou um jardim. Uns dois viram animais, cachorro, leão...

Na hora que eu relato, ele fala que eu estaria fora de foco e que teria que me centrar mais. Sem muito explicar como para cair fora logo, já passou para outro falar.

Daí penso comigo, se estou aqui é claro que estou fora de foco, estou aqui para melhorar, se estivesse bem não estaria aqui. Depois que todos falaram e com as análises, foi dado uma folha e lápis de cor. É para desenhar o nosso corpo. Eu me desenhei de lado, deitada. Todos os desenhos são expostos no chão e começa a avaliar cada um. Na hora do meu, é mais uma avaliação desagradável. Ele pede apontando para o meu desenho.

— Esse é de quem?

— Meu. — Respondo.

— Por que de lado?

— Sei lá, foi o que me veio à cabeça.

— Cadê os órgãos genitais, os seios, você não tem?

— Tenho! — Respondo, com um tom meio que de irritação.

— Por que não mostrou? — E ele continua. — Parece que você esconde sua sexualidade. Aparece nitidamente que tem problemas nessa área. A sexualidade é uma das primeiras coisas que temos que ter na vida e nunca a última. Se você não está feliz no casamento ou no seu relacionamento, arrume outro ou outras alternativas. Não existe somente um homem na vida, você tem que desbloquear isso.

E sem mais comentários, prossegue com os outros.

Ai, ai, essa doeu. Pelo que entendi, tenho que arrumar um amante ou ter relação com outras pessoas, isso é, abrir o casamento.

Meu Deus! Acho que isso aqui não é para mim. Acho que o melhor é ir embora ou não voltar aqui amanhã, ou realmente estou muito fora da realidade. Claro que os puxões de orelha não são só para mim, mas parece que tudo que faço está errado.

Além de fazer pouco, o que faço está errado. Vou fazer o que da vida? Com isso, percebo que Nina vem se abraçar em mim. Certamente ela percebeu uma transformação de tristeza no meu rosto. Dá a impressão que veio me consolar, mesmo sem palavras. Sinto isso. É um gesto de carinho e consolo.

Assim que avaliou todos, nos dispensou para o almoço. Nina me pega pela mão e simplesmente diz:

— Vamos.

Sem falar mais nada vamos saindo em direção ao restaurante onde haviam reservado para irmos almoçar. Na saída, três pessoas vêm me abraçar com uns toques de carinho no braço e ombro, com expressão de consolo. Nina continua de mãos dadas e sentamos juntas. Após fazermos o prato, quebra o silêncio:

— É assim mesmo. Não fica chateada, isso vai passar, ele é um pouco ríspido, não tem delicadeza. Mas o importante é você com você mesma.

— Tá bom. — Respondo.

Ela continua falando com os demais sentados na nossa mesa. Eu prefiro ficar quieta. Assim que terminamos de almoçar, saímos na rua ver algumas vitrines.

Uns se aproximam de lado colocando a mão no outro ombro, vindo me consolar. Dizendo que não é para esquentar, que faz parte do trabalho. Depois entramos. Uns deitam para descansar, outros ainda ficam conversando, uns creio que ficam se acasalando.

Bem, de uma coisa fico certa: com o Nícolas, definitivamente estou sem mais nenhum interesse. Ele está, penso que posso dizer, "ficando", com uma moreninha de pele com os cabelos loiros. Como ele é considerado "o macaco rei" na linguagem deles, é o que o pessoal da fazenda comenta, ele sempre fica com a mais bonita, e os outros dão cobertura. Não é uma coisa que me agrada, isso não faz parte do meu convívio. Certamente, mesmo sendo bonito, galã, está fora dos meus interesses.

Assim que reinicia o workshop, o terapeuta pede para nos sentarmos para escutar um CD de Meditação. O importante é não dormir e falar nas horas solicitadas no CD. No CD vai explicando como fazer, o que é, sua finalidade e depois nos induz para algo como se fosse uma regressão.

Vamos nos aprofundando cada vez mais. Vamos até o útero e voltamos após ele. Trabalha muito as rejeições. É aqui que vem uma dor muito profunda no meu peito e não contenho o choro. As palavras saiam baixinhas e lamentosas. Trouxe à tona toda a minha má história do passado. Mas depois o CD nos fortalece. O ruim é que o ideal seria fazer vinte e um dias seguidos, ou mais vezes, na medida do possível.

Depois que terminamos e relaxamos, vou até o "professor" como é chamado por nós e peço como conseguiria o CD.

— É difícil, porque esse aqui comprei em Porto Alegre numa loja. Se você quiser, depois te passo o nome da gravadora. Deixe-me ver aqui... É a Kives. Entra na internet que eles devem te mandar. Mas é meio difícil de conseguir, porque fazem pouca tiragem.

— Quem é o autor e o nome do CD? — Pergunto meio desconsolada.

— É "Auto Afirmação", o autor é o Ishvara. Mas repito é meio difícil conseguir.

— Tá, obrigada. — Agradeço, apesar da sua má vontade.

Em seguida, fazemos mais uma caminhada. Roda de beijinhos, isso já está me saturando. Nos sentamos e ele explicou que iríamos fazer um renascimento e seria pela respiração. Dá todas as informações e os sintomas que iríamos sentir, tipo formigamento, enrijecimento nas mãos e poderia vir outros sintomas, fosse o que viesse é para colocar sempre consciência nisso.

A chuva passa ao lado

Coloca umas músicas, dançamos e depois deitamos de barriga para cima, após, começamos a respirar profundamente como ele havia orientado. Assim que começo a respirar, realmente, começa um formigamento que vai aumentando. As mãos e os braços já enrijecidos, e um mal-estar muito grande.

Dentro de mim, começa a se manifestar um choro. Medo de estar perdendo o controle, do desconhecido e da profundidade da vivência.

Percebo também que ele está passando de um por um, ele e a sua esposa. Mesmo naquele processo, percebo que eles se dividiram em duas partes. Ele de um lado e ela de outro, o pior é que fiquei do lado dele. Quando chegou a mim, estou muito mal, dura, o choro meio que saindo, meio que trancado, com uma voz nada meiga diz:

— Coloca consciência nisso, coloca consciência nisso!

Coloca a mão no meu peito e em seguida sai, vai atender as outras pessoas. Mesmo naquele estado, percebo também que ele diz praticamente para todos isso.

Do outro lado ela falava mais coisas, mais agradáveis, mas o refrão é sempre o mesmo: coloca consciência nisso. O mal-estar aumenta, não consigo mexer meus braços e mãos. A dor começa a aumentar. Começo ou tento mexer o corpo para me livrar disso. Um sufoco muito forte, é uma impressão de vida ou morte. Meu Deus. Tenho que gritar, grito, grito, meu Deus! Grito. Nisso aparece novamente o professor e diz:

— Coloca consciência nisso, coloca consciência nisso! — Continuo gritando, gritando e ele só repete — Coloca consciência nisso, coloca consciência nisso!

Não suporto. A impressão já é de morte. Respiro ofegantemente, mas parece que falta ar. Não tenho outra saída senão gritar e ele continua repetindo:

— Coloca consciência nisso, coloca consciência nisso!

Nesse momento também vem a mulher. Dá a impressão de segurança, mas continuo mal. Ela consegue me acalmar, falando, me assegurando que estou protegida. Consigo respirar mais aliviada. Além de tudo isso, vem um turbilhão de imagens do passado, um horror. A mulher me pede:

— Respira calmamente e relaxa, vai passar.

Isso me dá tranquilidade e começa a me aliviar. O corpo está ainda todo enrijecido, mas internamente estou um pouco mais calma. A sensação de morrer passou, mas estou preocupada. Que horror, nunca vi e nem senti coisa igual.

Não sei se reflito, se sinto ou se analiso. É muito forte, deve ser um renascimento mesmo, mas é muito forte. Consigo respirar mais calma, agora ela se afasta também. Fico sozinha, mesmo sendo muito calor, começo a sentir frio, a tremer. Que sensação desagradável. Vem o medo, a respiração volta a ser forte novamente, e novamente vem a mulher e me diz:

— Calma, respire fundo e relaxa, vai passar. Calma.

Consigo relaxar novamente, ainda bem que vem ela, ele é muito ruim. É bom que venha ela, que traz agora um lençol e me cobre. Sinto-me um pouco melhor. Ela é mais sensível. Consigo perceber que outras pessoas também passam mal e ele continua dizendo:

— Coloca consciência nisso, coloca consciência nisso!

É muito forte. Consigo me acalmar, apesar de não sentir meus braços, mãos e pernas. Só sei que é muito forte, muito profundo. Acho também que eles não sabem lidar bem com essa situação. Estou mais calma, quase não sinto mais todo o corpo, agora ouço uma música mais calma...

"Ufa", devo ter dormido. Parece que flutuei. Me acordo com a voz do professor dizendo:

— Voltando, coloque consciência em tudo que está sentindo, mexa seu corpo. Voltando, coloque consciência em tudo que está sentindo, mexa seu corpo...

Aos poucos, vou me recompondo. Sinto um alívio grande, mas ainda temente a algo. Acho que não foi completa, deve estar faltando ainda muita coisa. Só sei que foi muito profundo.

Levantamos, trocamos um abraço, temos um pequeno intervalo. Nisso vem Nina, me dá mais um abraço e pede:

— Como foi?

— Sei lá, foi muito forte. — Respondo.

— É? Para mim também, gritei muito.

— Pois é, eu queria gritar, mas ele não deixava.

— Não, tem que gritar. Tive um sufoco muito grande e gritei muito, tem que gritar.

— Mas ele não deixava.

— É que ele não sabe direito. Eu estava do lado dela, ela deixava se soltar mais. Depois veio ele e era mais ríspido. Mesmo assim, eu gritei.

— Pois é, eu deveria ter gritado mais.

— Mas que nada, vamos tomar um chazinho. — Conclui Nina.

Vou ao banheiro, converso com mais alguns participantes. Alguns relatam que gostaram, outros não gostaram. Já uma senhora comentou que eles não sabem fazer direito, que não é bem assim, foi o que eu também achei. Ele já não era mais o "bam bam bam" que estava sempre rodeado de mulheres. Está mais isolado e com uma cara de reprovação ou até de reprovado. Não sei ao certo. Acho que ele não esperava ser tão forte. Acho que ele não deu conta de todo mundo.

Na volta do intervalo, sentamos em círculo e cada um falou o que sentiu. Os que não foram bem, ele tipo reprovou, dizendo que não era assim, que tinha que respirar só pelo nariz e colocar consciência naquilo que vinha.

Uns até tentaram contrariar dizendo que era muito forte e ele dizendo que não, que a respiração só pelo nariz se torna mais suave e que não precisava aquela gritaria. Quando chega a minha vez, ele me olha e diz.

— Que sufoco você nos deu. — Já sinto uma reação de reprovação.

— Sinto muito. — Tento me defender. — Foi o que senti.

— Você vai ter que se trabalhar mais. Depois do workshop, procure alguém para fazer terapia individual.

— Vocês atendem aqui? — Pergunto.

— Não, nós só fazemos em grupo, não atendemos individual. — Sinto que ele quer se livrar de mim.

— Está bem. — Respondo sem entrar em mais detalhes.

Na vez da Nina, ela também diz que foi bom, se sente melhor, mas poderia ser mais aberto, se sentiu sufocada e queria soltar mais. Ele diz que ela é quem mais gritou, e essa terapia não é de gritar e sim de respirar, entrar em contato com a consciência para diluir os traumas, buscar a iluminação para o lado escuro de nossa vida.

Em resumo, acho que mais da metade não se sentiu bem ou achou desagradável. Na vez de Nícolas, ele disse que foi muito bom, que conseguiu se conectar com o universo e o que ele fazia estava certo. Que o lado dele é buscar a evolução espiritual e que ele conseguiu se iluminar naquele momento. Que isso e aquilo, e que foi muito bom. Depois o professor dá muitos elogios para ele e fica todo orgulhoso.

Para finalizar, vamos fazer uma meditação. Ele explica o que é a Kundaliny, sobre os chacras e que a Kundaliny liga todos os chacras. São quatro partes: primeiro, de pé e sacudir, se sacudir muito, sacudir fora tudo que é lixo de nossa vida, do que não conseguimos na respiração. Depois dançar, dançar no ritmo da música. Em seguida, sentar e observar, e no fim ficar sentado ou deitado e silenciar a mente. Essa é uma meditação do Osho e foca que devemos buscar a iluminação.

Feito isso, claro que não consegui calar minha mente, nunca, os pensamentos são muito fortes. Dão os comunicados e nos despedimos com um abraço. Os que ficam no hotel ficaram, e os poucos que iriam embora se vão.

Ao voltar, dou o endereço para o taxista e ele deve ter percebido que não quero conversar. Com isso, vou observando o trânsito, o movimento das ruas. Percebendo somente certo cansaço físico.

Deixou-me na frente do prédio e subo. Vou imediatamente tomar banho e me jogo na cama. Preciso descansar. Fico por uns bons minutos como se estivesse inerte, anestesiada, até parece que agora sim, a mente parou. Com isso me refaço e até me dá vontade de sair para jantar.

Visto-me e saio para a rua. Escolho uma churrascaria. Deu vontade de comer uma comida pesada, mais forte que meu habitual. Sirvo-me no bandejão e sento à mesa. Nisso também vem junto um galã, pede licença e se estou sozinha. Digo que sim e senta junto. Imediatamente, vem o garçom trazendo a carne, nos servimos e logo ele vai pedindo:

— Desculpe me aproximar assim.

— Que nada, fique à vontade.

— Você também é turista?

— Não, não, eu sou daqui.

— Desculpe a curiosidade, mas você é casada, tem filhos, família aqui?

— Na verdade, não tenho nada. Só tenho marido que está viajando. — Claro que tenho que mentir para nunca falar a verdade para um estranho. — Com isso, resolvi jantar sozinha hoje.

— Ah, que bom.

— E você, quem é?

— Bem, eu sou turista, turista mesmo. Passo a vida viajando, tirando umas fotos, gosto muito de fotografar, conversar, conhecer novos lugares, novas pessoas, fazer amizades.

— Certamente fazer novos relacionamentos, e em cada lugar ter um. — Já fui colocando ele contra a parede, mostrando que também não iria me expor facilmente para ele.

A chuva passa ao lado

— Não, que isso, também não é bem assim. — Tenta se defender.

— É que pessoas como você, geralmente são assim. Vão andando pelo mundo e com toda certeza não ficam sozinhas. Sempre vai ter alguém carente para se relacionar.

—Olha, te confesso que um pouco é assim mesmo, mas meu maior negócio é a aventura. Gosto muito de aventuras no mar, de montanhas, de conhecer lugares diferentes, seja aqui no Brasil ou fora.

— E você vive de quê? Desculpe a curiosidade.

— Eu tenho bastante capital, uma renda muito boa, imóveis, empresas. Ao invés de guardar muito dinheiro eu escolhi gastar. Não ser escravo dele, me divertir, conhecer, em resumo, aproveitar a vida. Sei que poucos fazem isso, e para a maioria o que faço é muito estranho.

— Você está certo.

— Procuro não ter e nem criar problemas. A vida é para ser vivida conforme nossas vontades.

— É mesmo. Concordo.

Enquanto estávamos jantando, conversamos. Ele é muito bonito, próximo aos quarenta anos, pouco mais ou pouco menos, fisicamente muito atraente. É agradável de conversar e bem educado. No final do jantar, ele tenta arriscar:

— O que você vai fazer depois daqui?

— Vou para casa, dormir. Amanhã cedo tenho compromisso.

— Queria convidar você para sair na balada hoje à noite.

— Até gostaria, mas não posso. Certamente você com essa simpatia toda, irá arrumar uma companhia melhor que eu.

— Imagina. É que você também é uma boa e agradável companhia.

— Sinto muito, não posso.

— Você está em casa sozinha?

— Sim.

— Poderíamos passar a noite juntos se você permitisse?

— Até permitiria. — Que mentira. — É que tem muito movimento de vizinhos e, sabe, pode chegar aos ouvidos de meu marido, e como ele é do Exército, no entanto, são pessoas violentas.

— Tem razão. Se preferir podemos ir para o meu hotel.

— Não, dessa vez não, fica para outra oportunidade. Certamente nos veremos ainda por aqui.

— Espero que sim. Você além de ser bonita é muito simpática e agradável também.

— Obrigada. — Sabendo ser um pouco falsa, simpática e agradável, e tento passar mais uma mentira. — Pena que hoje não dá, mas seria um grande prazer passar uma noitada com você.

— Sinto muito.

— Eu também.

— Agora tenho que ir, nos veremos outro dia.

— É, quem sabe de dia ficaria mais fácil, podemos pegar um motel.

— Deixamos por conta do universo.

— Eu pago sua conta e vou acompanhar você até uma parte.

— Pode deixar, quem sabe eu pague sua conta.

— De jeito nem um. Imagina só.

Ele pega a ficha e paga. Vamos saindo, conversando, em determinada altura em direção ao apartamento ficamos atrás de um ônibus, onde poucas pessoas nos veem e ele me puxa e me dá um beijo. Pela primeira vez, permito, mas pouco sinto, tenho consciência que estou me enganando. Ele fica muito, muito ouriçado, eu procuro ficar no meu lugar, mesmo sabendo de todo meu fingimento e que nessas alturas estaria em plena aventura. A uma quadra do apartamento digo para ele:

— Sinto muito, agora tenho que ir sozinha.

— Que pena, me dá mais um beijo. — E volta.

Subo de elevador em êxtase, não pelo beijo, não pela cantada, mas pelas minhas atitudes. Pergunto-me, como consegui fazer isso, será que já é o efeito do workshop?

Deve ser porque normalmente jamais faria isso. Pelo menos não estou me culpando, nem me condenando, só estou admirada pela minha atitude. Nem cogitando também a ideia de me deitar com ele. Seria mais um homem que iria se satisfazer, e eu sem um pingo de prazer.

Quem sabe um dia pode mudar, vou levar isso como uma brincadeira e como uma diversão para mim, não posso encarar de outra forma. Que loucura minha! Saí do sério! Depois, ele acreditar nas minhas mentiras, mesmo sendo vivido, experiente... tenho que rir sozinha.

Preparo-me para deitar, me sentindo de bom humor ou engraçada. Foi muito bom ter acontecido isso, senão estaria mergulhada em pensar nas coisas ruins do workshop. Não que vou deixar de pensar nele daqui a pouco, mas esse fato do restaurante vai ficar na história.

Essa é a primeira vez que beijo alguém depois do casamento. Não que beijei, na verdade, fui beijada. Estou me sentindo meio aérea com isso. Agora me sinto assim, amanhã ou depois pode ser também que nem dê mais importância. Mas agora é um fato inédito para mim, aceitar uma cantada, deixá-lo me beijar na boca, oh! Deus, me perdoe se errei, mas gostei pela coragem.

Chega agora de pensar nisso. Apesar de que me vem as imagens na cabeça, quero dar uma revisada no workshop. Uma coisa ficou clara: eles, os terapeutas, principalmente ele, não gosta de quem não consegue se superar, rejeita. E se aproxima mais de quem parece estar bem, tipo o Nícolas e outra turminha que faz a panelinha dele.

Outra coisa, ele tem uma queda ou preferência de dar mais atenção para as mulheres mais bonitas. Eu estou fora por complicar, senão estaria mais próxima. Aquelas pessoas mais de idade também estão fora da preferência dele.

Ela é mais moderada nisso, mesmo sendo só assistente tenho certeza, se ela fosse ministrar o workshop seria bem melhor com ela. Tenho que tentar dormir. Acho que ainda o melhor é a televisão. Para ler não vou ter paciência, vou para os programas de sábado à noite, com isso vou me distraindo e acabo pegando no sono...

CAPÍTULO VIII

Acordo com o celular despertando, dou uma boa espreguiçada. Rolo um pouco para cá, um pouco para lá. Sinto-me um pouco fisicamente pesada, deve ser porque o workshop é um pouco pesado, dança, anda daqui, anda dali. De qualquer forma, tenho que levantar, tomar meu banho costumeiro. Prefiro tomar só um chá e comer frutas.

Desço pelo elevador e pego um táxi. Ele me faz aquelas perguntas básicas de um taxista e me deixa na porta do hotel novamente e como sempre, meio desorganizado. Pouca gente está ali à disposição e vai começar atrasado novamente. Sento-me e fico aguardando, nisso vem uma senhora e senta ao meu lado.

— Como está se sentindo? — Pergunta ela.

— Estou um pouco cansada fisicamente. Internamente, um pouco aliviada, mas ainda muito confusa, o mal-estar permanece. — Respondo.

— E do workshop, o que está achando? — Continua ela perguntando.

— Eu acho que, talvez, poderia ser melhor.

— É, eu também acho. Olha, eu me sinto bem em fazer isso, mas se você não me levar a mal, gostaria muito de lhe indicar um lugar muito bom para isso.

— Imagina, absolutamente, pode indicar, sendo honesto e bom...

— Então, eu frequentei uma Clínica Naturista no interior de São Paulo, é muito bom. Eu estava muito mal e me recuperei muito bem.

— E como é? — Pergunto.

— Você fica como se estivesse internada. Tem os procedimentos diários, banhos de ar, de argila, de vapor, alimentação pelo biotipo, meditação, massagem, terapias de grupo e individual. É ótimo.

— Seria importante. — Falo interessada.

— Depois, no intervalo se desejar, passo o telefone e o endereço para quem sabe você ligar e pedir informações mais precisas.

— É uma equipe, é um profissional, como que é lá? — Pergunto novamente bem interessada.

— Sim, na verdade, é uma clínica dos padres ou da Igreja Católica. Mas é bem holística, tem uma equipe trabalhando lá. Em determinada época, vai um terapeuta do Rio Grande do Sul atender. Nos finais de semana, ele faz os workshops, é muito bom, nem se compara a isso aqui. Eu me curei de muitas coisas com ele, fiz individual e fiz os workshops. É outra linguagem e outra linha. Seria muito bom se você fizesse, tenho certeza que iria gostar.

— É, quem sabe.

— Me desculpe vir assim falar com você, mas senti no meu coração que devia te falar. Principalmente para quem não estiver gostando e depois para não deixar esse trabalho ser desmoralizado. Tem bons e maus terapeutas, infelizmente, esse não é muito bom.

— Apesar da fama, deveria ser melhor.

— É verdade, é verdade. Sabe que muitas vezes os que mais têm fama, nem sempre são os melhores. — Concorda ela.

Ficamos conversando mais um pouco e com isso chega a hora de começar o workshop. Percebo que oito dos participantes não vieram, sinal que não agradou muito.

Fazemos novamente a caminhada, observando o que está em volta, os colegas, a si mesmo. Nos damos as mãos e giramos em círculo olhando nos olhos um do outro, quem quisesse podia dar um beijinho.

Em seguida, trabalhamos os quatro elementos, água, terra, fogo e ar. Cada um deles foi explicado no início da dança. É para dançar conforme o ritmo da música e ter a relação com o elemento determinado.

Dançamos em torno de três a quatro músicas cada elemento. Ao mesmo tempo, temos que fazer a nossa leitura. O que compreendo é que tenho pouca água, pouca terra, pouco fogo. E posso estar errada, o ar tenho impressão que estou mais equilibrada de todos os elementos. É o que entendi. Posso me enganar, tenho esse entendimento.

Não é para expor ao grupo, cada um tem sua compreensão pessoal, ou individual. Trabalho de autoconhecimento, pode ser que tenha trabalhado de forma sutil internamente. Comenta também que é um trabalho da biodança.

Para finalizar, fazemos uma roda sentados, e cada um coloca como foi o workshop. A maioria gostou, uns enrolaram e deu a impressão que não gostaram muito. Na minha vez, também tive que enrolar, não posso dizer que não gostei.

— Para mim, achei que poderia se trabalhar algo mais profundo. — Não digo que deixou a desejar, mas também não posso dizer que foi bom. — Quem sabe seja porque é a primeira vez que faço um trabalho tipo esse. — Tento enrolar, mas, ao mesmo tempo, não podia deixar de ser sincera.

Depois de todos falarem e ele fazer um comentário geral, fazemos a roda de novo, é dado beijinho e se soltar do grupo para dar um abraço. Cada um está livre para almoçar onde quiser.

Uns vão para casa, outros vão fazer um lanche, eu vou com alguns em um restaurante. Antes de sair, a mulher que havia falado comigo me dá um bilhetinho com o endereço, o nome e o telefone da clínica do interior de São Paulo. Agradeço e dou mais um abraço.

Durante o almoço, comentamos do workshop. Parece até que escolhemos a dedo, nenhum tinha gostado. Na verdade, é mais uma questão do instrutor ou do terapeuta. Alguns dizem que já haviam feito trabalhos semelhantes e que todos foram melhores, tanto na biodança como outros workshops de vivência ou de renascimento. Bem, o de renascimento, o colega disse que tinha sido péssimo o modo que ele deu ou fez. Assim que terminamos de almoçar, pego um táxi e vou embora, assim como os demais.

Chego ao apartamento, deito e prefiro ficar em silêncio até que durmo. Ao acordar, também procuro não pensar. Cansada fisicamente e mudada internamente, não o suficiente como deveria. Algo mudou, mudou, dá a impressão que é um alívio, bem, menos mal.

Nesse momento, o melhor é não querer saber de nada. Então, escolho a televisão para ser minha parceira. Fico assistindo por um bom tempo. Chegou a hora do jantar. Estou indisposta para sair, prefiro tomar um chá com bolachas e geleia, um pedaço de queijo e volto para assistir televisão novamente. A única coisa que percebo é não querer saber de nada, quero estar bem isolada. Assim passo o resto da noite, assistindo TV até dormir.

CAPÍTULO IX

Acordar na segunda-feira parece um cansaço. Não sei se é melhor ficar aqui isolada ou voltar para a fazenda no meio da natureza e poder me recuperar com ela. Antes de tudo, tenho que fazer uma análise de mim mesma. Vamos para os detalhes.

Primeiro, o Nícolas, esse fora dos meus planos, mesmo que no final do workshop ele teve um tempo para expor sobre ele e sua montanha, dizendo ser um lugar espiritual, onde as pessoas poderiam viver somente com o natural. Sem luz, sem conforto, alimentos cem por cento naturais, sem fogão a gás.

Que ele era espiritualizado, evoluído, que queria ou quer fazer de lá um paraíso ecológico e "pa, pa, pá." Achei muito discurso e pouca verdade, principalmente, se fosse verdade que seria espiritualizado e evoluído, não precisaria fumar tanta "canábis". Não vejo evolução nenhuma aí.

Segundo, muito galinha. Mesmo sendo considerado "macaco rei", isso também não serve para qualquer relacionamento. Creio também que eu não teria coragem de ter um relacionamento extraconjugal.

Do workshop, foi ruim, mas acho que me ajudou. Ficou muito a desejar. Pela fama, pela mídia, por dizerem que o terapeuta era o máximo, ficou muito a desejar.

Eu acho que estou um pouco melhor. Algumas atitudes mudaram, mas me falta muita terra, que é a ação, ter firmeza, fazer o que estou determinada a fazer. Ainda não tenho ação, não ando, não tenho atitudes. Sou contrária ao Nícolas que tem ações, atitudes, se preocupa com a humanidade. Apesar dos seus equívocos.

Tenho atitudes ao contrário do Dionísio, esse tem terra demais. Egoísta, malévolo, pensa muito apenas para ele. Capitalista ao extremo, pensa mais ou age mais na maldade do que para o bem do próximo.

De qualquer forma, tenho que começar a agir, tenho que começar a ter atitudes e ter ações. Não posso mais ficar parada, me deixar manipular pelas circunstâncias da vida. Ser manipulada por pessoas, ser dirigida pelos outros, dizer sempre amém ou não dizer amém, me revoltar e no fim das contas, fazer o que me é determinado pelos outros, assim como é com o Dionísio.

É uma luta, agora uma luta comigo mesma. Eu venço ou permaneço estática. Agora são atitudes e atitudes, ações e ações. A primeira teria que ser em relação com o Dionísio. Eu não aguento mais ele ou a relação de ser mulher dele, servir-lhe, principalmente sexualmente. Eu não tenho prazer, na verdade, é um desprazer.

Ter relação sexual com ele é a mesma coisa que ter que comer uma coisa que não gosto ou que me faz mal. Tipo, comer coisa estragada. Comer ovos crus sem gostar disso. Tomar xixi de cachorro sem gostar disso, daí para pior, é terrível.

É que enquanto mulher tenho que fazer isso, e o pior, ainda nas circunstâncias que ele está ou onde está. No fundo, no fundo, ainda é muito complicado. Nesse sentido, tenho a impressão que não tenho muita saída, teria que aguentar, mas até quando?

E no próximo final de semana tenho que me encontrar com ele, como consegui me livrar desse que passou, no próximo não vou ter desculpas. Só por Deus mesmo me dar um livramento. Não tenho ideia do que poderia fazer ou inventar para não ir. De qualquer forma, vou entregar nas mãos de Deus. Seja o que Deus quiser.

Poderia ir à fazenda e tomar as rédeas. Só que de lá não entendo nada, nem ao menos de negócios. Ir para o escritório aqui e ter alguma atividade ou buscar o comando, serei a pior das piores, também não entendo nada dos negócios dele, principalmente cheios de "falcatruas". O que fazer? Ir me internar na clínica lá de São Paulo? Seria uma boa saída, dificilmente ele iria aceitar.

Dizer NÃO bem grande e jogar tudo para o ar também não dá, não tenho para onde ir. Pedir o divórcio e me separar agora também não seria o momento mais indicado. Futuramente creio que seria o melhor caminho, poderia viver à custa do capital que ele tem, apesar de que, a maior parte está no nome de laranjas. Sobraria pouco para mim. É complicado, muito complicado!

De qualquer forma vou à fazenda, vou andar, pensar e sentir o vento. Aqui é pesado com o tumulto do aumento dos turistas. Lá, não corro o risco de fazer besteira com alguém.

Vou levantar, tomar um banho, comer alguma coisa, nem que seja só tomar um suco, arrumar as coisas. Primeiro vou ligar para Dora para mandar alguém me buscar...

Feito tudo isso, Dora liga dando o retorno, avisando que teria que esperar até de tarde que agora não tem ninguém para me apanhar, somente viria o Clécio à tarde para a cidade, daí ele me pegaria. Sem alternativa, visto um biquíni, me enrolo em uma "canga", pego uma toalha e vou dar um mergulho no mar. O sol a essa hora está bom e a água salgada vai me tirar essa exaustão. Chego à praia, deixo minhas coisas na banquinha do milho-verde, a senhora que cuida me cumprimenta, dizendo após eu pedir para deixar minhas coisas ali:

— Pode deixar aqui sim, dona Helena, eu cuido para a senhora.

— Tá, obrigada. — Digo meio sorrindo, sabendo que provavelmente seria conhecida do Dionísio.

Vou mais para o fundo e mergulho. Espero as ondas virem e digo, leva tudo embora, meu azar, todas as coisas ruins da minha vida e traga sorte, bem-estar, paz, harmonia, sobriedade, quero vida nova! Mergulho bastante, por volta de uma hora e meia. Parece que me refiz um pouco. Na volta pego, minhas coisas na banca e a mulher diz:

— Senhora está bem, dona Helena, tá bonita, bonita mesmo.

— Ah, imagina, são seus olhos, de qualquer forma obrigada.

— Imagina a senhora, está bonita mesmo. — Nisso, pego minha sacola, tiro da carteira cinco reais e dou para ela.

— Pega para você. — Estendo a mão para lhe entregar o dinheiro.

— Não precisa. — Dizendo não, mas com vontade de receber.

— Pega para você. — Reafirmo.

— Tá bom, se é da sua vontade. Muito obrigada!

— De nada. Tchau e obrigada.

— Tchau! — Finaliza ela mais contente.

De volta para o apartamento, tomo mais um banho. Saio para almoçar. Dessa vez é sem surpresas, sem cantada, na saída passei numa livraria e escolhi uns livros do Osho para ler. Com isso vou ter motivos para dedicar o meu tempo ocioso.

Pensando nisso, no tempo, algumas pessoas me diziam no workshop que eu tinha que fazer alguma coisa para ajudar as pessoas, trabalhar em uma obra beneficente, até que seria bom. Por outra parte me pergunto, como vou ajudar alguém se eu ainda estou precisando de ajuda? Vou ajudar de que jeito? Primeiro tenho que estar bem comigo, não adianta eu sair ajudando com um tumulto dentro de mim, fugir de mim mesma para ajudar os outros. Apesar de que a maioria faz assim, começam a ajudar os outros para tapar seus problemas. O melhor a se fazer, primeiramente, é eu melhorar, não vou ficar me arrastando querendo ajudar aos outros. Não tem como, seria ser falsa comigo mesma.

Chegando da rua, escolho "Amor, Relacionamento e Liberdade" para ler, me deito na rede na sacada. Vou ficar lendo até o Clécio vir me buscar... Quatro e trinta e sete, toca o interfone, é o Clécio e o Nilmar, peço que subam pegar as coisas para levar na fazenda.

Para limpar o apartamento, a Dora mandaria alguém durante a semana como sempre. Para voltar, na saída da cidade é bem tumultuado, bastante carros, turistas chegando cada vez mais. Depois converso com os dois, peço da fazenda. Clécio diz que Dionísio ficou bem chateado porque não fui lá. Haviam se falado de manhã por telefone e que era para eu ir durante a semana. Quando ele disse isso finjo não ouvir.

Quando chegamos, fui dar um abraço na Dora. Ela me pergunta como foi o grupo. Digo que razoável, não tinha gostado muito e de qualquer forma me ajudou em algumas coisas. Ela diz que nem faz ideia de como seria.

Depois tenho vontade de visitar a Nina, porém, vou deixar para ir amanhã, teremos mais tempo para conversar. Vou esperar para dar uma desintoxicada do workshop para depois falar com ela. Para jantar, peço para Dora tirar um peixe e fazer ele bem crocante. De um jeito que só ela sabe fazer bem, e que, acompanhasse um arroz e salada verde.

Depois do jantar, assisto um pouco de televisão e vou para o quarto ler o livro. Estou achando muito bom. Fala muito a verdade. Vejo o quanto vivo errado, principalmente em relação ao Dionísio.

Isso que eu vivo com ele não é um relacionamento, nem amor e nem liberdade. É uma servidão, pior que a prisão. Leio até começar a vir o sono. Pelo menos agora me livro da dependência da televisão para dormir. A leitura vai me entretendo, o tempo passa e o sono vem. É bem mais sadio e de melhor aproveitamento.

CAPÍTULO X

Acordo de manhã indisposta, a cabeça mais pesada, como uma fadiga. Quando sento na cama, sinto um pouco de tontura, acredito que vai passar. Também não vou dizer nada para ninguém se não vão querer me levar para o hospital, isso eu não quero.

Vou para rotina diária. Banho, café, caminhada. Lá na Nina vou deixar para ir à tarde. Caminhando deve me passar essa coisa ruim. Talvez seja pressão alta, mas vai passar. Vou até um bom pedaço. Quando vou voltando, quase na metade do caminho, encontro o terceiro vizinho de cima. Ele para o carro e desce. Um senhor que aparenta ter cerca de cinquenta e poucos, perto dos sessenta anos.

— Desculpe eu parar assim, mas preciso muito falar com a senhora.

— Tudo bem, sem problemas. — Achando que iria falar em algum negócio ou em relação ao Dionísio.

— Eu tenho que confessar uma coisa para senhora. Me desculpe, é que faz muito tempo que está trancado dentro de mim. — Que problema será? Penso. — É que faz muito tempo que venho cuidando a senhora, tenho a impressão que a senhora não está bem no casamento e eu também não. — Meu Deus! Penso de novo, lá vem bomba. — Eu sinto uma paixão, um amor muito grande pela senhora. Estou disposto a fazer qualquer coisa para ficar com a senhora. Posso me separar, divorciar, largar tudo e fugir, eu faço o que a senhora me pedir.

— Olha seu Alfredo, eu sinto muito, não tem a mínima chance de algo semelhante acontecer. Não quero que o senhor me leve a mal. Mas jamais me passou isso pela cabeça. Quero bem o senhor como vizinho e fora isso, me desculpe, não tenho nenhum outro interesse.

— Olha vizinha, eu quero tentar ou insistir mais um pouco. Eu não consigo mais conter essa paixão que tenho pela senhora. Eu queria experimentar, tentar pelo menos.

— Não, não! Não, pelo amor de Deus. Me livre dessa, seu Alfredo. Eu não posso, eu não quero, e não tenho nenhum sentimento pelo senhor. Eu gostaria que o senhor me respeitasse. Jamais, de maneira nenhuma. Sem chance. O senhor me desculpe, tenho que ser sincera. Não posso enganar, nem a mim, nem ao senhor. Não posso fingir e nem lhe dar esperança. Não e definitivamente não.

— Olha, pelo amor de Deus. Com isso não quero lhe faltar respeito, mas isso que sinto dentro de mim em relação à senhora é muito forte. É um amor muito grande que estou disposto a enfrentar qualquer coisa que venha pela frente.

— Tudo bem seu Alfredo. O senhor pode enfrentar o que quiser. A questão principal é que não tenho nenhum sentimento pelo senhor. Essa é a principal questão. Até o senhor pode ter comigo, não que vou agradecer, eu apenas vou respeitar esse sentimento. O senhor também deve respeitar por eu não sentir nada em relação ao senhor. Pelo senhor ter se apaixonado por mim, não tem problema, isso acontece. Agora, eu não posso aceitar isso, tenho primeiro que respeitar meus sentimentos e isso não tem a mínima chance. Seu Alfredo, eu sinto muito, isso só vai ficar entre nós, e Deus me livre se espalhar, o senhor imagina o que o Dionísio seria capaz.

— Ah sim, claro, mas como lhe disse, eu estou disposto a enfrentar qualquer coisa.

— Não, não seu Alfredo. O senhor me desculpe, vamos deixar por isso mesmo, seremos bons vizinhos, mas não dá!

— O que eu posso fazer para conquistar seu coração?

— Não tem nada que o senhor possa fazer, seu Alfredo. É uma questão de sentimentos, o senhor me desculpe, mas não e não, seu Alfredo. Eu sinto muito, não e não. Agora lhe peço, por favor, não insista mais. Vamos parar por aqui.

— Me desculpe, dona Haida, mas o que posso fazer? Eu tinha que desabafar, lhe contar ou pelo menos tentar.

— Tudo bem, seu Alfredo. Agora o senhor falou, desabafou, tentou, mas não, por favor, vamos parar com isso, vamos ficar bem, bons vizinhos, agora chega. — Tento dar um basta até para não me prolongar mais aqui na rua.

— O que posso fazer, sinto muito. — Percebo que ficou com os olhos vermelhos e solta uma lágrima.

— Que nada, seu Alfredo. — Já sentindo pena dele e percebendo a sinceridade. — A vida é assim mesmo, ela continua. O senhor tem que se acertar com sua esposa e com sua família. Não vai prejudicar ela, se acerte, dialogue e vai melhorar para o senhor também.

Ele pega o lenço, seca as lágrimas.

— Tudo bem, se a senhora não quer, não vou insistir, apesar de ser minha vontade.

— Tudo bem, seu Alfredo, agora vamos. Vamos zerar tudo que falamos, seremos eternos bons vizinhos. Tá seu Alfredo!? Não me leve a mal, mas paramos por aqui.

Sem falar mais nada, fica por alguns segundos me contemplado, mordendo o lábio inferior e entra no carro sem falar mais nada, e parte.

Meu Deus! Que enrosco. Por essa não esperava, jamais esperaria. Que loucura, que paixão fulminante a dele. Pelo menos ele se apaixonou, e eu nunca senti isso por alguém. É, seria bom nunca sentir numa altura dessas.

Enquanto vou voltando, me vem à mente tudo o que ele falou. Imagina se o Dionísio fica sabendo, mataria ele, apesar de tudo.

Seu Alfredo teve bastante coragem para chegar a fazer isso. Acho que a maioria dos homens, ou principalmente as mulheres, não fariam isso, principalmente com a índole de seu Alfredo. Ele teve muita coragem, muita coragem mesmo, ele não tem jeito de se expor para essas coisas.

No entanto, me enganei, teve coragem, eu não seria capaz disso, também nunca passei por uma situação dessas.

Bem, vou chegando em casa. O chato da caminhada é só uns engraçadinhos que ficam me buzinando quando me encontram ou me passam pela estrada. Teria que achar outro caminho, talvez numa próxima caminhada vou para a estrada da fazenda, só que lá mais adiante tem muito cheiro de veneno. Coitada da terra, sempre envenenada, teria que escrever sobre isso.

Assim que chego, já pego um papel e caneta, vou escrever para não perder a inspiração:

CANÇÃO PARA TERRA

O sol aquece
A plantação já não floresce
O que Deus deu
O homem destruiu.

//Até a semente que é tão nata
Tornou-se ingrata para nascer//

A terra que é a própria mãe
Para produzir foi contaminada
Pelo veneno do homem mau.

A árvore tomba
A terra sangra com a obrigação de render mais
O sofrimento é de quem planta
O esperto usurpa o trabalhador.

A terra sangra com o veneno do homem mau
O ser humano na sua inocência
Sem ter cuidado cai em depressão.

Tão pura a água e cristalina
Perdeu o encanto
Morreu o peixe
a dor é forte no meu coração.

//Até a semente que é tão nata
Tornou-se ingrata para nascer//

Quem poderia fazer uma música disso? Não sei, vai aparecer alguém, quem sabe se torne uma música. Que bom! Isso até espantou seu Alfredo. Vou escrever mais uma parte, se fosse canção, poderia vir um coro infantil e cantar:

Somos uma nação unida
Plantando sementes
Cultivando a vida
Preservando a natureza.

Somos crianças em harmonia
Semeando consciência
A Deus pedindo ajuda
Salvando a terra
Colhendo amor e paz.

Agora, que a terra está em decadência, isso está. Pobres gerações se não começarem tomar providências. Pelo menos não vou me preocupar com filhos, netos e suas gerações. Quando eu morrer será o fim, nada mais haverá.

Acho que vou tomar um banho, apesar de estar próximo o almoço, preciso deitar para ver se passa a tontura.

Após feito isso, vem Dora me chamar para almoçar. Depois observa:

— A senhora está um pouco pálida, se sente bem?

— Estou bem, sim, talvez seja ainda a canseira do workshop.

— É, mas tem que ver o que é isso aí.

— Não deve ser nada, não. — Concluo e almoço.

Quando termino de almoçar, quero ficar lá fora, mas o mal-estar me obriga a ir deitar, quem sabe alivia. O que tenho que fazer também é começar a me preparar para enfrentar o inferno do fim de semana que terei que passar com o Dionísio. Isso sim, teria que acabar. Oh! Sofrimento danado. Deixa para lá, se ficar pensando nisso não descanso e não durmo. Deixo a TV do quarto ligada para ajudar a pegar no sono. Deitada não sinto nada, talvez, depois peço para Dora me fazer um chazinho.

Acordo. Dá a impressão de ter feito um sono pesado, um tumulto na minha cabeça, não me lembro dos sonhos, não devem ter sido bons. Sento na cama, ainda zonza. Dou uma lavada no rosto e vou para a cozinha. Peço que Dora me faça um chazinho e vou lá fora, debaixo das árvores. Quando estou a caminho, começa a pesar ainda mais minha cabeça, o corpo, que coisa ruim. As vistas ficam escuras e começa a rodear. Dá a impressão que caio...

Quando venho à consciência estou muito mal nos braços do Zé da Penca. Deve ter sido ele que me socorreu. Estou toda molhada. Uns quantos ao meu redor falam apavorados e a Dora diz para o Zé da Penca:

— Leva ela para o carro que vamos pro hospital, rápido.

— Assim como tô? — Falou o Zé me carregando para o carro.

— Sim, sim. Leva ela, eu vou junto. — Ouço meio tonta Dora ordenando.

No caminho, me deito no colo dela, que com muito cuidado e muito preocupada me leva para o hospital mais próximo. Logo, me levam para enfermaria de urgência. Olham a pressão e todos aqueles procedimentos emergenciais.

Em seguida, o médico me aplica a medição e fico em observação. Naquelas alturas já deviam ter avisado o Dionísio. Meia hora depois aparece o Laércio, chefe do escritório lá da outra cidade. Bem preocupado que o Dionísio pediu para ele me acompanhar e deixar ele informado de tudo.

Ao anoitecer, aparece o médico, após terem coletado o sangue, e logo terem feito os exames. Até bem simpático e cordial, diferente da maioria, começa a me relatar.

— Pois é, dona Haida. Desculpe, mas tenho que lhe falar bem simples para a senhora entender. O seu caso não é lá dos melhores. Tem problema de pressão, colesterol e triglicerídeos bem alterados, mesmo. A senhora deve se alimentar bem, fazer caminhadas, mas está tudo alterado. Deve ser devido ao stress e, provavelmente, de depressão. Da depressão vou ter que encaminhar a senhora para outro especialista. Vou lhe dar um tratamento emergencial para agora, depois a senhora vai consultar seu médico especialista e vai ter que tomar remédios para o resto da vida. Como a senhora está agora?

— Estou bem. — Respondo insatisfeita com o relatório.

— Passou a tontura, tudo? — Ele indaga.

— Sim, é que deitada não sinto nada.

— Daqui a pouco vamos nos levantar, dar uma caminhada e ver como está. Mas fique tranquila, a medicação é boa, pode confiar que ela é bem segura e eficaz. — Deve ter dito isso depois de ter percebido meu descontentamento após seu relatório. — Não é nada grave. — Ele continua. — Mas tem que ter cuidado e ter todas as precauções necessárias. Vou lhe deixar meu telefone, qualquer coisa a senhora me liga. Com certeza vai melhorar com esse tratamento que lhe dei, mas assim que terminar vai ter que pegar um tratamento específico e se tratar, não tem outro jeito. Certo, dona Haida?

— Está bem, vamos fazer o que, se não tem outro jeito. — Tenho que concordar mesmo não querendo.

— Tá bom, vamos levantar devagarinho... Tudo bem?

— Sim, parece que estou melhor.

— Vamos dar uma caminhada...

— Tudo bem. — Digo após dar uns passos.

— Tá bom, alguma dúvida, alguma pergunta, dona Haida?

— Não, tudo certo.

— Então, aqui está a receita, faça o tratamento correto. Qualquer dúvida é só me procurar. — Estendendo-me a mão, se despede. — Tchau, dona Haida, cuide-se bem.

— Tchau! — Respondo, com voz de agradecimento.

Enquanto o Zé da Penca vai pegar o carro, Laércio e Dora me levavam para o embarque.

— O que a senhora quer fazer agora, dona Haida, quer ir para fazenda, ficar lá no apartamento, o que a senhora quer fazer? — Pergunta Dora.

— Vou à fazenda.

— Dionísio pediu para falar com a senhora assim que pudesse. — Preocupado em fazer sua tarefa, Laércio me mostra o telefone.

— Não, agora não, liga para ele e diz que estou melhor.

— Ah, sim, pode deixar, depois eu ligo. Não sei se a senhora quer que ele vá até a fazenda.

— Não, Laércio, pode deixar, agora está tudo encaminhado. Amanhã o pessoal da fazenda passa todo o relatório para o Dionísio. Obrigada por ter vindo.

— Imagina, não tem do que, sempre a seu dispor.

— Obrigada, seu Laércio. — Digo já entrando no carro.

— Tchau, dona Haida, cuide-se bem.

Em seguida, passamos na farmácia pegar os remédios e depois partimos rumo à fazenda.

— Que susto, Patroa, que a senhora nos deu. — Observa Dora.

— Pois é, não lembro. O que aconteceu, eu desmaiei?

— Sim, a sorte que o Zé estava lá perto e socorreu a senhora. Foi aquele "gritero" e todos que estavam perto correram para lá. Agora a senhora tem que fazer o tratamento direitinho, mesmo não gostando e nem querendo, tem que obedecer ao médico, ele foi bem bonzinho com a senhora.

— Ah, esse foi, foi bem simpático, diferente de muitos.

— Seu Dionísio ligou várias vezes para saber como a senhora estava. — Interferiu o Zé da Penca, depois de um pequeno intervalo.

— É, Zé?

— Seu Laércio dava as notícias bem certinho. Ele estava muito preocupado, a senhora tem que ligar para ele amanhã.

— Vou pensar no seu caso, Zé.

— Nada disso, ele vai querer falar com a senhora, senão depois ele xinga nóis.

— Pode deixar, se eu não ligo a Dora liga para mim.

— Nada disso, ele vai querer falar com a senhora mesmo. — Insiste ele.

— Tá bom. — Concordo, sabendo que não iria ligar.

Vamos seguindo com pouca conversa e alguns intervalos longos. Quando chegamos à fazenda, vou para o quarto e fico em repouso. Nas horas certas, Dora vem me trazer os remédios porque ela sabe que não vou tomar. Também procuro não pensar, nem analisar. Estou meio tonta, tipo anestesiada e sonolenta. Um pouco é devido aos remédios fortes, sabendo que não iria tomar isso a vida inteira. Para jantar, Dora me faz comer algumas bolachas e tomar um chazinho de hortelã.

CAPÍTULO XI

E foi isso. De manhã acordo quando Dora me leva de novo o remédio.

Depois me faz um coquetel de frutas com cereais e diz que é para eu comer.

Um pouco mais sóbria hoje, é um dia que tenho que tomar decisões. Não posso ficar aqui dependendo de remédios químicos e passar o resto da vida tomando drogas para viver, isso não será comigo.

Dionísio irá ligar para falar comigo, até então vou ter que estar pronta, com decisões tomadas. Assim que passou das oito e meia, liguei para a Clínica de São Paulo. Pego o endereço certo, custos e as informações de como funciona. Não demorou muito, às nove e meia Dionísio me liga. Dora traz o telefone ao quarto.

— Como estás? — Pergunta ele.

— Estou um pouco melhor.

— O que te deu?

— É o que o pessoal te passou ontem.

— Pois é, e tu vai fazer o tratamento certo?

— Mais ou menos.

— Como mais ou menos?

— Vou tomar por uns dias, já liguei para uma Clínica de tratamento natural em São Paulo e vou ficar uns dias lá.

— Sim, só me faltava essa. Que Clínica é essa? Tem conhecimento dela? Tem certeza que é boa?

— Sim, já tenho recomendações. Uma enfermeira lá do hospital, ela já se tratou lá. — Tive que mentir sobre a enfermeira, porque se dissesse ser outra pessoa ele iria complicar.

— Se é da enfermeira deve ser boa.

— E é. Já liguei para lá hoje de manhã e é bem conceituada.

— Falou com quem lá?

— Falei até com uma diretora. — Confirmo.

— Bom, se é boa e necessário, vai. Mas sabe, não é de meu agrado. Só estou pensando como irei ficar aqui.

— Você se dá bem com os diretores aí, e com dinheiro sempre se dá jeito para tudo.

— Não é bem assim, também não quero. E tu vais ficar muitos dias lá?

— Não sei, não faço nem ideia.

— E como é lá?

— Não sei, só sei que é retirada da cidade.

— E tu tens certeza que é bom mesmo lá?

— Sim, tenho boas recomendações. Deve ser bom, senão, não teriam me indicado sabendo com quem estou casada.

— É, vamos acreditar. E tu vais me ligar de lá?

— Na medida do possível, sim. Mas tu sabes que não vou me estressar por isso.

— Ah, sei sim, leva o celular que eu te ligo daqui. E tu vais com quem?

— Vou pedir para alguém me levar. Me deixar lá e voltar de ônibus. Fico com o carro lá para alguma necessidade.

— Pede para o Laércio te levar ou manda alguém lá do escritório.

— A não, do pessoal do escritório não. Não gosto daquela gente. Prefiro alguém daqui da fazenda, são mais simpáticos.

— Tá bom. Me liga de lá, vou desligar. Beijo.

— Tchau! — Finalizo sem mais cerimônias.

Oba! Pelo menos ele concordou sem brigas e sem demais complicações. É que é por saúde, senão, com certeza ele iria complicar. Ele deve ter se assustado com o desmaio, por isso não complicou.

Bem, tenho que começar a me organizar para sair amanhã cedo daqui. É uma aventura. Mas quem sabe é o início da minha mudança de vida. Sabe Deus o que vou encontrar lá.

Vou sem expectativa, vou apenas com o interesse de melhorar a minha saúde e me livrar da dependência de passar a vida inteira tomando remédios para viver. Isso é o mais importante.

Levo o telefone de volta para Dora. Tomo um banho e dou as ordens para Dora avisar o Clécio para deixar o carro e já ver quem iria me levar à Clínica. Ela me diz também que enquanto estava no banho, a Nina havia me ligado. Pediu que ligasse outra hora, que não estava bem, passou todas as informações para ela e ligaria amanhã talvez.

Achando tudo isso meio inusitado, seria uma grande aventura ir para a Clínica. Uma coisa que jamais me passou pela cabeça. Confirmar a ideia que nem sempre o mal vem para o mal e geralmente para o bem, aquele desmaio de ontem teria sido positivo. Fazer do limão uma limonada. Com isso, tenho a oportunidade de ir para a Clínica sem o Dionísio se opor e até com um pouco de apoio. Só o fato que tive de mentir e dizer que foi a enfermeira que me indicou a Clínica, ficou fora do meu habitual, ter que mentir. Vou levar uma razoável quantidade de roupa, porque se precisarem ficar uns quantos dias não irei me apertar.

Depois de arrumar as malas e ficar um pouco deitada para repousar, Dora me chama para tomar os remédios e almoçar. Ela me fez uma sopa bem leve e pão torrado.

Pede-me como consegui desdobrar o Dionísio e digo que foi uma enfermeira que tinha me indicado a Clínica. Ela só ri e balança a cabeça negativamente. Pergunta como estou e falo que ainda meio "zonza" e com um pouco de dor de cabeça. Ela frisa que tenho que me cuidar.

Durante à tarde, fico em repouso e tento imaginar como será lá na Clínica. Na verdade, é difícil saber como é. Os terapeutas e o terapeuta que é bom. Provavelmente é um senhor de idade, alto, barba branca, puxa um pouco para pele escura, simpático, mas bem reservado. Solteiro que não é, provavelmente casado ou separado. Os quartos já sei que a maioria são coletivos e alguns poucos, de casais. Os que têm só uma cama devem estar todos ocupados ou reservados. A verdade de como é, é só esperar chegar lá.

Muitas imagens vêm na minha cabeça, somente como hipótese. Espero que me sirva de alguma coisa extraordinária. Não sei o que pode ser, espiritualmente, emocional ou mental, do resto não tem como mudar. Financeiramente não tenho do que reclamar, estou emocionalmente apagada, dificilmente irei me apaixonar. Uma pela minha idade, outra que lá só tem pessoas com problemas.

Profissionalmente, não tenho mais idade para fazer mais nada e depois, o Dionísio não iria querer que trabalhasse numa altura dessa. Só me resta me arrumar internamente e melhorar de saúde sem depender dos remédios. Espiritualmente, talvez, apesar de ser uma Clínica da Igreja Católica, pode ser que encontre algo diferente, nas meditações, nas terapias, sei lá.

Emocionalmente, sim, isso tem que melhorar. Tenho que curar as velhas dores dentro de mim. A insatisfação, a dor ainda no meu peito, a angústia, tristeza, agonia e sei lá mais o que ainda sinto.

Mentalmente, isso diria, sei lá, nem eu mesma saberia me julgar. Devo estar com algum distúrbio. Mas como irei me analisar eu mesma sem um parâmetro? Em desarmonia é certo que estou, até pelo workshop que fiz anteriormente. Vamos esperar, lá veremos.

Com o calor forte, o melhor é deitar-me na rede lá fora. Sinto-me bem indisposta, deve ser efeito dos remédios fortes, dá muito sono. Se Deus quiser, me livro logo deles.

O médico foi simpático no atendimento, mas pesado no medicamento, até rimou. Aviso a Dora que estarei lá fora na rede. Mesmo ela sendo quase da minha idade, pouco mais velha, é como se fosse uma mãe para mim. Na verdade, poderia dizer que ela é a primeira pessoa, a número um! Isto é, a mais próxima, com quem tenho mais contato e sinceridade, posso confiar nela, até certo ponto também, não vou contar de muitas intimidades, mas coisas mais básicas até conto. Contar, por exemplo, do beijo daquele turista, nem mais para mim, irei contar.

Na rede, enquanto me balanço suavemente, até para não aumentar a tontura, o sono vai me tomando conta...

Por volta da meia tarde, um pouco mais, Dora me acorda para tomar o remédio e tomar um suco com bolachas que ela mesma fez. Logo após deixar tudo arrumado na mesinha, me pergunta como estou.

— Estou até bem, só tonta, com sono e uma pequena dor de cabeça. — Respondo.

— E a senhora vai conseguir viajar amanhã?

— Sim, creio que sim, e depois tenho que ir. Não quero ficar aqui à base desses remédios fortes.

— A senhora não quer ligar para o médico?

— Não, não, vou ver isso tudo lá na Clínica. Lá deve ter médicos para me orientar.

— Queira Deus! Depois vou ligar para o nosso pastor orar para a senhora.

— Ah sim, podem orar.

— De lá a senhora faz favor de me ligar. Até para nós deixarmos o patrão informado, porque sei que a senhora não vai ligar para ele.

— Com certeza que não vou.

— Que coisa esse seu casamento hein, patroa?

— É, nada bom. Quem sabe um dia Deus dá jeito.

— Vamos orar para isso, vamos orar, sim. Quem sabe mesmo Deus dá uma bênção.

— É Dora, bem que preciso de uma grande bênção.

— Deus vai lhe alcançar, sim. — Após uma pequena pausa, ela continua. — E a senhora já tem tudo arrumado?

— Já, vou levar aquelas duas maletas do lado da cama.

— E seu material de higiene?

— Está tudo arrumado.

— E quanto tempo a senhora fica lá?

— Não sei, não faço ideia.

— Ah!

Após estar servida, ela recolhe e deito novamente na rede, sempre pensando como será que é a Clínica.

No entardecer, mesmo com vontade de dar uma caminhada, me sinto muito indisposta. Um vazio por dentro se agrava, sem saber por quê. Vou para dentro, talvez conversando com Dora passe.

Fico na cozinha com ela, mesmo com o cheiro da comida que me enjoa. Posso suportar, ao invés de estar no quarto sentindo a solidão.

Depois mais tarde, vem o Clécio dizendo que para amanhã irá o Zé da Penca me levar, que os outros todos já teriam compromissos. O Nilmar seria meio novo e o Felipe foi viajar para seu Dionísio, chegaria só amanhã cedo. Já o Zé da Penca seria até mais cauteloso e diz que poderia me distrair com suas bobagens. Tenho que rir um pouco e concordar.

Sairíamos bem cedo, antes de clarear o dia, me deixaria na Clínica depois ele voltaria de ônibus. Só passaria uma noite no hotel e pegaria o ônibus na manhã seguinte.

Pede-me se preciso de mais alguma coisa. Digo que não e ele volta para o escritório da fazenda. Seu Clécio é um capataz bem eficiente, o primeiro braço direito do Dionísio na fazenda.

No escritório da cidade é o Laércio. Claro que tem os outros superiores, mas olho forte para cuidar de tudo, é o Laércio. Tem cara e jeito de bom, mas, no fundo, no fundo, é um dos maiores malandros para ajudar o Dionísio. Não sei como ele não foi preso também, devem ter feito uma jogada.

O tempo passou, quero ir dormir. Dora diz para esperar mais um pouco que não faltaria muito para tomar o outro remédio. "Haja remédios". Diz que Nina havia telefonado de novo, apesar de pedir para ligar amanhã.

— É, ela é meia "pancadona", não deve ter lembrado. — Rimos.

Ficamos conversando mais um tempo. Ela conta que Dionísio havia telefonado duas vezes pedindo como eu estava e disse para ele que estava tonta e com dor de cabeça. Se mostrou preocupado, e pediu a opinião de Dora sobre o que ela achava de ir à clínica.

— Disse para ele que achava bom, que a senhora deveria ir. Contei que a senhora já tinha ligado para lá e dava a impressão de ser bom. Ele ainda ficou meio desconfiado, sabe como é. Quem é meio malandro como ele desconfia de tudo.

— É, você tem razão, ele não dá ponto sem nó. E desconfia de todos.

— Mas ele parece tão boa gente. — Ela teve uma expressão bem profunda e eu tive que rir.

— É, é outro ditado, "quem vê cara, não vê coração".

— Tem coisas que são difíceis de entender. Só por Deus mesmo.

Passadas as horas, tomo o remédio e vou me deitar. Estou um pouco ansiosa para chegar a hora de amanhã, para viajar. Com esses remédios nem preciso ligar a TV, o sono viria logo. Deixo o celular para despertar, levanto um pouco antes e na viagem longa aproveito para dormir e chegar lá não muito cansada.

Viajar com o Zé vai ser bom, ele não corre muito e, provavelmente, como ele é o "bobo da corte", me fará rir. Enquanto tento dormir, fica na minha cabeça ainda a incógnita de como será a Clínica, os tratamentos, os terapeutas, o terapeuta...

CAPÍTULO XII

Escuto o chamado do celular que me desperta. Que canseira, o peso agora não está só na cabeça, mas no corpo todo. Levanto um pouco e a cabeça ainda continua doendo um pouquinho.

Como deve ser ruim uma pessoa enferma. Deus me livre disso, que cruz, que martírio. Esforço-me e vou para o banho. Quando termino de me arrumar já está lá a Dora com o chazinho pronto.

Tomo o café da manhã, enquanto isso a turminha da casa deixa minhas coisas no carro. Todos com um ar de preocupação, afinal, nunca havia acontecido coisa semelhante de me afastar da fazenda ou da cidade. No entanto, com o Dionísio todos estavam acostumados.

Após estar pronta, muitos estão na frente para se despedir. A mais preocupada é a Dora e seu Clécio. Os outros nem tanto porque não tenho muito convívio com eles.

Muitas recomendações. As do Clécio são mais severas com a intenção de representar o Dionísio. As da Dora são mais de preocupação mesmo. O Zé da Penca está mais contente, iria aproveitar para viajar e passar bem, apesar de que na fazenda ele não é um dos que se esforçam muito. Logo após dar adeus a todos, partimos.

Vamos devagar na estrada de chão até chegar à cidade. Depois pegaríamos um pedaço da BR 101, que mesmo sendo cedo, está bem movimentada. Reclino um pouco o banco, me acomodo bem e aproveito para tirar mais um cochilo.

Acordo e já são quase nove horas. Peço para Zé parar em algum restaurante e ele dar uma descansada, esticar um pouco as pernas. Andamos mais uns quinze quilômetros até que achamos um paradouro. Aproveitamos para ir ao banheiro e pegar uma água.

Nessa hora já está calor, peço ao Zé qual é a previsão da chegada. Ele me diz que por volta da meia tarde. É que ontem, olhamos no mapa e havíamos feito todo o trajeto por onde iríamos passar. Nisso estou bem tranquila, eles são bem eficientes e viajaram bastante para fazer serviços para Dionísio.

Durante a viagem, o Zé me conta algumas piadinhas sem muita malícia e é bem discreto. Não me perguntou nada em relação à Clínica. Essa gente que trabalha com o Dionísio é bem experiente e eles sabem ficar em seu lugar. Qualquer pergunta ou palavra fora do contexto pode comprometer, então para eles o silêncio vale ouro.

Paramos às duas e vinte e três para almoçar. Zé almoça, eu só pego um guaraná e um pacote de bolachas, pois não irei me arriscar com comida de estrada. Zé se delicia. Eu espero fora do restaurante e ele depois dá uma espreguiçada e partimos novamente.

Não digo que não me sinto apreensiva. Estou me sentindo como "cobra fora d'água". Irei a um lugar muito estranho e isso será tudo novidade para mim. Coisa nova. Na verdade, estou em busca de coisa nova, algo novo tem que acontecer comigo, uma vida dessas não vale a pena viver. Uma vida inútil não faz bem para ninguém.

Se eu morresse hoje, o que apresentaria para Deus? Nada! Absolutamente nada. Poderia dizer que só servi absolutamente de prazer para meu marido, e, ainda, não tão bem porque ele reclama muito comigo, então, nem bem isso. Mas disso por um bom tempo estou livre. Estar fora ou longe daquele ambiente desagradável me faz sentir um grande alívio.

Após acordar de mais alguns cochilos, sinto que estou perto de algo muito diferente, o que me esperaria, não sei. Só sei que estou num estranho desconforto. O novo sempre traz apreensão e desconforto.

Talvez hoje seja um dia muito importante e eu não estou me dando conta disso. Os lugares se diferem, o clima é diferente, as pessoas são diferentes.

Agora, pensar em pessoas, veja bem, onde estou enfiada, num ninho de cobras. Para começar com meu marido, esse nem cobra não é, deve ser um encapetado.

Seus subordinados, aparentemente tudo gente boa, mas por trás, servem um traficante e provavelmente até um assassino ou mandante. Até duvido que do jeito que ele vive não tenha mandado matar alguém.

Esse mundo do tráfico é muito perigoso, só eu que não vejo. Dora também é evangélica, e trabalha para um traficante. É competente e tudo, mas está lá. Dizer o que, honesta no comportamento e atitudes, mas não pode falar a verdade, tem que mentir ou omitir se apertarem ela.

Casada com o Filipe, sendo o maior rato para transportar as drogas e fazer o contrabando. Seu Clécio, esse nem se fala, deve estar com um grande arsenal escondido na fazenda. E tudo parece certinho, mas aquele vai e vem de cargas são idas e vindas de drogas e armas.

Bem, chega de pensar nisso, quero ficar atenta, pois devemos estar perto, já que lá atrás passamos por uma placa ou outdoor da Clínica.

Passado algum quilômetro e aproximadamente no horário previsto, o Zé aponta para direita e diz:

— É aqui, chegamos! Parece ser bonito.

Eu nem falo. Fico só observando com o coração pulsando mais forte, uma mistura de medo e ansiedade. Depois ele contorna à direita e entramos numa estradinha de chão.

Muito verde, vamos em direção ao estacionamento da recepção com um aperto no peito, não de tristeza, mas de algo muito estranho. Afinal de contas, estou aqui. Logo que desço, vem uma moça morena, cabelo longo e bem sorridente.

— A senhora deve ser a...

— Haida Helena. — Completo a dúvida dela.

— Ah, sim. Seja bem-vinda.

— Obrigada. — Ao mesmo tempo, em que me dá um forte e acolhedor abraço.

— Pode deixar aí suas coisas. Primeiro vamos preencher sua ficha.

— Primeiro tem meu motorista que precisa voltar até a cidade próxima para amanhã cedo pegar o ônibus de volta.

— Não, pode deixar, ele pode dormir aqui.

— Acho que ele vai querer ir para cidade. — Sabendo que dificilmente ele ficaria, porque eles estão orientados para não fazer nada do que está fora do planejado.

— Mas não lhe custa nada.

— Não, não obrigado. — Reforça o Zé.

— Então como querem fazer? — Pergunta a moça meio confusa.

— Teria alguém para levar ele com meu carro? Ele fica no hotel e volta com meu próprio carro.

— Ah sim, deixa que arrumo alguém. — Vai imediatamente ao telefone. — Já vem alguém aí para te levar. — Conclui.

— Tá bom, obrigada. — Agradeço.

— Enquanto isso a senhora pode passar aqui para preencher sua ficha, depois levamos suas malas para o quarto.

Enquanto tiramos as duas sacolas do carro, aparece em seguida um rapaz magrinho que leva o Zé até a cidade vizinha, onde ele ficará no hotel e de manhã pegará um ônibus para voltar como estava programado.

Eu preencho a ficha ou o protocolo de hospedagem. Em seguida, me levam para um quarto com mais três camas. Levam-me para marcar o horário de atendimento de amanhã cedo, onde faria a primeira consulta que seria para ver meu biotipo. Oferece-me um lanche, ao qual agradeço e pede para ficar à vontade, esperar os procedimentos da noite, onde irei me "enturmar". Nisso, uns e outros vêm conversar comigo rapidamente.

Uma senhora que fica mais tempo, pede se ficaria muitos dias e o que tenho. Incentiva-me e diz que vou ficar bem. Conta que faz muitos anos que frequenta a Clínica. Eu comento que a recepção foi boa, ela concorda dizendo:

— É, depois que veio o outro terapeuta aqui, melhorou bastante. Primeiro ele atendeu todo pessoal da Clínica. Na verdade, a própria Clínica estava doente. Melhorou muito, a diferença foi muito grande. Agora as recepcionistas vêm te cumprimentar e abraçar, antes mal te cumprimentavam, dão as boas-vindas e isso é muito bacana.

— Que bom! — Concordo, me sentindo mais segura.

— E você já marcou tudo para amanhã? — Pergunta ela.

— Creio que sim, tenho horário de manhã do biotipo, daí disseram que iriam me encaminhar o restante dos procedimentos.

— Você já marcou a sessão com o Guru?

— Não, nem sei quem é o Guru.

— É o terapeuta, esse que lhe falei.

— Não, ninguém me falou nada.

— Espera um pouco que vou falar com a secretária.

Ela vai até a recepção, em seguida me faz sinal para ir até lá. É outra moça mais baixinha, e pede quais são os meus sintomas.

— Ah sim, a senhora primeiro vai ter que fazer a avaliação do biotipo, mas se quiser já lhe marco uma sessão para tarde com o Guru, ele é um terapeuta muito bom.

— Sim. — Respondo sem ter muitas alternativas.

Imediatamente pega o telefone e liga, me pede o nome e confirma o horário das dezesseis e trinta. Confirmamos e vou sentar novamente numa das mesas no coberto.

Fico por mais um tempo, sozinha, confiante nesse terapeuta. Pelo nome Guru, deve ser um senhor de idade e bem experiente. Isso me dá mais segurança ainda. Certamente iria me ajudar a sair desses problemas, teria muita bagagem para me ajudar. Pouco mais tarde, volta a mesma senhora dizendo:

— Pode ficar tranquila, esse Guru é bom. Só não faça com o outro gordo, aquele é bem ruim. Esses dias uma mulher disse que foi fazer com ele, veio num choro e falou: Não faça manha! Ela teve que engolir o choro e parece que só hoje à tarde esse Guru conseguiu soltar ela.

Vi que ela iria me contar mais coisas, mas em seguida a chamam para atender uma ligação. Fico mais um tempo ao lado da piscina. Olho uma grande plantação de mangueiras até chegar às sete e pouco que toca um sino badalado comunicando o jantar. Quando vou pegar o prato e talheres, uma senhora de avental me diz:

— A senhora, como chegou hoje, pode comer o que achar melhor. Amanhã a senhora faz o biotipo e depois vai comer o que for do seu.

— Tá bom, obrigada. — Respondo.

Sento com mais algumas pessoas. Vendo outras, outras me cumprimentam, provavelmente são da Clínica. Vejo um senhor bem gordão, acho que pesa uns duzentos quilos ou mais e provavelmente seria o outro terapeuta. No final do meu jantar, vem novamente aquela mulher e me diz:

— Hoje à noite vai ter uma palestra aqui embaixo, sempre explicam algo.

— Seria bom se fosse o Guru. — Acrescenta a que está na minha frente.

— Quando tu o vês não dá um "pila", mas quando abre a boca sai sabedoria. — Confirma a mesma senhora.

Em seguida, peço licença, deixo meu prato numa mesa, onde percebo que os outros deixavam após ser lavado e fico no hall de entrada. Vem logo depois a mesma moça da recepção e fala que se eu quisesse ficar por aqui não teria problema porque depois iria começar uma palestra, só não me fala com quem.

Estou só curiosa em conhecer o Guru. Tem um senhor mais de idade, mas provavelmente seria um hospedado aqui. Em seguida, olho lá na entrada, vejo um homem aparentemente jovem, parece que vejo um clarão. Meu coração bateu mais forte. Um tremor, uma coisa muito estranha, sem perceber muito, vejo que está de pés descalços. Muito simples e sorridente, isso é, uma alegria estampada no rosto. Enquanto ele vai entrando, a moça chama ele, e apontando a mão na sua direção diz para mim:

— Esse é o terapeuta que vai te ajudar a se curar amanhã.

Meu Deus! Só falta eu desmaiar de novo. O que sinto é inexplicável, um tremor, uma mistura de frio e calor. O coração palpitando ainda mais, a voz trancada, um choro querendo sair, ele só diz:

— Olá, como vai?

E me abraça; sem falar nada, retribuo o abraço. Meus pensamentos e meu corpo estão transmutando. Sinto-me em outra dimensão, uma mistura de paixão intensa e salvação.

Sinto-me toda lubrificada, coisa que nunca senti. Dá a impressão que estou menstruando, mas não pode ser. Será que é esse o homem por quem vou me apaixonar? O abraço ao mesmo tempo em que parecia eterno ao mesmo tempo parece curto. Assim que me solta do abraço, disfarçadamente, tenho que sentar, então ele pede.

— Você já jantou?

— Sim. — Digo mais com a cabeça do que com a voz.

— Então você me dá licença que vou comer algo, porque depois vou ainda ter que atender.

Só confirmo com a cabeça e ele vai para lá.

E agora, meu Deus? Tenho que ir ao banheiro. Provavelmente devo estar escorrendo...

Subo até o quarto no pavilhão de cima, pego um absorvente. Quando fui ver, tinha descido um líquido branco, uma coisa bem estranha que nunca tinha visto. Nunca senti e nunca tive. Quem sabe seja a tal da lubrificação que falam sempre. Que vergonha, ainda bem que ninguém fica sabendo dessas coisas, caso contrário passaria o maior vexame. De qualquer forma, vou ter que trocar de roupa... Pronto, isso já passou. Agora, como vou lidar com isso dentro de mim?

Primeiro, o Guru é novo, mais novo do que eu, uns trinta e poucos anos. Esse sim, me balançou, e me balançou mesmo. Também não posso misturar muito as coisas. Vim aqui para me tratar. Vai "feder" pro meu lado. "Ufa", tenho que descer para a palestra. Com isso vou me distrair de novo.

A chuva passa ao lado

Na entrada do hall tem um grupinho de três pessoas que estão olhando os relâmpagos, e pergunto ao mesmo tempo em que dá uma trovejada ao longe:

— Vai chover?

— Aqui não, a chuva só vem até aí, no fundo, e aqui não chove. — Responde outro senhor que está palitando os dentes.

Fico calada e vou sentar na roda onde seria a reunião ou a palestra da noite. Acho que esse senhor poderia ter dito que a chuva passa ao lado, para ficar um pouco mais romântico. Alguns bons minutos depois, aparece uma senhora e como todos a conheciam, menos eu, foram se sentando e se apresentou.

— Então, eu sou a Geni, sou a diretora da Clínica. Na verdade, uma das diretoras. As demais vocês irão conhecer no decorrer do tempo. Eu sou uma das responsáveis pela avaliação do biotipo, como a maioria deve ter percebido. Cuido de uma parte da alimentação e sou responsável por alguns procedimentos aqui da casa. Quero dizer que devo ser uma das mais antigas das pessoas remanescentes. Quero explicar hoje um pouco dos procedimentos que vocês vão ter aqui. Os que chegaram por esses dias, ainda se sentem meio perdidos, mas logo, logo vão se achar...

Ela vai explicando, eu estou mais envolvida no que aconteceu antes do que com o que ela fala. Uma porque não entendo nada desses procedimentos. Dos tipos do biotipo. No final, ela pergunta se todos tinham entendido e se alguém queria fazer alguma pergunta. Eu não iria dizer que não tinha entendido. É no final que faço uma pergunta:

— Eu estou com uma carga de medicamentos meio pesada, devo continuar tomando?

— Sim. — Responde ela. — Pelo menos até amanhã onde você vai fazer as consultas e até vir o médico para autorizar ou não a suspensão dos mesmos.

— É que não sei como lidar.

— Fique tranquila, a partir de amanhã você vai ter todas as orientações de como fazer. — Completa ela sorridente.

—Tá bom, obrigada.

Todos vão se retirando, tem um chá da noite. Pego uns biscoitos, deve ser de polvilho e depois eu subo para o pavilhão. Tenho uma chave do quarto. A impressão é que ainda não tem ninguém comigo. Deve chegar mais gente até o fim de semana.

Melhor eu estar sozinha, vou poder colocar meus pensamentos em ordem. Ao entrar, fecho a porta e me preparo para deitar. Tento tomar uns remédios apesar de estar tudo fora de horário, mas se Deus quiser, a partir de amanhã, não vou mais precisar disso, queira ou não queira o médico...

Aqui vou me organizar bem. O Guru mexeu comigo, mexeu, mas tenho que me colocar no meu lugar. Primeiro, me surpreendeu; surpreendeu-me, é bem diferente do que pensava. Mais novo do que eu, deve ser casado e com filhos pequenos. Portanto, não posso me envolver com ele por várias razões. Uma, vim aqui para me tratar. Duas, qualquer coisa que se eu me envolver e se Dionísio souber, ele vai ser uma pessoa morta. Três, não tenho coragem para me envolver, não sou disso. Quatro, também não sei se ele vai querer se envolver comigo. Cinco, dez, cem, mil e milhões de vezes, não posso, infinitamente não posso! Esse é um cuidado que tenho que ter.

Esse remédio logo me dá sono, vou deixar a minha mente programada para não me envolver com esse homem. Vou ficar pensando até dormir, não posso, não posso, não posso, não posso, não posso, não posso, não posso...

CAPÍTULO XIII

Acordo com uma música no quarto, quinze para as seis da manhã. Tenho que ir para o "banho de ar", é o primeiro procedimento. Pego um cobertor, me enrolo e vou ao redor da piscina onde as mulheres ficam.

Ficamos um tempo coberto e outro totalmente descoberto e sem roupa, alternadamente creio que em torno de meia hora. Em seguida, vou para o quarto novamente, troco de roupa e pego o roupão e subimos. Têm umas mulheres me esperando, para tomar um banho xamânico mais para cima.

É uma ducha enorme que sai direto da terra. Tocada com um motor, tem que ficar embaixo por pouco tempo, no máximo três minutos. Quem quisesse, podia gritar. A maioria grita.

Depois se desce andando sobre as pedrinhas de pés descalços. Logo após, coloco bermudas e uma camiseta e fomos tomar um suco verde e fazer um exercício muito bom, parecido com tai chi chuan, mas é melhor.

Na sequência, vão uns para cá e outros para lá, me indicaram uma caminhada ao redor da Clínica. Se passa entre meio uns pés cítricos e as mangueiras, um lugar muito bonito. Bonito mesmo. Um encanto da natureza. Vou andando, espero no quarto até por volta da metade da manhã, pois tem um café da manhã, só que é de frutas e chás.

Vou ver a horta dos chás, também muito bonita, tipo um herbário, até chegar a minha hora da avaliação do biotipo.

Entro em uma sala onde estão a dona Geni e mais uma moça. Pedem para pegar uma coisa na mão. Puxam os dedos, fazem isso com outros produtos. Fazem outras perguntas e depois me disseram que sou do tipo renal.

Explicam-me os alimentos mais adequados e os alimentos prejudiciais. Os procedimentos que devo fazer. Banho de argila, vapor e outros, me dão um papel onde explica tudo, o significado e a função de cada coisa.

Em seguida, vou para o quarto novamente e vejo que isso tudo é muito estranho para mim. É outro mundo. Outro clima, outro ambiente, outra energia. Na verdade, outros procedimentos. Tenho que rir sozinha com essa palavra, procedimentos.

Ainda bem que o Guru me saiu da cabeça. Apesar de que, tenho sessão às quatro e meia da tarde. Como é perto do meio-dia, vou descendo para o lado do refeitório. Quando chego perto da recepção, a moça de lá vem falar comigo.

— E daí, fez a avaliação do biotipo?

— Fiz sim, deu renal. — Confirmo.

— Que bom! Então a senhora só comerá os alimentos onde estão as plaquetas do renal. Têm algumas que tem para renal e o hepático juntos. Também a senhora pode comer que serve para os dois, como a senhora já viu ontem à noite.

— Está bem, obrigada. — Agradeço.

— E a senhora está se sentindo bem aqui?

— Sim, apesar de que tudo é muito estranho. Mas vou me habituando.

— São só os primeiros dias, depois vai se acostumando e não percebe mais as diferenças. A senhora vai fazer o workshop com o Guru no fim de semana?

— Acho que sim, o que você me aconselha?

— Pode fazer sim, é muito bom, principalmente para a senhora com depressão, vai ser muito bom.

—Ah! Sei.

Nisso, toca o sino do almoço, ela aponta para lá como dizendo vai. E vou me questionando da depressão. Será que estive esse tempo todo com depressão e não admitia? Ou disfarçava muito bem. Vou até à mesa, primeiro se come a salada e depois as comidas quentes. Assim que sento à mesa, a moça vem falar comigo novamente.

— Eu esqueci de falar antes. A senhora vai ficar até sexta-feira sozinha no quarto, depois, vêm mais pessoas para o workshop e assim vão lhe fazer companhia. Lembra também que às quatro e meia a senhora tem sessão com o Guru.

— Tá bom, obrigada.

Ela sai e continuo comendo. Sento junto a um casal, não casal de casados, são só amigos, aproveito para perguntar:

— Isso aqui é de quem?

— Por enquanto é da diocese, mas parece que vai a leilão, não tenho certeza. — Fala a mulher.

— É que não dá para entender muito bem quem manda. — Completa o homem.

— É um pouco complicado. Antes era um padre que comandava tudo isso aqui, daí ele morreu. Pegou essa turma aí, me disseram que é outra turma que irá assumir, tá meio confuso. — Vai me explicando a mulher.

— Parece que esses novos que vão assumir querem mudar tudo isso. — Interfere o homem.

— São os papos que se ouve, mas nada de concreto. — Completa novamente a mulher.

— Viemos numa época de transição. — Tento opinar.

— Isso aqui sempre foi meio tumultuado, principalmente depois que morreu o padre. — Acrescenta o homem.

Em seguida, chega o Guru e senta bem do meu lado, após pedir licença.

— E daí, tudo bem gente? — Pergunta ele.

— Tudo bem. — Respondemos.

— Qual é teu biotipo? — Pergunto.

— Simpático! — Responde imediatamente.

— Como simpático? Isso existe? — Fico meio confusa.

— Hepático. — Diz a mulher, rimos. — Isso ele já aprontou para nós.

— Ah, sei. Percebi que além de tudo ele é brincalhão.

— Você deve ter às quatro e meia terapia comigo. — Diz para mim.

— Tenho sim, e vai ser muito sofrido?

— Depende. — Responde.

— Depende do quê? — Faço a pergunta com um tom meio malicioso.

— Depende do que está dentro.

— Como assim? Continuo não entendendo.

— No processo natural, tudo se manifesta através do que está em nós, por isso já diz, natural. Primeiro, tem que limpar todas as coisas ruins que estão dentro. Depois, cultivar as coisas boas, se não fizer isso, não tem cura, ou melhor, auto cura.

— É assim mesmo. — Interfere a mulher. — Você não precisa ter medo, ele é bem cauteloso.

— Ainda bem! É que já venho um pouco ressabiada de um workshop que fiz no final de semana. — Comento.

— Em todas as áreas tem profissional bom e ruim.

— Acredito. — Digo.

O casal, assim que almoçou, saiu. Eu fico com ele ali na mesa, mas confesso que estou um pouco tensa, desconfortável. Que mexe por dentro, mexe. Mas tenho que me controlar e não demonstrar.

Ele parece ser querido por todos, muitos o cumprimentam, abraçam e trocam beijos. Ficamos conversando até ele terminar o almoço. Pede se vou subir, para o lado dos quartos, digo que sim.

Subindo, me conta que precisa tirar uma soneca após o almoço, para depois tocar até noite adentro nos atendimentos. Após um beijo, ele vai para a sala de atendimento dele e eu vou para o meu quarto. Tomo novamente os remédios, me dá sono e de novo durmo. Acordo já na hora de ir para o "barro".

Subo num outro pavilhão mais acima onde tem muitas camas, como macas com toalhas de papel grande, arrumadas. Tem uma moça e aquela senhora que conversou comigo ontem. Elas aplicavam o barro no ventre. É bem frio, dizem que faz muito bem, elimina muitas toxinas, uma palavra que se ouve bastante falar, toxinas.

Deito com o barro ou ainda chamado de argila na barriga. Tem que ficar imóvel. Percebo que muitas dormem. Então, aquele sono que fiz anteriormente teria sido desnecessário, poderia fazê-lo aqui.

Tem uma placa de silêncio. No som ambiente já tinha começado uma meditação, que certamente todos devem acompanhar, fora os que estão dormindo ou trabalhando, evidentemente.

A meditação puxa mais para o lado espiritual. De se limpar do passado, e é a voz de uma mulher. Tento acompanhar, quando vejo, estou pensando em outras coisas. Dionísio, pessoal da fazenda, a terapia que irei fazer, a Clínica, o Guru, tudo e de tudo um pouco, e pouco a meditação.

Foi em torno de uma hora. Depois me colocam para fazer sauna, é um "troço" bem esquisito. É de fibra com um buraco em cima para pôr a cabeça para fora. Uma toalha atrás e o vapor por dentro que aquece.

Cada três minutos tem que sair, se passar uma toalha molhada e fria em todo corpo para tirar as toxinas. Fazer isso cinco vezes, na última, tomar uma ducha de água fria. Terminado isso, podia ir para o lanche que é frutas e chás, e aguardo a terapia.

Fico aguardando na sala de espera, quando faltam quinze para as cinco, termina a sessão antes da minha. O Guru me pediu que esperasse um pouco para tomar um suco e já voltaria.

Bem curiosa e com uma expectativa grande, fico aguardando por essa hora bem esperada. Pode ser meio redundante, mas é esperada mesmo. Estou um pouco ansiosa para ver o que vai dar. Bem falado o Guru é. Vamos ver se não vai dar uma furada igual aquele do workshop, só que com aquele eu sentia desconfiança, o Guru me transmite paz, tranquilidade e segurança. Penso que posso ir tranquila.

Assim que ele desce, fala com a moça do agendamento e diz que, provavelmente, a próxima sessão iria atrasar e seria melhor transferir para outro dia.

Pede que o acompanhe e para sentar em uma cadeira, ele sentou em outra, clicou no seu notebook e vi que abriu minha ficha.

— Haida Helena, casada, mora em Santa Catarina, isso? — Diz ele.

— Isso. — Confirmo.

— Tudo bem? — Olha-me nos olhos e pergunta com uma cara meio sorridente, querendo dizer, se estivesse tudo bem não estaria aí.

— É, digamos que sim. — Respondo também meio sorrindo, entendendo a boa recepção e passando segurança.

— Bem, vamos lá. — Diz ele. — Parte física, colesterol, triglicérides, pressão alta, desmaios, dor de cabeça, essa sai logo... Mais alguma coisa fisicamente?

— Creio que não. — Respondo.

— Depressão?

— Não sei se é bem depressão. Sinto muita angústia, tristeza, vazio no peito, ansiedade. Fico muito sozinha, mas isso me faz bem. Acho que estou muito insatisfeita.

— O que mais?

— Acho que é isso.

— E tudo isso, com motivos ou sem motivos?

— Devo ter meus motivos.

— Vamos a eles.

Isso me deixa em silêncio e encolhi os lábios para dentro.

— Tem que falar deles? — Pergunto, tentando me safar disso.

— E como. — Ficou novamente em silêncio e depois concluiu.

— É que isso vai dar um livro.

— Tudo bem, nem que fiquemos aqui até amanhã ouvindo sua história. — Ele fala novamente sorridente, como se dissesse, tudo certo, não tem problema. Fiquei de novo em silêncio.

— É que tudo na minha vida está errado.

— Tudo bem, se não fosse isso você não precisaria estar aqui. — De novo silêncio, não tenho muita coragem em mexer com isso. — Vou tentar lhe facilitar. — Volta ele a falar. — Vamos começar pela infância.

— Ah não. Isso é muito complicado. — Tentando me negar a entrar no meu universo interior e do passado.

— Mas não tem outro jeito. Lembra que lhe falei de meio dia no almoço? — Fico em silêncio novamente. — Vamos ter que ir onde está o problema ou até a origem do problema, se não, a senhora vai passar a vida toda sentindo o que me relatou antes.

De novo, fico em silêncio, e percebendo que ele tem plena razão. E chego à conclusão que não teria outro jeito mesmo. Tenho que confiar e falar. Após mais silêncio, já com um nó no peito, parecendo um caroço bem grande e pesado, vou tentando falar.

— É... mas isso é muito difícil de falar. — E nisso me vem o choro. Tentando segurar, lembro da mulher de ontem, que o outro terapeuta disse que não era para fazer manha. Só que comigo, é ao contrário.

— Pode soltar o choro, aqui não pode segurar o choro. Você está aqui para isso. — Assegurou-me.

Um choro convulsivo e forte começa a sair. Ele me abraça e me conduz a sentar na maca. Acende umas luzes, bate um vidrinho e pede para pingar embaixo da língua e depois diz:

— É floral.

Coloca a mão em meu ombro como apoio e deixando que chorasse bastante. Dentro de mim, começam a vir todas as lembranças ruins do passado. Quando resolvo falar.

— Eu já trabalhei isso com a psicóloga.

— Trabalhou, mas não limpou, se tivesse limpado você não teria problema em falar. É sinal que ainda está aí e bem forte.

Percebo que ele tem razão. O choro continua forte. Nesse momento, sinto que o mundo andou contra mim. Parece que Deus não fez parte da minha vida. O sofrimento seria sempre a tônica da minha vida. Agora que a tristeza e a amargura vêm se espelhar na minha frente, eu sou isso.

Dá vontade de desistir da própria vida. Confesso em mim, a dor mais profunda, sentida agora que existe dentro de mim. O meu eu morrendo definitivamente. Por quê? Por quê? Por quê? Por que isso comigo? Que Deus é esse?

Um Deus do abandono, um Deus que não me acolheu e nunca me ajudou. Por quê? E isso não cala dentro de mim. Nem o próprio choro não lava minha alma.

A dor é tanta que nem o próprio choro dá conta de suportar e nem aliviar. Deus, Deus, Deus, o que foi a minha vida, o que é minha vida? Um pedaço, um lixo de existência. A dor é muito forte e sai um gemido muito alto.

Explode de vez coração, que eu quero morrer neste exato momento. E me pergunto, por que fui nascer, por que devo existir? O nada, o absoluto nada é melhor que minha existência. Mas tenho que soltar a dor entre o choro e as lágrimas.

— Ai, ai, ai...

— Isso, pode soltar. — Incentiva-me o terapeuta. — Pode soltar tudo, se preferir, você pode deitar.

Então me deito, mas o choro e a dor parecem não ter fim.

— Começa a puxar o ar bem fundo e vai assoprando essa dor intensa. Respira fundo e assopra, respira fundo e assopra, respira fundo e assopra, joga fora essa dor, esse sofrimento.

Depois de um pequeno tempo, começa a aliviar. Ele coloca a mão no meu peito e ajuda a tirar esse peso. Depois continua falando pausadamente.

— Como você já fez o renascimento e sabe como é, continue respirando que isso vai sair... Respira e solta... Respira e solta.

Enquanto vou respirando, sinto aquela dor que parecia interminável saindo. Ainda é bem forte. Sinto-me inconformada com tudo que passei. Por que tanto sofrimento só para uma pessoa?

— Respira fundo e assopra, joga fora... Respira fundo e solta.

Por mais que sentisse esse apoio, ainda não tenho encontrado justificativa para tanta dor na minha vida.

— Respira fundo e assopra, joga fora tudo isso.

Esforço-me para respirar, para fazer certo. As mãos já formigam, a boca também, os lábios. Ele percebe a fala:

— Não se preocupe com o corpo, isso vem e depois passa. É o efeito da respiração, da oxigenação do corpo. Respira fundo e assopra, joga todo o passado para fora.

Depois de as mãos estarem mais duras, ele coloca duas almofadas embaixo das minhas mãos e pede para bater, soltar, gritar se fosse necessário. Então bato, bato com muita força e muita raiva. Começo a gritar, gritar e o grito começa a sair de lá de dentro. Já não é mais um grito, se torna um berro, é incontrolável. Bato forte, grito forte, sempre com o apoio do terapeuta que diz:

— Isso, solta, põe para fora, aproveita, solta tudo. Solta tudo e mais um pouco. — Depois de uma pausa, começo de novo. — Solta toda raiva do seu pai. — Ah, que nesse momento vem muito forte o choro, gritos e as batidas. — Solta, solta! — Diz ele. Vem tudo o que não veio no outro workshop. Grito tudo que não gritei, faço tudo que não fiz.

Esse é o momento que começo a soltar tudo o que ele, meu pai me abusou, me usou e se aproveitou. Chego a estar pulando sobre a maca, me sinto sem tocar nela de tanto que bato e pulo sobre ela. Isso vai ter que sair agora. Foi e foi. Depois que percebeu que saiu bastante, ele continuou, já percebendo que o problema era aí.

— Agora solta a mãe.

Aí é de novo muito forte. Começa a sair um ódio. É acima da raiva, muito além de raiva, um rancor e muita mágoa. O desprezo e a indiferença quando tentava conversar ou contar o que o pai fazia comigo. Isso com as batidas, os gritos e o pranto, sai em toneladas.

— Continua batendo e soltando. — Ele fala. — Solta, não tenha medo do barulho, pode soltar.

E aproveito para extravasar, me libertar de tanto sofrimento e tanto lixo dentro de mim. Depois, quando ele percebe haver aliviado, ele torna a falar.

— Bate e solta teu marido, casamento...

Parece que ele sabe onde está a maior carga. E foram toneladas de sexo mal feito, de desprazer, de omissão e exploração. De inútil e de nada. Isso também sai! Ordeno dentro de mim. Raiva e desprezo, isso saia. Depois ele coloca a mão pouco abaixo do umbigo e diz:

— Agora solta toda a repressão sexual.

Nesse momento, precisaria de mais espaço porque quero rolar, mas vou me virando na maca, que está pequena neste momento. E vem um peso para fora, tanto pela expiração como pelos genitais. Uma escuridão vai saindo. Um lamento, uma coisa preta mesmo vai saindo de mim. Parece uma energia, mas sai! Muitos gritos, meu corpo fica novamente suspenso só com as batidas das mãos. É uma guerra dentro de mim, o passado com o querer me livrar. Percebendo isso, ele falou novamente:

— Vai fundo, te liberta!

Sentindo esse apoio, começa a sair um grito diferente. Não era mais tão sofrido, sinto mais alívio, e mais um pouco... Isso também sai, percebendo isso, agora sim, sabendo quem estava ali, o Guru falou:

— Respira fundo agora, solta e relaxa.

E me deixa ali, agora com uma música mais suave. Consigo me sentir mais leve. Ainda não falei do passado, somente tirei, creio que vou conseguir falar sem entrar em crise e me libertar de vez.

Foi bom. É bom. Creio que só estou começando a vencer. Um novo sentimento começa a brotar dentro de mim. Um alívio, a vitória está começando. Apenas começando.

Eu preciso mudar minha vida. Isso vai dar certo. Pelo menos esse cara é bom. Ele vai me ajudar. Apenas eu posso tirar isso, é verdade, somente creio que com a graça de Deus e ele me ajudando vai dar certo. Que Deus possa abençoá-lo também.

Nisso, um sentimento mais forte começa a brotar profundamente dentro de mim, um sentimento de compaixão, um amor. Não é o amor apaixonado, é um amor diferente, tampouco sei explicar. É algo novo, nunca senti isso. Sei que é amor. Que amor é, não sei. Ele percebendo estar com a respiração um pouco presa disse:

— Respira fundo, suave e solta.

Faço e aliviou. O corpo ficou mais mole ainda. O sentimento de confiança aumentou. Esse carinha sabe das coisas. É novo, mas tem bom conhecimento e domínio da terapia, ao contrário do outro. Por isso, disseram que ele não tinha domínio.

Ai que alívio, ai que bom. Respiro fundo novamente, solto e abro os olhos. Dou de cara com ele me olhando e sorrindo. Não me contenho e dei uma gargalhada. Ele ri alto também e diz:

— Seja bem-vinda!

Que maravilhoso. Acontece um abraço espontâneo. Dentro de mim, agora sim, explodiu meu coração de amor. Que bom, que maravilhoso, só estou exagerando na força de abraçá-lo, e começo a exagerar novamente.

Sinto um amor muito pleno, ao mesmo tempo, um desejo, só que, esse tenho que controlar. Mas, que sinto, sinto! Ele vai se levantando e me puxando para sentar, mas continuo abraçada nele. Deus me perdoe, é por reconhecimento. Sinto que ele quer se soltar e soltando eu digo:

— Foi bom, muito bom. Muito obrigada!

— De nada! — Positivo, mas com uma expressão humilde. E volta a me abraçar.

— Que Deus te abençoe.

— Obrigado, a todos nós. Agora me conta... — Diz ele.

— Agora não! — Eu digo. — Só posso te dizer que consegui, na próxima sessão vou conseguir te contar tudo.

— Tá legal. Então marque o quanto antes.

— Sim, pode deixar que vou marcar muitas.

— Tá bom, agora vamos?

— Quero te perguntar uma coisa antes, meus gritos foram muito fortes?

— Foram! Mas não se preocupe que o pessoal todo sabe que isso aqui é assim.

— É mesmo?

— É!

— E todo mundo grita assim?

— Não! Cada um é cada um, e tem reações diferentes. Você foi assim, porque era assim. Amanhã vai ser diferente.

— Quer dizer que cada sessão se difere uma da outra?

— É, o que saiu hoje não precisa sair amanhã. É assim.

— Que bom! — Falo sorridente.

— Agora vamos?

— Vamos!

Desço da maca, ele já vai para o lado da porta para abrir. Sinto vontade de dar mais um abraço. Ele é bem receptivo só que não me contive com isso e pergunto:

— Posso te dar um beijo?

— Uh! — Faz ele, depois responde. — Deixa assim, não vamos misturar as coisas.

— Mas eu queria tanto.

— Tudo bem, amanhã nós conversaremos.

— Tá bom. Você vai descer para jantar?

— Só que antes vou passar no quarto.

— Tá bom, te aguardo lá embaixo.

— OK.

— Beijo.

— Beijo.

Aproveito e vou para o meu quarto também. Acho melhor tomar um banho, tirar toda essa energia do passado. Ao descer para o jantar, a secretária da clínica me perguntou:

— Como foi?

— Muito bom. Poderia marcar mais para segunda?

— Sim, que horário você prefere?

— Ah, o que tiver aberto.

— Tenho de manhã e tarde.

— Posso marcar dois?

— Pode. Pode ser das dez e meia e das oito e meia da noite?

— Para mim, tá bom.

— Então fica marcado. — Confirma ela.

— E o workshop?

— Sim, essa já confirmei. Acho que você vai jantar para não atrasar.

Assim que me servi e sentei à mesa, o Guru também chegou para o jantar, se serviu e sentou na minha frente.

— E então, como está?

— Bem, me sinto bem melhor!

— Beleza. Marcou mais alguma sessão?

— Já, marquei duas, pode?

— Opa, melhor ainda. Com duas, segunda-feira, vai ficar bem melhor, e depois com o workshop vai estar melhor ainda. Uns oitenta, noventa por cento vão se resolver dos seus problemas.

— Acredito nisso. Você é muito bom.

— Não, as técnicas que eu uso são muito eficientes.

— Creio mais no seu potencial.

— Isso tem influência, nós nascemos ou adquirimos certos dons, admito que tenho esse dom, mas o fundamental é a eficiência das técnicas.

— Não adianta ter técnicas boas e não saber aplicá-las.

— Concordo, então vamos chegar a um acordo, as técnicas são boas e eu sei aplicá-las bem. — Rimos.

— Pode ser. — Rimos novamente.

Depois de um breve silêncio, vêm outras pessoas cumprimentá-lo e abraçá-lo. São pessoas já conhecidas que vieram para o workshop. Assim que terminamos de jantar, vamos para o salão onde é realizado o workshop. Percebo algo errado, dá a impressão que é em relação ao workshop. Não sei se o Guru está atrasado, se não se deu conta que seria hoje o início do workshop. Que algo não está bem arrumado, de qualquer forma existe uma impaciência, um desconforto, talvez amanhã descubra.

Passado o tempo, acho que um pouco atrasados, vamos para o início do workshop. Começamos com as mãos dadas em círculo. No meio, um pano bonito com as cartas de tarô no meio. Parece ser um ritual do início dos workshops.

Então, o Guru pede para fechar os olhos e olhar dentro de cada um. Entrar na sintonia de si mesmo, e ver o que está dentro. Entrar em sintonia com o coração e sentir que sentimentos estão ali. Entrar em sintonia com os pensamentos e ver no que mais se pensa na vida... ver o que se está buscando nesse workshop e o que quer curar.

Feito isso, sentamos nos colchonetes ou almofadas que estão no chão e tiramos uma carta de cada um para saber a chave para se trabalhar no grupo. Após, cada um se apresenta e diz qual o objetivo de estar no grupo, o que veio buscar, que sintonia está consigo mesmo. Mostra a carta.

A minha é o número treze, "abandonando o conhecimento", onde diz que devo abandonar a falsidade comigo mesma e buscar a verdadeira sabedoria dentro de mim. Não deixa de ser verdade, mas é aquela coisa, nas cartas de tarô sempre dá certo a carta para cada um.

Esse era o "Osho Neo Tarô". Em seguida, é explicado como seria o workshop. Os avisos habituais e espaço para o banheiro. Na volta, sentamos na frente um do outro e é para olhar o coração do colega. Foi orientado passo a passo. Primeiro eu olho no coração de minha colega, é para ver que flor está nesse coração. Vejo ela como uma rosa branca com pétalas caídas, frouxas, penduradas para baixo, ou caídas.

A mensagem que essa flor transmitia é que a colega é uma boa pessoa, de coração bom e puro, mas está machucada e é para neste workshop curar isso. Em seguida, ela olha o meu coração, vê uma hortênsia toda despedaçada. A mensagem que traz é que eu também tenho que consertá-la e cuidar bem dela. Isso quer dizer, cuidar bem de mim mesma.

Em seguida, sentamos em círculo e compartilhamos. Para o encerramento, é colocado uma música e trocamos um abraço de boa noite. Quando desço para o quarto, está junto mais duas senhoras moças que vieram de cidades perto e diferentes, uma de cada lado. Conversamos um bom tempo sobre a história de cada uma e depois fomos dormir. Eu, por conta própria, resolvi não tomar mais os remédios.

Quando deito, tento analisar sobre tudo o que aconteceu, com o sono muito intenso que vem, me entrego para ele e durmo.

CAPÍTULO XIV

Acordo com uma musiquinha instrumental avisando que dentro de quinze minutos começaria o workshop, tomamos um banho rápido, cada uma na sua vez, e subimos no salão. Sinto muita dor, até comentei com o Guru. Ele me diz que é de ontem, que bati bastante e é normal doer.

Começamos com uma técnica de meditação do Osho chamada Dinâmica. É em cinco partes. Respiração para ativarmos tudo. Catarse, bater, pular, gritar para jogar fora toda raiva, medo, angústia e tudo o que não presta. Pular e soltar um mantra "Hu". No stop, ficar em silêncio e imóvel. No final, a celebração foi com dança. Terminado essa meditação de uma hora, trocamos um gostoso abraço. É dado um intervalo de uma hora para o café da manhã, sem café.

Isso tudo vai acontecendo num processo muito rápido e dinâmico. Uma coisa percebo, a diferença do Guru com o outro terapeuta. Esse aqui pelo menos sinto que ele tem humanidade. Tem domínio do grupo, boa entonação de voz, consegue harmonizar todos e muito seguro no que faz.

Gostaria de pensar, analisar, mas não dá. Percebo uma grande mudança com a sessão de ontem. Com essa dinâmica de hoje de manhã, consegui jogar fora muita, muita coisa mesmo, até as dores passaram. Sinto-me mais ativa, mais viva, bem melhor.

Quando voltamos, foi feito um feed back e depois sentamos em dupla novamente. Eu preferi escolher a mesma pessoa de ontem à noite. Parece termos uma boa sintonia.

Uma das pessoas iria representar a mãe da outra, que seria eu, e a outra iria fazer uma viagem para suas origens.

Começou a imaginar num telão uma senhora há muitos anos atrás e essa senhora seria a mãe da mãe. Ver toda a história como foi. A gravidez dela, o nascimento da filha e como foi a vida dessa filha que com o tempo viria ser a mãe dessa pessoa.

A gravidez dela que viria a nascer um de nós, no caso a minha colega. Como foi a gravidez, o nascimento, quando criança, a infância, adolescência, puberdade, juventude, adulta, vida de casada se já foi, filhos se já teve, e muito mais detalhes.

Depois, sentados, darmos as mãos e a pessoa falaria tudo que foi ruim com a mãe, dizendo "mamãe, você não me amava por quê..." E dizer todas as coisas ruins. Minha colega se queixa muito que era sempre inferiorizada em relação aos irmãos e irmãs, não era uma das preferidas. Sofreu muito quando era pequena, pois ouvia os pais tendo relações sexuais, já que a casa era de madeira. Sempre ouvia rumores da mãe que não gostava e o pai forçava.

Do seu casamento que ela nunca apoiou, das coisas que ela deu para os irmãos e não deu para ela... Falou tudo e mais um pouco. Agora é para a pessoa dar um grito. Mas um grito muito forte para cortar o cordão energético e se desligar do passado triste...

Feito todo esse trabalho, depois é para falar de todas as coisas boas que aconteceu com a mãe. Dizer, "mamãe, você me amava por quê..." Nesse momento ela fala pouco. Não tem muitas coisas boas, só que cuidava um pouco dela. Comprou umas roupas, deu estudo e pouco mais.

Também no final é para dar um grito de independência, para não depender mais e nem culpar mais a mãe, seja o que for que tenha acontecido...

Depois da pausa para o banheiro, a pessoa que fez a vivência deita para fazer o renascimento. Antes, porém, é bem explicado como seria, e que o colega que representou a mãe estaria ajudando. Também é dado bem os detalhes de como fazer esse apoio.

Assim que ela começa a respirar, coloco a mão em seu peito e digo:

— Respira fundo e tenta soltar tudo que tiver de mágoas do passado, e principalmente da mãe.

Sinto que isso é uma palavra-chave. Ela começa a respirar um pouco mais forte. Pequenas lágrimas brotam dos seus olhos e, percebendo isso, falo novamente.

— Vai, solta, pode soltar o choro.

Então começa um palpitar em seu ventre. Coloco a mão e vem o choro. Aí tento auxiliar novamente.

— Solta, vai, deixa sair. — Continuo incentivando.

Nisso, o Guru passa para ver como está. Percebe que está tudo certo. Me faz sinal de positivo com a cabeça e com o dedo como dissesse: vai em frente que está tudo certo.

E ele prosseguiu ajudando os outros que estão com mais dificuldades. Depois dela ter passado por todo o processo que durou pouco mais de meia hora, deito ao lado dela. Acalento um pouco sua cabeça, e me passa na mente como eu seria se tivesse sido mãe ou se fosse mãe...

Depois do relaxamento, trocamos um gostoso abraço. Ela agradece muito e trocamos mais um abraço com os demais do grupo.

Depois disso, tem mais um intervalo para o almoço. A orientação é que almoçássemos juntos com o colega da vivência, apesar de que, minha vontade era estar com o Guru.

Estou me sentindo com outra vibração, mais alegre, mais feliz ou feliz, já que nunca senti nenhum desses estados. Pela reação e a fisionomia das pessoas ou participantes, dá para perceber que todos estão satisfeitos. Há uma unanimidade em aprovar o bom trabalho.

Percebo também que o Guru realmente apoia quem está com mais dificuldades. Tem um respeito muito grande com pessoas de mais idade. Tem coerência em dizer o que as pessoas têm ou devem fazer para sair da sua âncora.

Uma das senhoras que está próxima e que não estava fazendo o workshop vem me indagar:

— E então, como está o grupo?

— Ótimo! — Respondo. — E a senhora, por que não está fazendo?

— Ah não, acho esse Guru muito galinha.

— Como assim?

— Ele fica abraçando todo mundo, beijando, deve ter um monte de casos e chama umas quantas de amor.

— Imagina, ele faz isso por amor mesmo. Mas não esse amor que nós vivemos. Descobri hoje que nós temos que nos amar uns aos outros, e é só por isso.

— Você acha?

— Acho sim, e confesso para a senhora, já tentei dar em cima dele e ele caiu fora.

— Não acredito.

— Acredite!

— É? Eu percebo que umas quantas mulheres dão em cima dele, mas sempre pensei que era ele o galinha.

— Não, não, são as mulheres que dão em cima dele.

— E como você fez para dar em cima dele?

— Um dia na sessão. No grupo quando vou abraçar ele, sempre dou meus "pitacos", mas sempre cai fora. E acho que têm outras que fazem a mesma coisa.

— Então não é bem como eu pensava.

— Não é mesmo.

— E o grupo está bom? — Volta ela a perguntar com expressão de estar arrependida.

— Está ótimo, a senhora não imagina o que está perdendo.

— É mesmo?... Mas agora não dá mais para entrar?

— Creio que não. Já estamos bem adiantados com o trabalho.

— Então vou marcar individual na segunda com ele.

— Pode marcar. Vai fazer muito bem.

— Sabe, eu estou fazendo lá com o outro, mas estou vendo que não é bom.

— É, mas esse aqui é bom.

— Tá bom querida, muito obrigada. Segunda vou marcar com ele.

— Pode marcar. Vai ser bom, muito bom para a senhora.

— Sim, agora vai, vai descansar um pouco. — Trocamos um forte abraço e sinto que está agradecida comigo e arrependida de não estar no grupo.

Depois subo para o quarto. As duas colegas estão deitadas descansando e eu aproveito para tomar um banho. Na volta, ouvimos um CD de relaxamento. Vou ver de quem é, e percebo que é o mesmo que ouvimos lá na cidade. Daí pergunto ao Guru:

— De quem é este CD?

— É meu, por quê?

— É que gostei dele, mas como teu?

— Sim, eu comprei lá no sul.

— Sim, mas de quem é, quem fez?

— Ah, é de um cara lá do sul mesmo.

— E como faz para comprar.

— Eu comprei lá no Big. É uma rede de shopping, se você quiser, posso dar este para você. Depois compro outro, é do Ishvara, ele tem uma coleção de sete, oito CD's.

— Como é o título?

— Esse aqui, deixa ver a capa, é "Meditação, Relaxamento e Espiritualidade", é muito bom.

— É sim. Tem um vozeirão.

— Mas antes de ir embora, deixo a coleção para você, depois compro outra.

— Tá combinado.

Em seguida, quando todos voltaram do banheiro, reiniciamos os trabalhos.

Agora é minha vez de fazer a vivência.

Sentamos novamente uma na frente da outra e segui a orientação da história de minhas origens.

Criei o telão na minha frente e vejo uma mulher há muitos anos que viria a ser a mãe de minha mãe. Vejo toda a trajetória delas até a gravidez em que eu seria gerada.

Percebo de cara que não fui bem aceita pela minha mãe. Estar no útero era agradável, mas um sentimento desagradável em simultâneo, algo como uma rejeição.

Na infância estava distante, sem amor por mim. Muito menos para com meu pai. Sempre me evitou para escutar as minhas queixas, principalmente em relação ao meu pai que já me usava ou me abusava.

Na adolescência e puberdade, um abandono total. Sempre procurou me evitar, até que saí de casa para estudar.

O meu casamento não foi por amor, mas foi um gancho para me pendurar, mesmo sendo querida e amada pelo Dionísio. Foi um desastre. O que queria mesmo era sair daquela casa. Na vida foi uma melancolia.

Na hora do grito, gritei, gritei e saiu tipo uma gosma de meu redor. Uma coisa nojenta. Sai também, grande parte do meu repúdio pela minha mãe.

Na hora de falar "mamãe, você não me amava por quê...", desabafo a omissão dela de não cuidar de mim. A rejeição e todo o desamor que existiu entre nós duas.

No momento de dizer "mamãe, você me amava por quê...", pouco tenho para dizer. Minhas origens realmente foram problemas.

No renascimento, começo de novo com formigamento nos braços, mãos, rosto, lábios, e percebendo que a minha colega não era tão eficiente, veio o Guru e me diz:

— Joga fora toda essa rejeição com sua mãe.

É aí que meu grito vem com muita força. Parece que estou vomitando toda a raiva, ódio, rancor e tudo que não presta que sentia e sinto em relação a minha mãe. Tudo que sinto, que ela estava impune pelo meu sofrimento que está saindo. A voz abre, meu peito esvaziou de um peso muito antigo.

Um sentimento de alívio, dessa dor que era interminável começa a desaparecer. É o fim de uma era. O fim daquilo que eu nunca queria ter sentido. É aqui, o início do fim do passado indesejado. Foram vários minutos onde me expus, extravasei, rolei pelo chão, mas me libertei. O fim do passado começou, depois relaxo e chego a dormir.

Quando despertamos, estou deitada no meio do círculo, a colega está do lado. Sinto profundo amor. Um amor que veio dela de proteção e carinho de mãe que nunca tive. Trocamos um forte abraço e a agradeço muito. Depois pergunto:

— Fiz muito "fiasco"?

— Não. Senti que se libertou. O Guru ajudou bastante também.

— Que bom!

Dou mais um abraço nela e vamos abraçar os demais do grupo. Claro que na hora de abraçar o Guru o agradeço muito e dou uma leve mordida em seu pescoço e ainda digo:

— Um dia desses ainda vou te pegar. — Ele simplesmente ri.

Depois disso, fizemos outro feedback. Na minha vez, simplesmente digo:

— Era tudo o que eu precisava. Ótimo.

Depois disso descemos para o jantar, eu aproveito e vou para o quarto, pego meu caderno e preciso escrever.

BEM ZEN

De pés descalços
Caminho em silêncio
Parar meu pensamento
Abrir meu coração.

Vou buscar a sintonia
Parar com a fantasia
Olhar o que está dentro
E da dor vou me livrar.

Meditar
É silenciar
Estar zen
Estou de bem comigo
Bem zen
 zen
 zen... zen.

Uma caminhada em silêncio
Parar o pensamento
Meditar é silenciar.

Com Deus mais perto
Vou poder viver em paz
 E de coração aberto
O melhor é não falar.

Isso me fez lembrar o banho xamânico, as meditações, o silêncio e o bem-estar. Se fossem gravar uma música, quem poderia gravar? Acho que, tantos, sei lá...

Quando desço para o jantar, corro os olhos para ver se enxergava o Guru, mas não o vejo. Minha vontade é estar com ele, compartilhar o quão bem estou me sentindo. Estar abraçada com ele e dizer que o amo muito, não só de paixão, mas de coração. De agradecimento, na verdade, sinto uma mistura de coisas que ele me completaria.

Depois que termino meu jantar ele aparece. Nós estávamos sentados em roda contando piadas, eu ouvia e ria. Ele vai até à cozinha e vejo que ganhou um prato de comida especial. Percebo que ele é bem querido pelas cozinheiras. Provavelmente, comeria comida fora de seu biotipo. Algum alimento que ele precisasse para esse tipo de trabalho. Talvez um pouco mais forte ou mais leve. Depois vem se juntar a nós e também conta umas piadas. Para subir, ele pede licença porque precisa descansar um pouco. Aproveito e subo gancheada nele. Vendo a lua grande, a paisagem bonita da Clínica, isso tudo dá um clima romântico. Após andarmos em silêncio, e ele percebeu essa necessidade, eu resolvo falar meio atrevida para meus hábitos.

— Você dorme onde?

— Tenho um quarto lá em cima.

— Ahhhhhh, deixa eu ir lá dormir contigo? — Ele ri de uma forma simpática.

— Quem sabe um dia.

— Ah! Não seja cruel comigo. — Ele ri novamente. Daí prossigo. — Você não imagina a paixão que sinto por você.

— É? Segunda-feira vou explicar porque você sente isso.

— E até lá o que faço com todo esse amor? — Ele ri de novo e diz:

— Respira isso. — Daí tenho que rir junto, ele é muito simpático em dizer as coisas, ou até para dizer não.

Quando chegamos perto do pavilhão dele, que fica junto do salão, onde nos reunimos para o workshop, ele diz me dando o limite:

— Até aqui tá bom.

— Então deixa te dar um beijo. — Nisso já o puxo e consigo beijá-lo por poucos segundos.

Confesso que é gostoso, me sinto estremecida, lubrificada, para não dizer outra coisa. Pena que foi curto, em seguida ele diz:

— Boa noite.

— Boa noite, amor. — Respondo, ele ri novamente.

Desço para meu quarto acalentada, satisfeita, pelo menos um beijo já dei. Um beijo bem ao contrário de todos que já dei, principalmente o último, com o turista.

Agora sim, estou me sentindo viva. Acho que mais do que nunca. Nunca havia me sentido feliz. Nem no dia da minha formatura, nem no dia do meu casamento, que geralmente as pessoas se sentem felizes, nunca mesmo.

Sei que amanhã vamos trabalhar mais. Pela manhã iremos trabalhar com o pai, acho que com o pai o bicho vai pegar, porque é com ele o meu maior problema. Vou ter que deixar acontecer, e vir o pai também.

Enquanto as colegas de quarto não sobem, aproveito para colocar o pijama, deitar e ler o livro do Osho. Quando elas sobem, conversamos um pouco, elas deitam e aproveito para ler mais um pouquinho. Apago a luz e durmo também.

CAPÍTULO XV

A música toca e me acorda. Foi uma noite bem dormida, enquanto as duas tomam banho, uma por vez, fico deitada percebendo meu novo ser. Provavelmente uma nova droga se instala dentro de mim. Estou meio que atordoada. Uma inquietude, mais um "troço" dentro de mim, mas esse é bom, muito bom, está me remetendo para a adolescência.

Sinto o que nunca senti antes, parece que estou naquela fase do despertar do amor. Como é difícil explicar esse amor. Na verdade, é uma inquietude. É mais um aperto, é uma vontade louca de estar perto de quem a gente ama ou está apaixonada, porque nesse momento me sinto completamente apaixonada. Não é uma coisa que quero. É uma "coisa" que sinto. Isso é muito forte, é forte mesmo, parece um vulcão que quer explodir. Está lá dentro, ou aqui dentro.

Acho que é um sentimento fatal, dificilmente vou resistir. Creio que de amanhã não passa. É uma "coisa" impaciente, não tem palavras que explicam. Só quem sente sabe o quanto é forte.

A gente faz bobagem, é como seu Alfredo. Agora sei o que aquele homem sente. É muita loucura, a paixão é loucura, a gente comete bobagem, a gente vira adolescente, a gente perde a razão e tudo vira paixão.

Amor, é só emoção, a gente fica embriagada. É algo que toma conta, se instala em nós e se não realizar vai sufocar. Seu Alfredo tinha razão de fazer o que fez, porque eu vou fazer pior.

Duvido que aquele Guru vai me escapar. É loucura o que sinto, a vontade que dá é estar dentro dele ou ter ele dentro de mim. Os lábios ficam até meio cerrados de tanta vontade que sinto de beijá-lo. Simplesmente loucura, loucura. É verdade quando dizem que o amor é uma droga, deixa a gente fora de si.

Chegou minha vez de tomar um banho rápido e ir para o workshop. Enquanto isso, o sinto me tocando, eu tocando ele, nos beijando, nos acariciando, nos amando na mais profunda sintonia de corpo, alma, espírito e paixão. É paixão, é amor, é fogo que arde, que queima, que me impulsiona para um relacionamento doido. Pensando bem, é doido, é algo inesperado, é sonhar, mas, ao mesmo tempo, é ter vontade de viver. Agora sim, sinto vontade de viver. O amor supera muitas "coisas", doenças, depressão, tudo, ele cega, mas é bom, muito bom, é ótimo.

Assim que termino o banho, me visto e subo. No pequeno caminho o coração bate mais forte, vou poder vê-lo, talvez senti-lo. Quanto mais perto chego, mais forte fica outro sufoco dentro de mim. Entro no salão e lá está ele, não resisto, vou e abraço-lhe.

— Que bom te abraçar. — Impulsionando meu corpo junto ao dele. A vontade é de beijá-lo aqui mesmo. Sinto que o abraço dele também é afetuoso e até posso dizer amoroso. Sem falar, mas sinto que foi receptivo. Cumprimento mais uns colegas com outro abraço que é bem diferente que o dele e sento.

Esperamos mais um pouco até outros colegas chegarem. Uns com cara de cansados, mas com brilho no rosto e cara de satisfação.

Fizemos uma roda, sentados e quem quisesse falar poderia dizer como passaram a noite. Eu digo que foi bom, um sono só. Em seguida, ele explica uma técnica de meditação, a meditação dos chakras.

Explicou cada chakra, suas funções, cores, sintonia e o que ou no que eles atuam ou trabalham.

O modo de fazer é de pé, respirar só pela boca. Manter o corpo flexível, respirar três minutos e meio limpando. Girar com a mão sobre o chakra no sentido anti-horário e depois três minutos e meio no sentido horário para ativar cada um. Começar do primeiro e ir até o sétimo. Depois, deitar ou sentar e ficar em silêncio e observar. O CD é de sete minutos cada chakra e dez minutos de relaxamento. Vamos usar o CD do Ishvara, tem o do Osho que é muito parecido. Deu mais um intervalo rápido para o banheiro e começamos.

Sempre que se faz essa forma de respiração é desagradável. Vou seguindo a orientação do Guru. Primeiro assopro fora, claro, quando se assopra, sempre é para fora, minhas indecisões, a insegurança de agir, de não andar. Depois, para ativar, respiro a força, a ação, o agir, principalmente em relação ao meu casamento.

No segundo chakra, assopro e jogo fora meus bloqueios sexuais, o meu desprazer e a falta de orgasmo. Para ativar, inspiro o prazer sexual, me permitindo ter boa relação e ter relações.

No terceiro, assopro e jogo fora o medo, o não fazer, o não agir, a apatia. O Guru diz para tomar uma decisão. Então decido me separar. Lá não é meu lugar. Aquele mundo não é meu.

No quarto chakra, assopro e jogo fora toda tristeza, angústia, depressão, amargura e mágoa. Inspiro o amor, o amor pleno e incondicional, a paixão, vou me permitir amar, me relacionar com o sexo oposto.

No quinto, solto o grito da repressão do silêncio, dos meus bloqueios, do não falar, do não expressar. Para ativar, continuo gritando. Quero gritar, ser ouvida, ter voz ativa, quero dizer.

No sexto, assopro tudo fora a escuridão, a escuridão espiritual, o bloqueio mental, a escuridão dentro de mim. Para ativar, quero ver a luz, quero ver o brilho em mim, quero ver o esplendor de Deus.

Sétimo chakra, que saia agora toda a escuridão de minha vida, a ausência de Deus, pensamentos ruins e negativos. Que saia de vez e agora o desejo da morte, os pensamentos ruins. Toda a influência negativa e malévola. Solto o grito de novo, quero a liberdade para viver, sair da jaula de onde estou. Para ativar quero Deus, Deus, Deus, Deus em mim, na minha vida, quero amor, quero vida, quero viver, quero sentir essa felicidade.

Começa dentro de mim um novo pulsar. Clareia na minha frente, me sinto toda arrepiada, um calor ao mesmo tempo. Uma energia que vem dizer-me que é a felicidade batendo no meu coração, na minha mente. Então solto um grito, porque agora me sinto, me sinto viva.

Vem um êxtase espiritual, meu corpo todo vibra numa nova dimensão. Que bom, que bom, estou viva. Estou ressuscitando, apesar de nunca ter vivido. Ai, ai, que bom, é forte. Parece Deus que vem fazer parte da minha vida. Toma conta Deus, a vibração é forte, muito forte.

Está terminando. A música me ajuda a me elevar. Devo deitar agora e me jogo no colchonete. Parece que estou flutuando agora. Uma claridade aparece, mesmo com os olhos fechados o tempo todo.

É bom, é muito bom. Deus, obrigada por esse presente. Nunca havia sentido isso antes. Obrigada Deus. Vem forte agora, um sentimento de amor, esse é o amor incondicional. Vem o Guru agora na mente, esse é um sentimento de paixão, de querer abraçar, beijar, estar com ele, ter relação sexual e sentir orgasmo que nunca senti, com ele, vou sentir. É amor, é vida nova, obrigada meu querido e amado Deus. Esse é o Deus que quero, posso dizer agora que estou feliz. Muito feliz. Até me vem uma canção na cabeça.

DIA FELIZ

Dia feliz
Pintar nariz
Correr ao sol
Se jogar no rio
Dizer a Deus
Que quero ver navios
Dizer a Deus
Quero ver navios

Vou virar estrela
Abraçar serpente
Quero ver a gente
Cantar muito feliz
Vou fazer um pacto
Com muitos abraços
Vou me energizar

Dia feliz
Pintar nariz
Correr ao sol
Se jogar no rio
Dizer a Deus
Que quero ver navios
Dizer a Deus
Quero ver navios.

Dia feliz
Pintar nariz
Correr ao sol
Se jogar no rio

Dizer a Deus
Que quero ver navios
Dizer a Deus
Quero ver navios
Vou dar um sorriso
Com olhar vibrante
Passar alegria
Para quem eu encontrar

Dia feliz
Pintar nariz
Correr ao sol
Se jogar no rio
Dizer a Deus
Que quero ver navios
Dizer a Deus
Quero ver navios

  Terminou a música, o Guru pede para se espreguiçar. Para nos levantarmos e trocar um abraço com todos. Ele, deixo por último. Percebo que o grupo todo está envolvido em se abraçar um com o outro, e ao abraçá-lo, dá a oportunidade e consigo dar um beijo na boca dele. Que bom, que gostoso. Encaixo bem meu corpo e meu rosto no seu pescoço e aproveito para dar mais uma mordidinha. Que abraço gostoso, afetuoso. Sinto nesses pequenos segundos uma sensação muito boa. Quando solto ele, digo pausadamente:
  — E u t e a m o!
  Ele ri, e me dá mais um abraço. Percebo que o grupo está terminando de se abraçar. Fechou a roda. Dá boas-vindas a todos nesse dia, e vamos para o intervalo do café, sem café.
  Conversando com um e com outro, percebo novamente a satisfação de todos fazerem esse workshop, ao contrário do outro que fiz na cidade. Existe um brilho no rosto e no olhar de cada um. Com o outro era uma coisa pesada, sombria e desconfiança. Aqui não, existe uma entrega, confiança e

harmonia entre todos. A harmonia é muito intensa. Existe uma comunhão entre todos, dá para dizer que há um amor incondicional expresso.

Terminado o coffee break, uns vão tomar banho rápido, outros ficam conversando no pequeno intervalo de tempo. Ao retornar, fazemos mais um feedback. Eu digo que foi muito bom. Estou me sentindo outra. Sinto algo que nunca havia sentido antes. Estou ótima na totalidade.

Os demais, dá para dizer que a maioria está se sentindo bem, dá para dizer que todos estão muito bem. Após descontrairmos com umas músicas, voltamos a fazer a vivência.

Dessa vez eu começo antes. Imaginamos uma tela de cinema há muitos anos atrás. Imaginar uma mulher que viria a ser a mãe do meu pai e vi toda a história do nascimento dele.

De quando era pequeno, deu a impressão de que ele teria algum problema com a mãe dele, em relação ao sexo, mas não consigo ver claramente ou perceber claramente o que foi que existiu ou o que aconteceu. No casamento, vejo que ele não era amado pela minha mãe.

Quando eu nasci, ele ficou muito contente. Eu quando criança já iniciava o problema. Desde lá vejo que era tocada, acariciada nos genitais. Não lembro ou não consegui ver quando começou, mas já na adolescência ele se relacionava comigo. O choro brota dentro de mim. Um sufoco na garganta e no peito é muito grande. Um grande nó da minha vida está aqui, justamente aqui.

O corpo pesado. Mal-estar. Um silêncio de muitos anos poderá vir para fora agora. Essa tortura, esse horror só acabou quando sai de casa para estudar e cair em outra "arapuca" que foi o namoro, relacionamento e casamento com o Dionísio, que continua até hoje e que deverá acabar em breve.

Terminado essa visualização, colocamos as mãos no ventre. O Guru conta de três a um e é para soltar um grito. Contado regressivamente na hora do "um", vem primeiro uma pressão por dentro e com muito esforço, consigo soltar um grito. Com ele vem um impulso total e geral no meu corpo, em todos os sentidos e parece que estou sendo arremessada para trás.

Sinto-me como se estivesse dentro de um útero, mais para um saco que teria que me livrar nesse exato momento. Vem com esse grito a raiva, o ódio e tudo que é de ruim que passei.

O grito aos poucos começa a sair. Não dá para aguentar o sufoco e essa pressão toda. Tenho que gritar e gritar. O corpo também começa a se libertar, tenho que "espernear", rolar pelo chão, saio desse saco. Gritar e gritar. Não me importa que me exponha. Mas isso vai sair agora, agora, esse é meu momento de me libertar de todo esse passado. Vendo isso o Guru veio e disse:

— Pode ir e te liberta.

Parece que ele entende a linguagem da minha expressão. Repete isso mais duas vezes e vou. Vou até o fim dos bloqueios, até onde sinto que existe toda essa "miasma" por dentro de mim.

Assim que deu uma folga, ele mandou repetir o grito para todos. E é para ser total, não deixar nada para trás e dar um basta em responsabilizar nosso pai por qualquer circunstância negativa que tenha acontecido ou aconteça na nossa vida. É para dar um grito de liberdade, como se o mundo todo tivesse que ouvir nosso grito. É como se disséssemos que "estou livre".

Coloco novamente as mãos no baixo ventre e agora sim, o grito sai livre. Levanto os braços e grito, grito bastante. A respiração abriu, o ar sai mais aberto, o sufoco desapareceu por completo. Então começamos a falar, "papai, você não me amava por quê...". Daí começo a desabafar com minha colega que representava meu pai. Repetindo cada frase, "papai, você não me amava por quê..." e vou dizendo, porque provavelmente você me estuprou, abusou sexualmente, fez de mim um objeto, anulou minha vida, fez de mim um nada.

Acabou completamente com minha vida, porque era omisso no casamento, não era amado pela minha mãe, se cobrou da mãe em mim. É um espírito de animal para fazer o que fez. Um covarde fazendo isso comigo desde criança. É um monstro. É um lixo de consciência, nem consciência tem, não tem alma, não tem Deus. Tem a mente poluída, tem o diabo no corpo e na vida. Não teve coragem de vir me pedir desculpas, nem mesmo depois de adulta.

Envergonhou minha alma e meu espírito, me afastou de Deus, me escravizou e me abusou. Fez de mim o mínimo do mínimo. Não me respeitou nem como criança, nem como filha e nem como ser humano que viria a ser.

Teve atitudes irracionais, malucas e uma consciência embriagada. Nem um bêbado faz isso. Só pode fazer isso um traste, nojento, covarde, covarde!

Vem continuamente o choro. Desabrocha a tristeza, a amargura de todos os momentos que estava sozinha e sentia isso. Vem tudo, o choro vem novamente forte, o Guru vem interferir:

— Pode deixar sair e se liberta de vez desse passado.

A colega coloca as mãos nos meus cabelos e cabeça. Percebo que ela não conseguiu ficar no papel de pai e chora junto. Nesse momento, o Guru também consola ela colocando as mãos nas suas costas e na cabeça. Ele permitiu tudo e diz:

— Deixem sair.

O choro vem novamente muito forte. A colega também já não aguenta o choro e chora. Tenho que me jogar novamente para trás e deixar o choro sair. Percebo que a maioria já tinha terminado, mas meu sufoco é muito grande, tenho que deixar sair.

E saiu, com a orientação do Guru vou respirando até me acalmar. Pede para abraçar a colega que representa o pai, com um abraço de perdão, como se não houvesse mais oportunidade de perdoar, então nos abraçamos. Nesse momento minha colega me abraça, chora muito e diz:

— Me perdoa... — Como se estivesse representando meu pai realmente.

Em seguida, é para dizer "papai, você me amava por quê...". Aí pouco falo, mas tenho que falar. Sem muita vontade digo, "papai, você me amava porque me amava mais do que minha mãe, me amava do seu jeito, da sua maneira. Me deu estudo, me deu sei lá o quê...". Fico mais em silêncio do que falo apesar do incentivo do Guru para falar, mas não vem nada.

Então no fim, é para dar um abraço no colega que representa o pai, como um abraço de agradecimento pela vida. Como se não houvesse mais oportunidade de agradecer e perdoar.

Em seguida, deitamos para respirar e fazer o renascimento. Começo a respirar mais aliviada. O formigamento que era já do início agora pouco sinto. Na medida em que vou respirando o alívio vem mais intenso.

Então respiro mais forte. O medo da respiração não vem mais. Respiro profundamente. A respiração parece mais abençoada, o perdão vem definitivamente, a dor da alma não sinto mais.

Respiro mais forte. Agora posso respirar, não tem mais bloqueios, então respiro e dá vontade de respirar ainda mais forte, vem um alívio inexplicável. Coloco os braços para trás, acima da cabeça e respiro ainda mais. Começa dentro de mim uma satisfação. É inexplicável. Dá vontade de me mexer.

Viro para cá e para lá. Continuo respirando, sempre com o apoio da colega e do Guru que, frequentemente, vem apoiar a todos e a mim. Um alívio forte vem por dentro e no corpo. A alegria vem, me sinto livre, me sinto renascida, dá vontade de rir, mas ainda respiro.

É alegria, é amor, é perdão, é a vida brotando de novo em mim. Posso até dizer que de novo não, mas é o princípio dela. Sinto-me viva, feliz, sinto o amor mais intenso, me imagino com Deus. Sinto Deus me abençoando, me perdoando também.

Sinto o amor mais forte, que "coisa" estranha, a vontade de rir vem. Respiro mas, com os lábios sorridentes. Não dá mais para aguentar, então o riso vem, minha risada sai, sai alta. Que coisa! Não consigo controlar. Ouço outros rindo também, começo a rir mais ainda. Parece que o grupo todo começa a rir junto e isso contamina. Tenho que rolar de tanto rir. O grupo ri junto e outros disparam gargalhadas juntos. Ai que bom, muito bom, fantástico.

— Oh! Deus obrigada. — Falo alto.

A alegria do grupo é geral. Alguns começam a gritar, outros ainda a gargalhar. Daí levantamos e começa um grito só, um coro no U, U, U... O Guru coloca a música do Gonzaguinha "o que é o que é...", dançamos, brincamos, nos abraçamos. Na hora de abraçar o Guru, estou em êxtase total, então o abraço, beijo-lhe e digo:

— Te amo, te amo, te amo, te amo, te amo...

Em seguida, vejo que ele está meio preocupado com o tempo e vamos de imediato para a vivência dos outros colegas...

A colega relata pouco convívio com o pai. No porquê do não amar, foi mais na ausência dele, como a maioria dos pais. Mais preocupados em ganhar dinheiro do que com o afeto. Dava as coisas materiais, mas não dava amor, atenção.

No amar, se resumiu na questão de não deixar faltar nada em casa. Era a maneira dele amar.

Na respiração foi calma, tranquila, um relaxamento profundo e uma paz, com perdão e evolução espiritual.

Terminado o renascimento, vamos para o abraço novamente após uma celebração e o intervalo para o almoço. Nesse período, pude ficar ou acompanhar o Guru no seu almoço. Ficamos juntos. Conversamos muito sobre ele, seu trabalho, sua vida, que comenta que é separado. Não tem filhos, tem namorada e é fiel a ela, a minha maior decepção é quando ele me diz que é cristão evangélico.

Não posso compreender, uma pessoa que faz esse tipo de trabalho ser evangélica. Mas me explica que vem de berço, o fundamental é ser cristão. Mesmo com muitas falhas de pastores, e que entrou nessa linha da terapia mais por curiosidade. Acabou gostando e se profissionalizando, e a única divergência é na reencarnação com a ressurreição.

Voltamos à tarde para o encerramento do workshop. Antes fizemos uma meditação "Buscando a Felicidade", que é da coleção do Ishvara. Também muito boa. Que dá uma direção à espiritualidade e não apenas na busca da satisfação material.

Temos depois mais um intervalo para o banheiro e o feedback final. É para responder como foi o workshop, se atingiu as expectativas, se foi a quem ou além do que se esperava. Todos os participantes foram além do que esperavam. Superou a expectativa de todos.

Na minha vez eu digo que havia superado e muito, não esperava tanto. Havia resolvido definitivamente meus problemas internos, o vazio do peito e um trauma muito antigo.

Para encerrar ele agradece a todos. Parabeniza e faz uma síntese da harmonia, do bem viver, e para finalizar trocamos mais um abraço. Deixo o Guru por último para poder sair com a energia dele. Consigo dar mais um beijo na boca e digo:

— Muito obrigada por tudo. Você vai ter que me perdoar, mas não vai me escapar... — Ele ri e não fala.

Terminado o workshop o grupo se dispersa. Uns vão para o quarto, outros vão embora e eu fico cuidando para ver onde é o quarto do Guru. É o último daquele pavilhão.

Deixo todos irem embora e aproveito para ir até lá. A minha sorte é que a porta não está chaveada. Entro no quarto silenciosamente, ouço barulho do chuveiro, ele está tomando banho.

Passo a chave. Sobe-me um frio por dentro e, ao mesmo tempo, um medo. Estaria fazendo uma coisa inusitada. Que loucura, me achando muito atrevida entro no banheiro e digo:

— Com licença...

— Opa, só um pouquinho que já estou terminando. — Diz ele calmamente.

Nem dei tempo para ele terminar de falar. Numa atitude sem pensar tiro a roupa e entro debaixo do chuveiro. Quando ele me vê entrando, fala apavorado:

— Não faça isso, está ficando doida?

Nisso já vou agarrando, beijando, meu coração parece que sai pela boca.

Ele tenta resistir. Mas acaba cedendo.

Deixamos a água cair sobre nós. A respiração por mais que cuidasse para não fazer barulho está ofegante. Meu corpo desliza no seu. A sensação de prazer e satisfação é muito grande, nem eu esperava por isso.

Como é bom sentir o amor recompensado. Meu corpo desliza no seu, é um momento eterno. Apesar de tudo aquilo que quis sempre sentir, meu corpo estremece. Isso é muito bom, bom demais, meus lábios começam a passar em todo seu corpo. É loucura da minha parte, nunca havia feito isso, é prazer, é amor, é paixão.

Deixo-o gemendo. Nos secamos e deitamos na cama. Ele começa a retribuir tudo que fiz. Aí a terra vira céu, não existe limites para o prazer. No momento que ele toca nas minhas partes íntimas, passo a vibrar. O prazer é tanto, tanto que começa a surgir algo de dentro para fora.

Entre gemidos e prazer, começo pela primeira vez na vida a sentir o orgasmo. A manifestação é muito grande que puxo o travesseiro no rosto para abafar meu grito. Que bom! Que bom! Oh! Deus, muito obrigada, o sexo é bom e divino. Nisso, abraço ele novamente e os corpos foram se encaixando e finalmente, passamos a ter uma relação sexual de verdade, com uma pessoa que amo. Sinto prazer e satisfação. É bom, é extraordinário.

Nós dois nos tornamos um. Somos apenas um agora. Num ritmo sincronizado, o orgasmo aparece novamente, menos intenso, mas muito profundo e prazeroso. Que delícia. O sinto pulsar em mim e eu nele até que o prazer se torna completo, da minha parte e da parte dele. Ele também começa a gemer, meio sufocado. Mas sinto que é um grande orgasmo também.

Ficamos ofegantes e cheios de prazer. Sinto a satisfação dele e a minha, intensas e começo a beijá-lo e digo:

— Obrigada, obrigada, obrigada...

Ele apenas respira fundo e se delicia, depois me puxa, me abraça e diz:

— Foi muito bom.

— É muito bom. — Eu digo.

Ficamos abraçados juntos, em silêncio. Passa por mim só o sentimento de dizer obrigada, obrigada, obrigada, obrigada... Esse é o momento que jamais esquecerei na vida. Pela primeira vez o amor, pela primeira vez o orgasmo, pela primeira vez a felicidade, pela primeira vez me sinto viva, pela primeira vez sinto que Deus me deu prazer.

Uma oportunidade inesperada, vivida intensamente, sem culpa, sem obrigação. O querer se fez fazer. Respiro fundo. Passo a acariciá-lo, amo, amo, amo mesmo, certo ou errado, estou aqui amando alguém.

Não quero que o tempo passe, não quero sair daqui. Sinto que o amor se completou. O fim de um ciclo e início de outro. Uma nova vida, renascida por completo. Sinto um sorriso pleno e completo por dentro. Um silêncio externo, mas uma sinfonia de satisfação interna.

É muito bom, saudável e agradável. Minha vontade é não sair mais daqui. Ele agora também passa a me acariciar. Faz um cafuné na minha cabeça, a respiração fica mais calma, os corpos relaxados e satisfeitos, a alma unificada. Como é bom o amor, como faz bem se amar, que momento bom, único porque nunca havia sentido isso antes? Nunca havia ficado com alguém assim, só me relacionei com o Dionísio, mas nunca ficamos assim, juntos, amor, prazer. Sempre foi ruim, desagradável, mas agora é bom, agradável e pleno. Por bons minutos ficamos aqui, em silêncio, curtindo, sentindo a vibração do corpo e da alma, até que ele diz:

— Vamos?

Só aí que desgrudamos os corpos. Ele levanta, me puxa e vamos para o banho, apesar de que eu queria ficar com uma parte dele em mim. Novamente nos abraçamos, nos beijamos, nos tocamos e ali mesmo de pé temos mais uma relação. É intenso de novo, oportuno e excessivo.

Grande é o amor que sinto. Ele se lava e se enxuga e se joga na cama de barriga para cima. Percebo que enfraqueceu. Saio do chuveiro me deito sobre ele. Respiro no seu ouvido e sinto agora que ele se recupera. Tento passar energia, ativá-lo, acaricio-lhe, deslizo as mãos em seu corpo frouxo. Ele respira fundo e diz:

— Que bom! — Quebrando o silêncio prazeroso.

Continuo massageando até que ele levanta, me dá mais um abraço. Nós nos vestimos e ele diz:

— Deixa eu dar uma espiada para ver se não tem ninguém por aqui. Daí você desce e depois nos encontramos lá embaixo.

Ele abre a porta, percebe que não tinha ninguém e disse para ir. Dou mais um beijo nele e saio caminhando. Para disfarçar, vou em direção ao jardim da horta e pego umas ervas cheirosas para dar alguma desculpa se alguém me perguntasse onde estava.

Fico por uns minutos aqui pensando, se tivesse programado não daria tão certo assim. Foi algo espontâneo, inesperado, se tivesse pensado não teria coragem de fazer isso. Mas a questão agora é, como será daqui para frente?

É um ponto de interrogação mesmo. Por enquanto não quero pensar, só quero curtir e celebrar, agradecer.

Nossa, que diferença, que mudança eu tive. Que atitude e que coragem tive para fazer tudo isso. Apesar de que, estava precisando de algo novo, esse novo que eu sempre quis. O que não faz um bom workshop, deixou minha vida pelo avesso. Teria que ser assim, longe de casa, longe de conhecidos, em um mundo todo estranho, sem ser vigiada e sem ter que me cuidar de conhecidos.

Agora tenho que descer, a maioria está no refeitório. Percebo que o Guru já está aqui. Nem percebi quando ele desceu, vai ver que foi numa hora que me virei, mas é melhor, com isso ninguém desconfia. Sirvo-me e sento do lado dele que estava na mesa com mais duas pessoas.

— Então, descansou? — Pergunta ele.

— Não, fui dar umas voltas no jardim e no herbário.

— O que achou do workshop? — Volta a perguntar.

— Bom, muito bom, para mim, foi excelente.

— Foi bom para todo mundo. — Diz uma das mulheres que está sentada conosco.

Assim que a outra iria falar, veio um casal e interrompe.

— Que tal a gente dar uma saidinha hoje até a cidade próxima?

— Vamos. — Responde as outras duas.

— Vocês vão? — Perguntam para nós dois.

— Vamos sim. — Respondemos.

— Daqui a aproximadamente uma hora. — Confirmou o Guru.

— Nós já vamos indo. — Diz a mulher do casal. — Daí vocês duas vão com nós e vocês dois vão de carro mais tarde. Nós vamos naquele bar da esquina, esperamos vocês lá, pode ser?

— Pode ser sim. — Confirma o Guru.

Enquanto vamos terminando de jantar, sempre vem um e outro conversar. Outros se despedindo, agradeciam muito pelo workshop. Dos diretores não tem ninguém, vai ver que tiraram para descansar no final de semana.

Dá para perceber e confirmar que o trabalho em grupo foi um sucesso. As pessoas realmente melhoraram e se curaram. Eu me dou como exemplo, me sinto outra pessoa totalmente renovada. Tenho certeza que nem preciso mais dos remédios do médico, isso eu mesma vou tirar por conta, nem vou esperar o médico daqui me confirmar.

Assim que terminamos de jantar, subimos para os quartos. Combinamos de ir com o meu carro e nos encontraríamos na frente do meu pavilhão. Percebo que as moças do meu quarto foram embora, vieram somente para o grupo. Mais da metade dos hóspedes vieram só para o workshop, os que restaram são os que estavam internados aqui.

Saio e fico esperando um pouco, como o Guru não vem, subo novamente até o quarto dele. Percebo que ele está ao telefone. Espero no corredor por algum tempinho até ele abrir a porta. Está um pouco perturbado, não quero perguntar o que tinha acontecido, certamente algum probleminha. Vou logo me abraçando nele. Ficamos aqui nos beijando por longos minutos. Depois caímos na cama e ficamos abraçados.

Sem conversar, fico observando o quanto é bom ser amada, amar, beijar e estar com quem a gente realmente ama. Apesar de um pouco arredio, o Guru é um bom parceiro, parece compreensivo e bem carinhoso. Passamos mais alguns minutos nos acariciando então pergunto:

— Está tudo bem com você?

— Sim, quer dizer, mais ou menos.

— Quer me contar o que está acontecendo?

— É, posso, é que minha namorada me ligou querendo terminar o namoro.

— Mas não é por minha causa. — Falo brincando.

— Pois é, é que vou ter que ficar mais um tempo fora e ela não aceita.

Fico em silêncio, acariciando sua cabeça. Fico pensando que ele também tem problemas e não é fácil uma vida como ele tem, depois complemento:

— Vai ver tem que ser assim mesmo.

— Creio que sim. Tento não me preocupar e aceitar. A vida tem me ensinado que é assim mesmo, mas também não posso ficar aqui aceitando toda controvérsia, não posso ficar resignado com tudo. Tentei explicar, mostrar meu lado, ela tenta mostrar o lado dela e se eu continuar com essa profissão vai ser sempre assim. Então creio que é isso mesmo, se não, vai ser sempre as mesmas brigas ou discussões.

— Olha, eu não sou ninguém para aconselhar, você tem vasta experiência de vida, cuida dos outros, resolve o problema dos outros, e, diga-se de passagem, resolve muito bem. Então, também deve ter a compreensão de si mesmo e resolver isso com a maior tranquilidade e entendimento. Acho ainda, que a melhor palavra seja o entendimento do que está acontecendo.

— É, acho que sim.

Ficamos mais um pouco em silêncio e depois ele fala:

— Tem uma coisa que eu iria falar amanhã, mas acho que vou aproveitar a oportunidade e falar agora.

— Tudo bem, pode falar.

— Olha, você não me leva a mal, mas esse relacionamento com você é muito complicado para mim. Primeiro porque não poderia entrar nessa. Eu como terapeuta não posso me envolver com meus clientes. Fomos orientados para tanto, também é a primeira vez que me acontece. Segundo, o que você sente, geralmente é uma transferência, isto é, você cria uma expectativa sobre mim e isso não passa de nada além disso. Como eu, através das terapias ou das técnicas ajudei você, você acha que eu sou o cara, mas não é verdade. Eu sou igual a qualquer outra pessoa comum. Tenho meus erros, minhas falhas, meus defeitos e provavelmente sou um mau marido e um péssimo amante.

— Só um pouquinho, não querendo te cortar, me desculpe se eu estiver errada, mas tudo que está acontecendo faz parte de minha cura. Uma coisa extraordinária está acontecendo comigo. Eu nunca tive orgasmo, nem me relacionei com outro homem a não ser com meu marido. Jamais amei ninguém a não ser você e nunca me senti amada a não ser por você, eu nunca tive relações sexuais com prazer a não ser com você. Você está fazendo parte de minha transformação. E digo mais, nunca me senti feliz. Eu nunca fui feliz a não ser aqui com você nesse processo todo. Não foi só a relação que estou tendo com você, claro que as técnicas, a sessão, as terapias como um todo me ajudaram, isso tudo para mim, faz parte. Se não tivesse tido esse relacionamento com você, teria que estar procurando alguém para me relacionar, porque com meu marido não tem mais jeito. Isso eu tenho certeza e ninguém melhor para me relacionar do que você, me desculpe se invadi seu espaço, mas o que sinto, sinto por você e mais ninguém.

De novo ele fica em silêncio, percebo que está refletindo no que falei, alguns momentos depois, quebra o silêncio e fala:

— É, pode ser. Mas tem a questão da transferência que expliquei para você.

— Não quero saber de transferência, eu amo você. Sinto esse amor e pronto. Pode deixar que eu assumo a culpa. Não precisa se culpar, eu assumo que fui atrevida e era isso mesmo que eu queria. — Então rimos e nos abraçamos.

— Vamos agora. — Diz ele.

— Vamos. — Confirmo.

Quando chegamos ao carro, dou a chave para ele dirigir. Aproveito e ligo meu celular e percebo que está cheio de chamadas do Dionísio, da Nina e da Dora. Peço licença para o Guru e vou ligar para Dora.

— Oi Dora, sou eu.

— Oi patroa, como vai? Estamos muito preocupados com a senhora.

— Na verdade, estou muito bem Dora, mas por favor, não comente com ninguém. Diz que liguei e que estou melhorando e o tratamento vai demorar. Só que eu estou muito bem, estou ótima. Não se preocupe, só não comenta, diz para todos que estou melhorando. E os demais?

— Olha patroa, eu não quero fofocar, nem criar tumulto, mas parece que o outro está dando jeito de arrumar alguém.

— Olha Dora, eu até acho que é melhor para mim, no fundo, no fundo, eu quero cair fora desse casamento.

— A senhora acha patroa?

— Acho não, tenho certeza. Olha o quanto já sofri.

— Deus me livre. Mas a senhora tem razão patroa, tem razão, sim.

— Está bem, Dora, agora vou desligar. Fica como combinamos.

— Tá patroa, Deus abençoe a senhora.

Quando percebi, já estávamos entrando na cidade, perdi a oportunidade de estar abraçada nele como havia planejado. A cidade é pequena e logo achamos o bar onde estava a turma da Clínica. Uns bebendo cerveja, outros refrigerantes, outros suco, e eu preferi um sorvete.

Têm os que cantam naquele aparelho onde passa a letra e sai a música, karaokê. Outros conversam e às vezes saía uma piada. Um ambiente bem alegre e descontraído, me sinto bem "enturmada". Chego até a conversar bastante, é a prova que mudei. Sento ao lado do Guru, mesmo ninguém sabendo do nosso relacionamento. Mas sinto que ele é meu parceiro, meu companheiro, enfim, meu amado, e estou ao lado dele.

Agora sinto como é bom um casal que sai e está junto. As pessoas ficam mais contentes, alegres e felizes, quando estão com a pessoa amada. Ficamos até depois da meia-noite, e não percebi cansaço no Guru, apesar de coordenar aquele grupo todo. Uma das moças que estava na Clínica até perguntou para ele se não estava cansado. Ele diz que não, e que fica bem energizado quando faz esse trabalho.

Na volta, aproveito e fico bem junto dele. Peço se não queria passar a noite em um motel. Ele acha que não, daria muita marcação e o pessoal da Clínica depois iria complicar. Falo que poderíamos dormir juntos, para ele deixar a porta aberta que subiria depois. Então também diz que não daria, porque tem um guarda e sempre faz um relatório e passa para a direção e iriam complicar.

Sugere para que eu me mudasse para o pavilhão de cima, que assim ficaria mais fácil. Fico mais contente com essa possibilidade. Quando chegamos de volta, aproveito para nos beijarmos no carro. Descemos, ele me leva até o meu pavilhão, me entrega a chave e aproveito para dar mais um beijo de boa noite. Ele sobe para o quarto dele e eu para o meu. Não queria isso, mas tive que aceitar.

Após escovar os dentes e colocar o pijama, deitei-me na cama e, refletindo, pude perceber o quanto mudei. Parece um sonho, parece mentira que em tão pouco tempo pude mudar tanto assim. Não só eu, mas todos os que fizeram o workshop tiveram uma grande mudança. Isso dava para perceber a olho nu.

Muitas e muitas pessoas têm problemas nas origens, e como disse o Guru, se não tirar isso para fora, não cura. O sofrimento é eterno, claro que nem todos tinham esse problema que eu tive com o meu pai. Outros tinham outro tipo de problema. O fato que deu para perceber é que todos tinham problemas em relação aos pais. Agora tenho que saber administrar como irei fazer para voltar o mais tardar possível. Eu quero ficar o maior tempo que puder com o Guru. Amanhã tenho que ver a programação dele para me decidir.

Antes, vou desligar a caixinha para não ouvir o som amanhã cedo. Vou dormir até mais tarde para descansar um pouco mais, vou aproveitar também para ler e forçar para vir o sono. O que dá para perceber forte são os raios e os trovões. Certamente hoje poderá chover aqui, a não ser que novamente a chuva só venha até ao lado.

CAPÍTULO XVI

Acordo com o barulho do vai e vem. A primeira coisa que lembro é de agradecer a Deus numa mistura de pensamentos com o Guru. A minha vontade é de estar com ele. O corpo bem cansado e a alma muito leve, limpa e feliz. Se eu fosse evangélica como o Guru iria dizer – Glórias a Deus –, após espreguiçar-me, levanto para o banho. Depois, providencio as roupas para lavar. Assim que abro a janela, vejo que essa noite choveu, confesso que não vi e nem ouvi nada. Deve ter sido uma chuva fraca e calma.

Ao sair já deixo a roupa para lavar e peço para a moça da recepção se poderia mudar de pavilhão. Alego o barulho. Ela concorda imediatamente, se precisasse o rapaz iria ajudar a levar as malas.

Em seguida, vou tomar um suco verde e mais tarde comeria algumas frutas. Aproveito o tempo e vou dar uma caminhada para passar a dureza do corpo. É que foi muito esforço durante o workshop. Nessa caminhada, vem somente em minha mente o Guru e tudo que passei com ele. Certamente estou apaixonada por ele.

Sinto-me muito feliz por tudo que aconteceu e ainda está acontecendo. Agradeço muito a Deus por isso, pela oportunidade, das coisas ruins que passaram, graças a Deus que passaram. A luta agora vai ter que ser para me separar do Dionísio, mas Deus vai interferir e vai ser fácil.

Fico pensando o que o Guru estaria fazendo agora. Provavelmente, ainda descansando. Ele também deve estar cansado. Eu poderia estar massageando ele, tomar um banho junto, coisa que nunca fiz agradavelmente a não ser ontem com ele mesmo. No fundo, no fundo, estou admirada de mim mesma, por ter a coragem de entrar no quarto dele. Deus me perdoe, mas foi muito oportuno. Foi acontecendo naturalmente. O bom é que não programei, foi meio que instintivo, se fosse pensar seria mais difícil. A natureza se encarregou de agir. Posso dizer que foi muito bom, foi ótimo.

A chuva passa ao lado

Dou três voltas e está quase no horário da terapia. Aproveito para comer uma fruta e fico olhando se não o vejo. Desço para o salão de baixo e então pediram para entrar na sala do Guru, pois estava me esperando. Entro e fecho a porta e com um frio na barriga dou um abraço, um beijo gostoso e prolongado. Preciso me encaixar bem nele e acariciá-lo. Ele está sendo receptivo e eu aproveito para sentir algo compensador, algo que nunca havia sentido antes a não ser agora com ele. Apesar de minha vontade ser estar fazendo amor, ele pede para que eu sente.

— Então, como passou? — Pergunta ele.

— Cansada fisicamente. A alma leve e muita vontade de estar com você. — Respondo.

— Do cansaço é do esforço do workshop. Da alma leve é isso aí mesmo. De estar comigo, entendo, ou melhor, agora entendo. Mas, agora vamos para a terapia, pois temos que terminar algumas âncoras que ainda estão aí. Primeiro, acho que a questão com os pais foi resolvida. Você conseguiria falar disso?

— Sim, você deve ter percebido que desde pequena meu pai me usava sexualmente. Minha mãe não gostava dele e ele me usava. Desbloqueei isso no workshop por completo e fiz o trabalho do perdão que você trabalhou com a gente. A mãe também perdoei apesar da omissão dela. O interessante é que consigo falar disso sem doer. Realmente é um fato passado e curado. Agradeço muito a você, fez um bom trabalho.

— Que nada, foi pelo seu merecimento e esforço. Agora vamos ver o que falta para trabalhar. Tenho a impressão que é em relação ao seu marido, no casamento.

— É, tenho que resolver isso.

— Então vamos a isso. Pode falar sobre ele.

— Bem, eu devo ter me casado como refúgio e com alguém que iria me amparar. De princípio, até que foi bom, mesmo sentindo que não tinha amor. Apenas um gostar, mas isso me preenchia e por muitos anos me servia. Com o tempo foi se desgastando. Ele também foi mudando, sempre me tratou bem, nunca faltou com respeito ou me agrediu, apesar das falcatruas dele.

— O que ele faz?

— Ele tinha uma fruteira assim que casamos. Prosperou rapidamente. Comprou uma fazenda e depois foi ampliando tudo rapidamente. Comprou vários apartamentos. Depois, sei que tem uma empresa grande, de que não me pergunte porque não sei. Foi crescendo e crescendo, prosperando, o dinheiro era e sempre foi fácil. Eu passei o maior tempo na fazenda. Sempre teve um "zum zum" por lá. Com o tempo fui descobrir que ele traficava drogas e armas. Fazia transporte com avião, ele tem aviões. Cedo ou tarde ele iria preso e foi. Ali caiu o mundo de vez para mim, mas fui aguentando. Outro meio que ele usava ou ainda usa era, ou é, com os circos, com os bugres e os ciganos. Ele é muito inteligente para o lado mau. Mas como disse, sempre me respeitou apesar de sempre me dominar, estar sempre abaixo dos comandos dele. Certamente deve ter me traído com outras mulheres.

— E o que você pretende agora em relação a isso?

— Primeira coisa é me separar, e depois, na medida do possível, ficar com você. — Respondo deixando ele um pouco surpreso.

— Pois é... Algo mais?

— Creio que não. Tenho que resolver isso.

— Está bem, vamos para a respiração para resolver isso também. Você quer usar o banheiro?

— Sim.

Aproveito e vou até o banheiro. Surpresa comigo mesma de ter conseguido falar tudo isso. Creio que se deva a confiança que tive nele e também a melhora que tive durante todos esses trabalhos feitos, no individual e no workshop.

Na volta, deitei na maca. Ele me fez uma quiropraxia, para soltar o cansaço dos trabalhos de grupo. Depois, pede para me concentrar no que eu tinha falado e começar a respirar na técnica do renascimento.

Tento me concentrar, mas é difícil, só o sinto na minha mente. Percebendo que não estava concentrada, por várias vezes pediu para me concentrar e tentar me conduzir para aquela situação.

Tento e é difícil. Quando as reações do corpo começam a vir é que ele me sai um pouco da mente. Sinto leves formigamentos. Nem comparar com as outras vezes. Tento jogar fora todo o passado com o Dionísio, por orientação do Guru. Mais um pouco e vai saindo um peso do peito, apesar dele nunca ter me feito mal diretamente, vou perdoando-o.

O Guru me faz ver que ele também, apesar de ter me sufocado, me acolheu e é para agradecer também, não apenas condenar. Então agradeço e vou tirando tudo do meu coração, tanto as coisas ruins como as boas. Respiro bastante e sinto que vou me limpando. É bem mais leve do que os anteriores, principalmente fisicamente e aquele sufoco que existira antes e que me doía.

Vou respirando e respirando até me sentir limpa. Um alívio grande começou a se formar no meu interior. Só uma coisa tenho que fazer, me separar, aquele lugar onde vivo não é meu mundo.

O Dionísio não tem mais jeito, ele não vai mudar, esse negócio de tráfico ele não vai mudar. Mesmo preso, ele ainda comanda tudo. Esse não é meu mundo, por mais que eu perca ou ganhe, tenho que me livrar desse inferno. Ele mesmo preso consegue praticamente comprar tudo que precisa e deseja, celular na cadeia, já levou outras mulheres para transar. Não, não! Definitivamente esse não é o meu mundo.

Agora, o corpo fica mais tenso. O Guru sempre me dá apoio e me orienta em relação a como fazer a respiração e soltar o lixo do passado. Continuo respirando forte. Agora vem o pensamento de me separar definitivamente e viver com o Guru, de que forma não sei, só sei que é isso que quero. Por dentro, o amor se faz forte, muito forte. Preciso me abraçar nele, se possível, fazer amor aqui mesmo. Quanto mais respiro, mais aumenta essa paixão. O desejo é cada vez mais forte. Essa respiração me ativa e me excita.

Consigo pegar na mão dele. É bom, me sinto mais segura agora, mas o desejo vai aumentando. Que bom, até nem chorei, é um sinal que já estou bem melhor.

Quero o Guru dentro de mim e eu estar dentro dele. Ontem foi maravilhoso. Agora quero de novo, me sinto atordoada com muito desejo. Tento puxar ele junto a mim, ele entende e me abraça. Puxo ele em cima da maca e fico abraçada bem encaixada.

Continuo respirando, o desejo aumenta. Vou acariciando, tiro a camisa dele e minha blusa. Sinto a energia do corpo a corpo. É maravilhoso. Minha respiração ainda aumenta. Meu desejo é muito forte, o que sinto é muito intenso. Então começo a me saciar com o corpo dele.

Sinto todo o corpo vibrando, o que sinto é realmente que estamos fazendo amor. Tudo vai acontecendo naturalmente, amor, sexo, desejo, paixão. Jamais pensei ou achava que iria sentir tudo isso. É muito intenso até o ápice do orgasmo e foi prolongado tanto o meu quanto o dele.

Com a música do fundo, ficamos abraçados com a respiração ofegante, tanto a minha como a dele. Sem falar que o que mais me vem à mente é agradecer a Deus. Seja certo ou errado, obrigada Deus, obrigada Deus, obrigada Deus, obrigada Deus, infinitamente obrigada Deus...

Agora o silêncio é bom. Até parece que estou mais vazia, é um estado zen. Um estado de satisfação, felicidade e plenitude. Queria sempre estar assim, mas vai passar, pelo menos vivi isso, vivi isso um dia, um momento. É uma experiência única e completa que faz bem.

Todos devem passar por experiências boas e completas, se não, ficamos incompletos na vida. Se eu tivesse que morrer sem ter passado por isso, teria morrido insatisfeita. Graças a Deus, agora não mais. Passou a vontade de morrer. O que mais quero agora é viver, e ter vivido isso é muitíssimo bom.

Aos poucos o Guru vai passando a mão em meus cabelos e vai me tirando daquele estado de plenitude zen. Dou um abraço bem forte nele e ele só me acalenta. É extremamente gostoso. Ficamos aqui por mais alguns minutinhos até ele falar.

— Vamos?

Eu fico aqui mais um pouquinho, depois o solto e digo:

— Foi muitíssimo bom. Agradeço-te muito por isso.

— Que nada, vai ver que você merece. — Completa ele.

Temos que ir, apesar de que minha vontade é de ficar aqui para sempre. Levantamo-nos, nos vestimos.

— Você tem mais uma sessão ainda hoje? — Pergunta o Guru.

— Sim, a das vinte e trinta.

— Agora vamos, vou subir e tomar um banho e depois desço para o almoço.

— Está bem. Eu subo e vou junto, transferi meu quarto lá para cima.

No caminho encontramos algumas pessoas e subimos para os quartos disfarçadamente. Procuro não deixar pistas da nossa relação. Vamos conversando coisas normais, como do lugar que é muito bonito. Que para mim, foi como um milagre a transformação de minha vida...

Chegando, fecho a porta do corredor nas minhas costas, e quando chego à porta do meu quarto, puxo-lhe e dou um beijo. Ele seguiu para seu quarto e eu para o meu.

Tomo um banho mais rápido e desço para almoço. Provavelmente o Guru já estaria lá, já que os homens sempre são mais rápidos no que se refere ao banho. Ao descer para o almoço, desço observando o quanto estou bem, transformada, realizada e feliz. Acho que nada no mundo pode transformar as pessoas tanto quanto esse trabalho do Guru, ele é muito bom. Não só comigo, todas as pessoas que vi que fizeram o workshop, todas saíram satisfeitas e superaram as expectativas, mesmo as que já tinham participado de outros grupos.

Que satisfação. Chego ao refeitório, me sirvo e sento à mesa onde o Guru está com outros colegas. Vamos conversando sobre assuntos aqui da Clínica. Percebo que participo, outras vezes, sempre ficava calada só ouvindo. Agora participo, dou minha opinião, não sou mais aquela pessoa vazia, sem nada.

Vamos almoçando calmamente, depois o Guru pede licença, pois iria descansar para ter fôlego até à noite. Eu fico mais um pouco por aqui, conversando com um e com outros até chegar a hora dos procedimentos da Clínica.

Primeiro, vou para o banho de argila. Enquanto ficamos no barro, deixam de fundo uma meditação, deve ser uma do Ishvara, de relaxamento e espiritualidade, muito boa. Nesse tempo consigo dar uma cochilada. Depois levanto, tomo um banho para tirar a argila e faço o vapor para tirar as toxinas. Em seguida, vou para o lanche da tarde composto por suco e algumas frutas.

Sento à mesa com o pessoal e peço o que teria agora, dizem que seriam outros procedimentos ou terapias individuais. Uma senhora pede se não quero fazer massagem ou alinhamento dos chakras. Digo que preferiria uma massagem, já tinham comentando que ela faz bem, uma mão de fada. Uma senhora meiga, gordinha e bem simpática. A maioria dos atendentes da Clínica são todos simpáticos.

Vamos até uma sala externa, tipo uma cabana. Pede para tirar a roupa e deitar na maca. Só espero que não seja "lésbica." Nada contra, mas não me sentiria bem.

Começa a massagear os pés e as panturrilhas. Achou uns bloqueios onde me doem e diz que é indecisão em relação ao meu casamento. Na medida em que ia massageando, pede para ir respirando. Nas costas, vai liberando a "kundalini" apesar de não entender muito o que ela diz.

Depois de massagear a cabeça, pede para virar, acha mais algumas dores e ainda bloqueios sexuais. Mágoas na linha do fígado e do coração, mas percebo que já tinha me liberado bastante. Depois que terminou me senti bem. O meu medo dela ser "lésbica" não se confirmou e deixou uma musiquinha relaxante. Pede para dar uma espreguiçada e me vestir, me dá um abraço e pede para fazer mais vezes.

Assim que terminou, subo até o quarto e fico deitada pensando no Guru. Dá um friozinho na barriga, pensando em tudo o que já aconteceu e essa paixão inusitada.

Agora a questão é com o Dionísio. Dá vontade de ligar para ele, vejo que é muito tarde para ele atender ao telefone. Vou deixar para amanhã.

Vamos ver ainda a sessão com o Guru, hoje à noite. Talvez tenha que trabalhar ainda mais isso e depois sei que com essas coisas tudo parece virar um passe de mágica. Realmente, tudo fica mais fácil, é como ouvi as pessoas comentarem.

A minha ideia é pedir a separação, nem imagino a reação dele, só Deus sabe, a questão é, e depois?

Depois também somente Deus sabe, pelo menos espero ser melhor. No fundo da alma sei que coisas boas ou muito boas vão acontecer. Em relação ao Guru, também não vou me culpar por ele ter se envolvido comigo, porque tem muitos outros profissionais de outras áreas que acabam se casando ou se relacionando com seus clientes ou pacientes. Vou fazer o quê? O amor aconteceu e não posso abortar isso.

Como posso viver bem com um traficante? Não é minha a turma, eu procuro estar correta. Conviver com isso é ser compassiva com tudo, com certeza não faz parte do meu eu. Acho que seria falsa ficar convivendo e levando adiante essa situação...

O sino bate, é hora do jantar, depois tenho a sessão. Ao descer, me vem no pensamento que o melhor seria ainda a morte do Dionísio. Poderia nesses tráficos acontecer uma emboscada, ele reagir e poderiam matar ele. Daí sim, seria livre por completo, mas isso é apenas um pensamento que vem, não é um pensamento bom. Então, não faço esse pensamento meu. É apenas um pensamento, não vou te aceitar. Sai pensamento e não quero pensar nisso.

Seria bom para mim, ah sim, mas não quero esse pensamento, se é teu "capeta" esse pensamento, vou dizer como os crentes, "tá amarrado". Agora sai! Ora essa, não posso mais aceitar qualquer pensamento, se nós aceitarmos todos os pensamentos, faríamos muitas loucuras, apesar de que tem muita gente que aceita. Só que comigo não tem mais essa, tenho que vigiar a mim mesma. Somente assim, como diz o Guru, é que vencemos a nós mesmos.

Quando chego ao refeitório passo os olhos para ver se vejo ele. Dá aquele básico friozinho na barriga, mas não o vejo. Pego o prato e me sirvo. Sento com aquele casal de amigos que andam sempre juntos, até parece que eles têm um caso, sabe-se lá. É outro pensamento que vêm, não quer dizer que seja a verdade.

Conversamos sobre como foi o dia, do tempo que ficaríamos aqui, digo que não saberia dizer ao certo. Eles acham que essa semana iriam dar alta, que tinham melhorado bastante, além do esperado. Que mandaram outras pessoas para virem se tratar. Na verdade, um papo rotineiro dentro de uma Clínica igual a essa.

Papo vai, papo vem, e o tempo passou. Por dentro, uma ansiedade esperando ver o Guru. Certamente está atendendo e provavelmente atrasado. Subo para meu quarto, naquilo encontro-o no corredor. Ah que subiu um "negócio" quando o vejo. Dou um beijo já que não tem ninguém por perto e ele diz que está um pouco atrasado e que iria jantar. Dentro de quinze a vinte minutos é para esperar lá embaixo que vai me atender. Vou para o quarto, escovo os dentes e desço no pavilhão onde ele atende e aguardo.

Como é interessante a paixão ou o amor. É como um ímã, a gente sempre quer estar perto ou junto. Existe um grande poder de atração, tanto física como de companhia, de compartilhar e conviver. Para mim, tudo isso é novidade, nunca havia sentido antes, tantas coisas juntas.

Enquanto fico aqui aguardando, vêm umas pessoas conversar. Umas me dizem que estou bem melhor de quando cheguei, elas percebem um brilho muito grande em mim. Digo que é todo um conjunto, as terapias, o grupo, o lugar, só que quando falo do lugar me dizem que está para fechar, mal organizado, tem problemas e que provavelmente vai a leilão. Que outros vão comparar, que foi mal administrado, que teve desvio e confirmam, é um lugar sagrado que vai ser comandado pelo demônio se assumir quem eles pensam que vai.

Minutos mais que ficamos conversando e isso me ajuda a me distrair até chegar o Guru para minha sessão de terapia individual. Convida-me para entrar na sala de atendimento dele e vem aquela vontade louca de me abraçar nele. Uma pressão nos lábios para beijar. Que loucura esse estado de adolescente. Não vivi na época, vou viver agora.

Assim que ele fecha a porta não resisto, puxo-o contra mim, fico num prolongado beijo, abraço, me encaixo e fico com as mãos passando nas suas costas e cabeça. Quanto mais beijo, mais quero beijar e ficar junto. Ele tenta sair, mas o seguro ainda mais, é muito gostoso. Para mim, é insaciável, satisfaz, mas é insaciável, um amor exuberante.

"Ufa", foi de tirar o fôlego. Logo ele me pede para sentar. Percebo que ainda ele está um pouco resistente e fica centrado no seu trabalho. Devo ser um incômodo ainda para ele.

— Então, como está se sentindo? — Pergunta ele.

— Muitíssimo bem. — Respondo.

— Que bom! O que você melhorou e o que ainda tem para melhorar?

— Melhorou quase tudo. Minha saúde, meu humor, meus pensamentos, esse relacionamento que estou tendo com você é simplesmente maravilhoso. Coisa que nunca havia sentido antes, nunca havia amado, nunca me senti amada, nunca tinha me amado, nunca tive orgasmo. Está sendo divinamente maravilhoso isso tudo. A única coisa ainda que tenho que resolver é em relação ao meu casamento.

— Pois é, e o que você pensa em fazer?

— Me separar! Como já havia dito antes. Eu não quero mais conviver com aquilo, com alguém que eu não amo, com quem nunca amei e nunca me senti bem, principalmente sexualmente. Tinha que ter relações sexuais sem querer, sem vontade nenhuma. Era uma tortura e se eu tiver que continuar casada tenho que continuar com as mesmas coisas, isso eu não quero mais.

— Bem, ele está preso, para você falar com ele tem que ir lá.

— Não, ele tem um celular, só não liguei hoje à noite porque era tarde, se não, teria ligado.

— E o que você quer trabalhar hoje à noite?

— Olha, no fundo, no fundo, eu queria fazer uma regressão. Não sei se você faz, mas tenho que buscar razões para saber o porquê tive que passar por tudo isso. Sei que você não acredita e provavelmente nem vai querer trabalhar isso em mim, devido a sua religião. Eu gostaria muito de ver nas vidas passadas o que houve, se fui tão ruim assim para ser usada pelo próprio pai, não ter orgasmo, nunca ter amado, a não ser agora com você.

— Não é uma questão de acreditar ou não, eu sou um profissional da área, o que é, é, e o que não é, não é e pronto. Tem coisas que tenho que deixar as crenças de lado, porque são apenas crenças.

— Então podemos fazer?

— Creio que sim. — Responde ele, mas com pouca vontade.

— Que bom, é isso mesmo que quero e preciso fazer. -—Vou confirmando para ele não mudar de ideia. — E como se faz? — Pergunto.

— O processo é simples. Eu vou te conduzindo no tempo, sempre consciente, nada de hipnose. Você vai revivendo ou relembrando os fatos e vai falando sempre com o verbo no presente. Tem três formas de você sentir, se você é visual vai ver, se é sinestésica vai reviver, sentir na própria pele o que passou, se é auditiva simplesmente vai relembrar. Nas vidas passadas também não tem mistério, da forma que vem ou como vem deve ser aceita. Não duvide, e as pessoas que você conhece aqui vai reconhecê-las pela sua alma e não pelo corpo.

— Tudo bem. Vou fazer.

— Está preparada?

— Com toda a certeza. — Confirmo.

— Você pode ir ao banheiro se precisar.

Ao me levantar dou mais um beijo nele. Vou ao banheiro contente. Era uma coisa que sempre quis, saber do porquê de tudo que passei. Graças a Deus, ele resolveu fazer. Quando volto, pede-me para deitar na maca, aproveito para dar mais um abraço e um beijo. Deixou a sala meio escura, pede para relaxar, pedir a Deus que fosse permitir essa viagem, não para o passado, mas para dentro de mim mesma.

Pede para lembrar de ontem, lembro do workshop. De um dia da semana passada, lembro do dia que cheguei aqui e lhe vi. Um determinado dia do mês passado, num sábado que tive que ir naquele inferno da cadeia e tinha que fazer sexo com o Dionísio sem vontade, naquele lugar horrível e desagradável.

Pede para respirar bem fundo e assoprar, jogar fora esse momento também. Num momento da vida adulta, no dia em que o Dionísio foi preso, não sabia se era bom ou ruim, se iria me ajudar ou atrapalhar ainda mais.

Um determinado dia da juventude, o dia do meu casamento. Que dia sem graça. Devo ter saído de um buraco e caído em um poço. Pede para respirar fundo e jogar fora.

Um determinado dia da minha adolescência, meu pai transando comigo. Que tortura, que inferno, que nojo, que vida imunda, desprezo, já tinha consciência que estava tudo errado. Respirar fundo e jogar fora.

Criança, por volta dos cinco, seis anos. Meu pai me pegando meio que a força, e fazendo sexo pela primeira vez. Depois me torturou para não contar nada a ninguém se não iria para o inferno e iria me matar.

Bebê, meu pai me tocando, acariciando meus genitais, não entendia nada.

O Guru pede para respirar fundo e assoprar, jogar fora esse passado escuro.

No útero da mãe. Mal-estar, apertado, ela com raiva, desamor, rejeição.

Respirar fundo e jogar fora.

Voltar no espaço e no tempo e vou até uma vida passada que tenha uma relação com o momento presente. Demorou um pouco, no entanto, comecei a me ver em uma estrada bonita. Passei num bosque. Parece perto de um canavial e que susto, dois homens pulam na estrada, me pegam, me amordaçaram a boca e me levam no mato.

Tento lutar. Uma coisa presa. Vem o choro, quero gritar. O Guru diz para gritar agora aquilo que não consegui gritar na hora. Começo a me mexer, um sufoco, mas não sai nada.

Não consigo soltar. Tento me mexer, mas estou presa, grito, mas o grito não sai. Uma dor forte na alma e na vagina. Nada sai, nem a própria respiração. O Guru pede para soltar novamente e diz, isso já passou, solta agora. Nisso o grito sai, meio tímido, choro, começo a "espernear", chutar. Ele diz, solta agora, isso foi no passado, solta agora. O grito sai forte, a dor no peito sai também, que horror.

Sinto-me deitada depois no chão, estuprada, lá jogada como um animal, um bicho. Os que me estupraram, um era meu irmão na época que hoje é o Dionísio e um amigo dele que hoje é meu pai.

Que ódio, que ódio que sinto deles agora, por quê? Por quê? Por quê? ... Vem o choro mais forte e dolorido. O Guru pede para ir soltando. Coloca a mão no meu peito e isso alivia ainda mais. Sinto uma mão amiga e acolhedora.

Pede para perdoar e me libertar daquilo. Depois ir mais adiante, alguns anos a mais. Percebo-me ou me vejo em uma casa, triste, sem expectativas, sem vida, uma vida sombria até a morte.

Ele pede para voltar agora antes do estupro. Vejo-me uma moça alegre e feliz. Pede para colocar dois espelhos grandes na minha frente, o da esquerda era para olhar a vida passada, o da direita para ver a vida presente e fazer um paralelo. Percebo que a do passado vivi bem até a juventude, depois foi igual a minha vida atual até a semana passada. A partir do workshop, estou vivendo igual à vida na juventude da vida passada. O que passei lá estou passando nessa vida também. Uma época boa lá e depois aqui também, uma época ruim lá e nessa vida aqui também, que já passou.

A chuva passa ao lado

Pede para respirar fundo, que soltasse, perdoasse e relaxasse. Percebo que ele saiu da sala. Procuro ficar em silêncio. Um vazio grande dentro de mim, não que seja ruim, dá a impressão de limpeza.

Preciso antes de mais nada perdoar, que sejam todos perdoados. Vem uma dúvida agora. Por que também fui estuprada lá na vida passada? Também lá tenho que ter uma consequência? A história ainda não fecha. Ficou algo para trás, essa pergunta me impacienta, assim que o Guru volta falo para ele.

— Estou com uma dúvida?

— Sim, pode perguntar.

— Por que lá na vida passada também fui estuprada?

— Ah! Sim, você quer ver?

— Quero!

— Vamos aproveitar que ainda você está no processo. Feche os olhos, relaxe e volte no tempo. Vá ainda mais adiante da vida que você viu anteriormente. Volte mais, volte até onde venha mostrar outra vida que tenha uma relação com essa outra vida que você viu... — Pausa... — Volte um pouco mais.

Consigo rever o que vi antes, mas tenho que voltar mais. Por que fui estuprada naquela vida passada, qual a razão? Uh! Que coisa feia, me vejo um soldado, parece mais com um guerrilheiro passando em casas, roubando, destruindo, estuprando mulheres e moças. Quem revida morre, que horror. Nos cabarés, pegamos as prostitutas à força e transamos com elas, e se revidassem, também morriam.

Meu Deus, me perdoe e sejam perdoados os que me estupraram também. Que loucura essa vida. Por essa não esperava. O Guru me pede para respirar fundo e soltar para sair isso de mim, então ele diz:

— Peça a Deus o perdão. A absolvição dos teus pecados. Perdão a todas as pessoas que você prejudicou e que agora todos os karmas sejam queimados. Diz: em nome de Deus e de Cristo, eu peço perdão e me liberto dos karmas dessas vidas passadas. De todas as maldições que sejam consequências de todo meu passado. Eu estou livre e liberta.

— Em nome de Deus e de Cristo, eu peço perdão e me liberto dos karmas dessas vidas passadas, de todas as maldições que sejam consequências de todo meu passado. Eu estou livre e liberta.

— Respira fundo agora, se perdoe também e busque um novo direcionamento em sua vida.

Ainda me vem a imagem do passado. Algumas pessoas que estuprei foram o meu pai e o Dionísio. A mãe eu só matei. Por isso ela me odiava e sem eu saber o porquê.

Respiro fundo de novo. Que eu seja perdoada por ela e ela que me perdoe. O Guru pede para eu respirar fundo de novo. Dá a impressão que ele sabe o que se passa dentro da gente, na hora certa ele dá o comando.

Deixa-me em silêncio. Agora sim, estou bem aliviada, bem liberta das amarras do passado. É bem certo, aqui se faz, aqui se paga. Cedo ou tarde as coisas voltam, e é por isso que tem muita gente que sofre, sofre e não sabe o porquê, o quanto se aprontou em outras vidas.

Por essa não esperava, ou ainda, por essas não esperava. Muita coisa em pouco tempo. A eficiência desse carinha é surpreendente. Deve ser por isso do seu apelido de Guru. Ele não é tão velho para ter esse apelido, qual será o seu nome?

— Pode respirar bem fundo. Mexa o corpo e vai voltando. — Ordena ele.

Dou uma boa esticada. Mexo o corpo, respiro fundo, estico o braço e puxo-lhe para meu lado. Puxo mais sobre mim para lhe dar um abraço. É gostoso, parece uma coisa sobrenatural, uma mentira, mas tudo se fundamenta. Peço para ele deitar sobre mim e ficamos juntos. Só sentindo o corpo dele, sua respiração. Como é bom o amor, transforma a gente, o mundo se abre diante de nós. Espero que tudo agora, o universo comece a conspirar em meu favor. Chega de sofrimento, de amarração, de karmas. Ficamos por alguns minutos abraçados, depois ele desceu, me puxou e diz:

— Vamos?

— Vamos. — Respondo.

Em silêncio, calço meu chinelo. Ele dá uma organizada na sala e subimos para o pavilhão dos quartos. Enquanto andamos, me engancho no braço dele e vou refletindo em tudo que passou. Vendo-me nesse lugar que, para mim, está sendo mágico.

Passamos pela sala dos chás onde também é o salão dos workshops. Percebo que em um dos quartos se hospedou um casal. Andamos sem falar até os quartos e então pergunto se o Guru não quer ir dormir em meu quarto, já que é uma cama de casal. Ele balançou a cabeça indeciso, percebo que ele queria ficar no seu quarto e então eu digo:

— Fica melhor no meu quarto para assim ficarmos juntinhos. Pega teu pijama e fica comigo essa noite.

Ele me deu um beijo silencioso e foi.

Meu Deus, quem sou eu para dar ordens. Antes sempre fui mais omissa, agora até ordeno e justifico, obrigada Deus.

Deixamos as portas abertas. O casal fica no início do pavilhão e nós mais no final. Quando ele chegou e trouxe o pijama, a toalha de banho e a escova, fomos para o banheiro, e após escovarmos os dentes, tomamos um banho juntos. Como isso é bom, pelo menos para mim, acredito que para ele também.

Fazemos amor, mas esperamos para terminar na cama.

Fizemos amor de todos os jeitos e de todas as formas até chegar à plenitude do orgasmo. É muito bom, espetacular, ele ficou todo derretido, mole, relaxado. Eu fico plena, profundamente agradecida, completa, porque o amor e o sexo deixam a gente completa. Caso contrário, sempre fica um vazio, sempre falta um pedaço em nós. Ficamos aqui, ele "esticadão", eu fico fazendo carinhos nele. Calma, abençoada, amparada pelo universo, satisfeita.

Quando percebo sua respiração mais calma, pergunto:

— Tudo bem?

— Tudo certo, muito intenso.

— Que bom ouvir isso. — E me abraço nele. Depois continuo. — Você gosta de transar comigo?

— Sim, por quê?

— Sei lá, é para ter certeza.

— Sim, hoje principalmente foi muito intenso, muito forte, a gente vai se conhecendo mais e se permitindo mais.

— É verdade, hoje para mim, foi muito forte e intenso também, sem culpa, sem vigia, foi muitíssimo bom. — Dou mais um abraço nele, depois volto a perguntar:

— Eu tenho umas perguntas.

— Tudo bem, pode perguntar.

— Como é seu nome e, por que te chamam de Guru?

— Meu nome, Huendus Nicolau Bergamus. O apelido por meu nome ser um pouco diferente e um pouco por aquilo que faço. Mas, mais pelo nome ser meio estranho. — Rimos.

— Tem outra coisa. Estou me questionando, sei que você é evangélico, faz regressão, mexe com vidas passadas. Tudo bem que você falou que tem que ser profissional. Confesso que fiquei na dúvida se isso não confunde você.

— É assim: primeiro, a Bíblia não é um livro científico, "é um plano de salvação". A questão da reencarnação ou das vidas passadas, hoje tem cientistas que afirmam isso, a ressurreição não tem base científica, é uma crença. Segundo, a questão da regressão é uma coisa palpável, você viu, você sentiu e tudo foi se encaixando. Não me restam dúvidas, a ressurreição é só na volta de Cristo para saber toda a verdade.

— Agora, gostaria de saber quais são seus planos. O que você vai fazer, qual seu roteiro?

— Bem, amanhã vou continuar atendendo aqui na Clínica. Quarta-feira tenho que ir para Alagoas. Tenho um caso muito complicado para resolver. De lá, meus planos são de voltar para o sul, mas como rompi com minha namorada, fiquei meio que sem direção.

— Eu posso ir junto para Alagoas?

— Até pode. Só que eu só tenho uma passagem. E não é bem em Alagoas, é para aquele lado.

— Não, tudo bem, minhas despesas eu pago. Não precisa se preocupar.

— Por mim tudo bem. Só não sei como vai ser lá. É uma coisa nova, não posso dizer que é assim ou assado...

— Não faz mal. Vou me adequar como é, o importante é estar com você. Em relação ao Dionísio, amanhã ligo para ele e vou pedir a separação. Não precisa ficar preocupado com isso.

— Tá, tudo bem.

— Agora eu gostaria de saber de sua vida, o que você planeja, já que deixou de namorar?

— É um pouco complicado. No fundo, no fundo, sabia que minha namorada não seria uma boa parceira para meus planos. Acho que ainda o universo conspirou a meu favor nos separando. Eu tenho uns planos meios mirabolantes.

— Posso saber?

— Pode.

— Então conte. — Insisto.

— Minha ideia é entrar no Jardim do Éden.

— Como assim? — Falo espantada e rindo ao mesmo tempo.

— Eu tenho conhecimento Bíblico. Tenho técnicas avançadas, sei por alto onde é, tenho que entrar nele.

— Como assim? Explica agora, porque estou achando que quem é maluca não sou eu. — Rimos.

— Eu também não. É assim: a Bíblia explica aproximadamente onde fica, chegando lá, só tem uma maneira, é a purificação espiritual. Na Bíblia diz também, e os evangélicos nem percebem isso, que a manifestação do espírito se dá pelo ar, pelo vento, pela respiração. Tem várias passagens que explicam isso. Por exemplo, Deus deu a vida ao homem pelo sopro, pela respiração. O Espírito Santo se manifestou por um vento tempestuoso. Jesus para dar o Espírito Santo aos apóstolos também soprou sobre eles. O Espírito Santo é nosso consolador e é através dele que vamos entrar no Paraíso.

— Meu Deus ,que "piração". Cara, você não está precisando de um terapeuta? — Rimos.

— Ainda não. — Rimos.

— Me desculpe, mas para minha cabecinha isso é demais.

— Tudo bem, não se preocupe, um dia você vai entender.

— Acho difícil, pelo menos vou tentar.

Percebo que ele está cansado e queria deixá-lo dormir. Mas tenho outra pergunta que está me inquietando.

— Você faz terapia, como você lida com você mesmo? Sabe, nós temos vocês terapeutas como um mito, só que surgem muitas perguntas ou curiosidades.

— Eu tento tratar a mim mesmo, aprendi com o Ishvara. Medito bastante, faço as meditações dele e faço muita respiração. Muita respiração mesmo. Hoje não vou fazer, mas quase todas as noites, deito e faço essa respiração do renascimento por um longo tempo, a menos que esteja numa situação como essa. De manhã, faço uns longos minutos a respiração da meditação dinâmica. Estou sempre me purificando e me trabalhando.

— Bem, vou deixar você dormir. Amanhã conversamos mais.

— Tá bom, beijo.

Apago o abajur e fico deitada com ele. Sentindo esse calor humano e amoroso. Apesar de que, por dentro ficou muita coisa que vou ter que liberar. Primeiro, estou meio apavorada com essa história do Jardim do Éden.

Deus me afasta de um traficante e me dá um lunático. Ou ele é maluco, ou tem muita sabedoria, talvez isso faça jus ao seu apelido.

Agora, se for verdade isso, meu Deus, dá para tirar o chapéu, mas creio que é mais loucura do que realidade. Acho que sou eu que tenho que virar evangélica, porque, Jesus me acuda. Que situação, jamais esperava por essa, um cara desses pensar isso, se as pessoas souberem disso vai ser um abandono geral. Todos vão achar que ele é maluco.

Um cara bem conceituado pensar isso, não acredito. Não sei se estou decepcionada, espantada, ou o cara é muito crânio, muito cabeça, como dizem. Esses terapeutas também devem ser todos meio malucos. Eu acho que estou mesmo é abismada, essa deve ser a palavra certa. Esse negócio da Bíblia, se é isso que está escrito, ele deve ter razão. Razão em parte, agora entrar no Jardim do Éden, isso eu nunca ouvi falar.

Gostaria de ficar refletindo, porém, o sono começa a ficar mais forte. Vou ter que deixar para amanhã. Agora vou dormir satisfeita e, ao mesmo tempo, curiosa. Curiosa nisso do Guru e de amanhã, para ver ou saber da reação do Dionísio.

CAPÍTULO XVII

Com o barulho das pessoas, acordo. Fiz um sono só, o Guru também. Vem uma alegria enorme e me abraço ainda mais nele. Fico curtindo enquanto ele dorme. Sinto um pequeno desconforto, uma cólica estranha. Tento segurar para não perder o momento de estar aqui sentindo corpo a corpo. Não quero acordá-lo, deve estar cansado de ontem. Preferi também não levantar cedo para fazer os procedimentos da Clínica, porque me sinto completamente melhor.

Apesar de ser muito bom, o banho xamânico, a caminhada nas pedras depois aquele tipo tai chi. Provavelmente, vou voltar num período em que o Guru vai ficar no Sul, na casa dele.

Passados uns minutos, desperta o celular, sinto que ele respira fundo, dá uma espreguiçada, me abraça e diz:

— Bom dia.

— Bom dia, meu amor. Dormiu bem? — Complemento.

— Sim, um sono só. E você?

— Também.

— Eu tenho que ir. Tenho que atender. Vai ser mais um dia puxado.

Ele me dá mais um abraço bem forte, que retribuo. O sinto mais próximo, aceitando nosso relacionamento. No começo era diferente, tinha uma culpa nele, agora que ele terminou o relacionamento com a namorada está mais próximo e à vontade. Aproveito a energia do corpo dele com o meu e é delicioso. O amor transforma a gente, me sinto outra pessoa, bem diferente de antes de chegar na Clínica.

Ele levanta, me dá mais um beijo, eu não insisto para ele ficar mais, apesar de querer, porque sei que ele que precisa ir. Eu tenho que ir ao banheiro para ver se não veio uma menstruação fora de época.

Assim que ele sai, sento no vaso e desce uma bola de sangue. Muito estranho, depois desce mais um pouco, me limpo e confiro, uma coisa bem estranha. O sangue difere da minha menstruação normal. Creio que deve ser do trabalho de ontem. Mas depois vou conferir com o Guru para saber o que ele acha.

Aproveito que estou no banheiro para tomar um banho. Enquanto escuto o Guru no quarto dele com a respiração forte. Nossa, que fôlego, se escuta até daqui, se ele faz diariamente, deve ter uma boa resistência pulmonar. Assim que termino o banho, ainda escuto a respiração nasal. Surpreendente, meio maluco, porém, boa pessoa, sexo perfeito, ótimo terapeuta.

Aproveito para sair após me vestir. Na sala dos sucos, encontro o casal que chegou ontem à noite. Os cumprimento. Ele deve passar de cem quilos. Veio para dar uma desintoxicada e depois fazer a cirurgia de redução de estômago. Ela aparenta estar muitíssimo nervosa. Aconselho-os a fazer a terapia com o Guru, eles dizem que mais adiante, na volta dele. Já sabem da fama dele e foi bem recomendado, só que dessa vez não dá, já que ele vai embora amanhã.

Pediram-me, até quando irei ficar. Também disse que iria embora amanhã e voltaria em outra oportunidade. Teria que fazer uns negócios e aproveitaria ir até São Paulo de carona com o Guru, ficaria poucos dias fora e voltaria.

Aproveito para tomar meu suco verde. Ficamos conversando mais um pouco, me pedem se é verdade que a Clínica vai fechar. Digo que não tenho informações concretas, mas tem um zum, zum. Lamentam por ser tão boa.

Depois disso, aproveito e vou dar uma caminhada. Na volta, irei ver se tem horário para fazer mais uma terapia com o Guru e ligar para o Dionísio.

Enquanto caminho, fico recordando um pouco o passado, de tudo que sofri. Agora estou bem, estou outra pessoa, em paz e com Deus, por isso, agradeço, agradeço, agradeço e agradeço.

Fico olhando a natureza, o lugar é muito bonito aqui, vem o barulho forte dos caminhões que passam logo ali no asfalto. Volto a pensar em mim. A mudança que aconteceu desde o dia que cheguei aqui. Tudo o que as terapias me ajudaram. O envolvimento com o Guru, ele também faz parte da minha transformação, se fez necessário para completar um todo.

Assim que chego, queria dar mais uma volta, só que tenho que ir ao banheiro, parece que o fluxo de sangue é forte. Quando sento, desce mais, nunca havia acontecido antes dessa forma e tanto assim, é um sangue bem estranho, diferente.

    Encontro a dona Geni, ela me pede como estou e conto que estou muito bem, surpreendente. Peço a ela o que poderia fazer de procedimento já que tinha perdido o fio da meada. Aconselha-me a fazer um sol, tem um lugar que me mostrou em cima do pavilhão debaixo para isso. Pegar sol sem roupa, principalmente nos genitais, me deu uma apostila para ler sobre os procedimentos enquanto ficaria lá. Falo que estou menstruada.

— Ah, não. — Diz ela. — O que você poderia fazer é argila, massagem ou escalda pés.

— Tá, vou ver o que sinto vontade. — Respondo.

    Assim que ela saiu, lembrei que tenho que ver se o Guru ainda tem horário hoje e ligar para Dionísio. Primeiro desço e o Guru não tem mais horário para hoje, já que é o último dia dele antes da viagem. Subo no quarto e vejo que não tem ligações, milagre que o Dionísio não ligou. Sento na cama, respiro fundo e seja o que Deus quiser. Assim que ele atende, diz:

— Olá madame, quanto tempo. Como está indo tua Clínica?

— Por enquanto bem, estou me recuperando aos poucos. Só que me aconselharam a fazer um complemento em outra Clínica por uns dias e depois voltar aqui.

— Que Clínica?

— Não sei bem ao certo. De tarde vou ver, mas é lá para os lados de Alagoas.

— Barbaridade, que longe.

— É, é um pouco longe, não tenho muita vontade de ir, mas disseram que é melhor arriscar e me esforçar para isso.

— Sei, e tu vai?

— Pelo que me falaram, sim. Vou ver ao certo hoje à tarde.

— Tá certo, se é para ir, vai.

— E você, arrumou muitas aí?

— Lá vem tu de novo com esse papo.

— É que estou muito a refletir aqui.

— Lá vem bomba.

— Você sabe que para mim a vida até agora nunca teve graça. Como mulher, você me acha bonita, te faço companhia, mas nunca te satisfiz.

Sempre reclama e eu nunca tive prazer com o sexo, e isso é fundamental no casamento.

— Tu tens razão nisso, mas temos que ir levando.

— É justamente isso que eu não quero mais, ir levando.

— E tu queres que faço o quê? — Levanta a voz meio nervoso e continua. — Eu não tenho problema, quem tem problema é tu. Não tá se tratando? Se trata e tocamos a vida.

— Mas essa não é a vida que quero.

— Então, quer o quê?

— Sinceridade?

— Manda vê. Já tô preparado para a bomba.

— O melhor para nós é nos separarmos.

— Eu sabia que tu vinha com essa.

— Você sabe que sei que tem outras mulheres, me trouxe doenças três vezes. Não confio mais em você, me sinto mal quando tenho que ir aí te satisfazer e ainda mal, e quando sair vai ser a mesma coisa. Sei também que você está levando outras mulheres aí. Você compra tudo, só que eu não quero mais viver só nesse teu mundo, do jeito que quer, como quer e assim por diante. Você sabe que não vai dar certo.

— Vamos fazer assim, vou falar com meus advogados e depois te ligo.

— (Glória a Deus, concordou) Fica combinado, se eu não atender, ligo depois dando o retorno.

— Tá bom. — E desligou o telefone.

Por enquanto, foi melhor que a encomenda. Vamos ver agora se não vai me "sacanear" com a divisão dos bens. O problema é que está quase tudo em nome dos laranjas.

Parece que no fim tudo vai dar certo. Agora sinto o universo conspirando ao meu favor. Agora sim, creio que tudo tem seu tempo. O fim dos meus karmas, não digo todos, mas os principais ou o principal, que era responsável por todo esse sofrimento.

O que me resta agora é agradecer, e infinitamente, agradecer a Deus, até que enfim olhou para mim. Se eu pudesse gritar, gritaria "obrigada Deus", e Deus é bom e maravilhoso. Que nada, muito mais que isso, não tem palavra para definir a bondade de Deus.

A chuva passa ao lado

O que posso fazer agora? Acho que vou dar mais uma caminhada e agradecer, agradecer somente a Deus. Vou aproveitar passar na secretaria para ir acertando até amanhã. Saio andando e agradecendo...

Assim que volto passo na secretaria, peço para ver minhas contas e passo o cartão. Digo que tenho que dar uma saída e vou deixar o carro aqui até voltar. A moça disse que não teria problema, que ficaria seguro aqui.

Agora tenho que esperar até meio-dia para falar com o Guru e dar as notícias. Ver a passagem para a cidade próxima de Alagoas. Vai ser de novo uma quebra de rotina.

Nesse tempo, dou umas voltas no pomar das mangueiras, sentindo os cheiros, os perfumes, os aromas da natureza e das plantas. Assim que toca o sino do almoço, vou para lá. Primeiro, dou uma olhada se não vejo o Guru, estaria certamente atrasado devido aos atendimentos.

Sirvo-me e me sento com o casal que chegou ontem à noite. Conversamos sobre os procedimentos. Ele já tinha feito a consulta do biotipo e vai ficar o tempo todo com líquidos, a princípio com suco de laranja, orinoterapia e os procedimentos normais, os banhos de ar, xamânico, argila, vapor e alguma coisa de terapia individual e grupo. Lamentaram não ter feito o workshop.

Eu conto que terei que viajar e depois voltaria para continuar no tratamento com os procedimentos. Ele comenta que estou com boa aparência e que aparentava não ter mais problemas. Pede por que vim, então falo ter desmaio e o médico tinha me enchido de medicamentos e não me sentia bem com aquilo.

Não nasci para viver dependendo de remédios. Aqui só estou tomando os florais e o que mais me ajudou a melhorar foram as terapias com o Guru, o workshop e a bênção de Deus. Nisso, aparece o Guru, só percebo quando ele senta ao meu lado, já que eu estava de costas para a entrada. Apresento o casal, conversam e depois pede como estou, digo que muito bem e teria que falar com ele.

Assim que terminamos de almoçar, vamos até lá fora e peço como que eu faria para viajar com ele. Pede-me a identidade com CPF e como faria o pagamento. Digo que com o cartão de crédito, ele pega os documentos e vai até o computador e se conecta à internet. Entra no site e em poucos minutos me entrega os documentos e diz:

— Pronto!

— Nossa, que eficiente. — Falo surpresa.

— Modéstia à parte, sou bom na internet. Além das terapias, minha segunda melhor habilidade é computação.

— Que bom, eu já sou zero nisso.

— É, cada um tem suas facilidades ou habilidades.

— E eu sou boa no quê? — Pergunto.

— Deve ter suas habilidades, mas da minha parte, posso dizer que no sexo.

— Nossa, isso é um elogio?

— Da minha parte, sim.

— Que bom ouvir isso. Passei a vida toda sendo desprezada, principalmente pelo meu marido.

— Pois é, vai ver que era ele que não sabia lidar com você.

— Não vou culpar ele. É que eu tinha grandes bloqueios.

— Tem isso também.

— Bem, vou aproveitar que estamos aqui sozinhos para dizer umas coisas, uma é perguntar. Tive uma menstruação muito estranha, fora de época. Desceu umas bolas de sangue bem estranhas e a coloração também é muito estranha. O que você acha que é?

— Provavelmente é do trabalho de ontem. Não vou afirmar, mas noventa e nove por cento é disso.

— Outra coisa é que falei com o Dionísio e ele concordou em se separar. Para mim, foi uma grande surpresa.

— É que quando você começa a se trabalhar, a vida toda começa a mudar. Tudo começa a conspirar a nosso favor.

— Já percebi isso. Em pouco tempo minha vida mudou por completo.

— Na verdade, só é o começo. Vai se preparando que ainda vêm muitas mudanças.

— Não me assuste.

— Não, só estou lhe avisando.

— Que seja por vontade de Deus.

— E é. Bem, em relação à viagem, está tudo certo. Sairemos daqui amanhã cedinho, vamos direto para o aeroporto. Alguém da Clínica irá me levar, depois vão trazer o carro aqui de volta e vai ficar aqui até eu voltar. Deixa a mala pronta hoje à noite e amanhã é só tomar um banho e irmos.

— Que bom.

— Agora, você me dê licença, tenho que descansar, pois irei trabalhar à tarde.

— Tá bem.

Antes dele ir, puxei-lhe para meu lado e lhe dei um beijo. Pelo menos tudo certo, não sei se essa expressão está certa. Pelo menos, o melhor dizer ainda é, que bom, está tudo certo, tenho que começar a mudar a minha linguagem também. A questão agora é, o que vou fazer de tarde? Argila, vapor, não posso fazer. Vou ver se faço pelo menos uma massagem ou alinhamento dos chakras.

Vou até à secretaria onde fazem o agendamento e tem horário para o alinhamento dos chakras. Agendo para o horário das três e quinze. Nesse intervalo, fico por aqui, falo com um e com outro e o tempo passou.

Naquilo que chega o horário, a moça me chama e me encaminha para a irmã magra que faz o exercício da manhã. Me pede para tirar toda a roupa, justifico que teria que ficar de calcinha, que estava menstruada. Diz que tudo bem, não teria problema.

Ela coloca pedras de cristais em cada chakra e pede para trabalhar um por um. Assim que ela me falasse é para respirar em cada chakra.

O primeiro está um pouco bloqueado, porque estou passando por indecisão, segundo ela, e é verdade.

O segundo que é da criatividade e sexualidade está bem, só a parte da criatividade ainda está um pouco fechada.

O terceiro que é da decisão e do poder é o que está mais fechado. O quarto que é da afetividade está bem aberto.

O quinto ainda tem bloqueios, porque fiquei muitos anos com alguma coisa em segredo e não podia falar. Pede para soltar bem a respiração, sai até uns gritos até abrir bem, mas nem comparar aos gritos do renascimento, de qualquer forma, liberou.

O sexto também está fechado, que é a percepção, o terceiro olho. Respiro bastante, mas não abriu tudo.

O sétimo está meio, meio. Passei por um período muito escuro na minha vida, ainda tem alguma coisa sombria, mas vai sair.

Depois, fico dez minutos relaxando, nisso dou uma cochilada. Assim que me acordo ela pede para vestir a roupa, me dá um abraço e pede como estou.

— Estou bem. — Respondo. — Achei que tudo o que a senhora falou faz sentido.

— Nós vamos percebendo conforme estão os chakras, e isso não tem como errar.

— Só gostaria de saber que música que a senhora usou.

— Ah, é um CD que o Guru me trouxe lá do Sul, de um amigo dele. Deixa ver aqui, é "Cromoterapia e Chakras", do Ishvara. Amigo dele.

— Ah, sim, obrigada, vou pegar um com ele.

— Tá certo.

— Mas, muito obrigada, irmã. Agradeço.

— De nada, imagina.

Vou ver se ainda pego o lanche da tarde, mas só tomo um suco e vou dar mais uma caminhada até o tempo passar. Antes, porém, dou uma passada no quarto e fico pensando como é terminar um relacionamento. No caso do Guru com a namorada dele, até dá para fazer uma música caso fosse comigo.

O PASSADO COMEÇOU

Foi como um dia lindo de sol
De tudo que era bom
Aventuras e paixões
O amor era forte em nossos corações.

Foi como um dia lindo de sol
A saudade que ficou
O amor que restou
Faz pensar o porquê não perdoar

E por onde passo
Não existe mais espaço
Onde não vejo você

Foi a marca que ficou
O passado começou
Eu não quero aceitar

Entre o querer e o não querer
Eu não sei o que fazer
Aceitar ou rejeitar
A dor é forte (profunda) em meu coração

Se for assim que tudo acaba
Vou pensar em começar
Querer outro alguém
Para um dia ter um fim e dizer adeus.

    É, não deve ser fácil uma separação, a gente gostar de alguém, mas acontece muito, o fim de um relacionamento. Deve ser dolorido, o coração deve doer, mágoas devem ficar. Lembranças devem vir, e é aí que os poetas ganham inspiração. No amor, no relacionamento, nas separações, tudo é motivo para compor. Mas realmente, ainda bem que não é comigo, se não, realmente seria certo o que escrevi, no caso se fosse comigo e o Guru. Agora, com o Dionísio, dou graças a Deus que termine.

    Começo a andar. Percorro o olhar à terra, quanta terra. E se pegasse fogo? Como seria? Queimaria, destruiria, em certos momentos o fogo serve para queimar e purificar. O excesso de fogo é malévolo, destrói e não constrói, é ganancioso. É um líder político ou um administrador que explora, critica, dominador ao extremo. Se for sem fogo, é uma coisa apagada. Não esquenta, é frio, sem iniciativa e sem domínio de si mesmo. Sem liderança, um Maria vai com as outras.

    O bom é estar em harmonia com o fogo. O Guru tem harmonia, é líder, tem comando, conduz as pessoas para o bem. Dionísio é do mal, é fogo em excesso. Eu sou pouco fogo.

    Passado o tempo começo a ficar com a expectativa da viagem de amanhã.

    Será o que vem aí?

Coisa simples que não é. Esse mundo deve estar me preparando alguma surpresa, aparentemente estaria tudo encaminhado. Fim do casamento com o Dionísio. De romance com o Guru. Melhorei da depressão. Apesar de não concordar muito que tinha, mas devo admitir que estava muito camuflada dentro de mim.

Se eu ficar aqui também vai virar monotonia. Vai ser sempre a mesma coisa. Com tudo isso, fico um pouco impaciente. Melhorar já melhorei. Se o Guru ficasse aqui, tudo bem, agora ele saindo ficaria muito vazio. Acredito que estou certíssima em acompanhá-lo. É uma nova aventura.

O mais interessante para mim hoje foi o Guru ter me elogiado sexualmente. Dionísio sempre reclamou e me desprezou, não digo sempre. Apesar de que no começo, para ele deve ter sido bom. Para mim, foi razoável e foi piorando, até que ele começou a me desprezar e eu sentir cada vez mais desprazer.

É que com o Guru devo ter me soltado mais. O prazer com ele é intenso. Sinto prazer e orgasmo, coisa que era desconhecida na minha vida. Sinto-me mais mulher agora, antes era como se fosse apenas usada. Depois, o Guru é diferente, ele não procura só o prazer dele, ele procura contribuir para me dar grande prazer também. É uma coisa mútua, e acho que é isso num relacionamento, um procurar dar prazer ao outro e, ao mesmo tempo, ter prazer em fazer e sentir prazer. É meio difícil definir, mas em resumo, o bom é sentir prazer. É estar satisfeito. No meu caso, satisfeita, e isso estou muito, muito satisfeita.

Oh! Graças a Deus. Esse mal de nunca ter sentido alegria e nem prazer não vou levar para o caixão da morte. Agradeço a Deus.

Aqui sozinha percebo que ainda tenho ansiedade, se estivesse na fazenda estaria indo na Nina. Aqui, posso descer e conversar com alguém, sempre tem alguém para conversar. Ainda sinto um pouco daquele vazio de ficar sozinha, deve ter ficado resquícios. Mas nada que uma boa terapia com o Guru não possa tirar.

Vou descer ou sair, é melhor que ficar aqui sozinha pensando muito. O que não quero é que venham os velhos pensamentos, apesar de que muito, muito, muito e muito mudou. O meu pensar é diferente, o meu agir é diferente, o meu sentir é muitíssimo diferente, o meu comportamento é diferente, tudo, tudo é diferente.

Na saída do corredor encontro o casal. Pergunto como foi o dia. Dizem que tinha sido muito bom. Mais adiante encontro duas senhoras que vieram de Sergipe para um tratamento. Uma já tinha vindo, outra a primeira vez. A que já tinha vindo diz que teve grandes curas. Entre outras coisas, uma tosse que tinha feito todo tipo de tratamento e nunca adiantou e foi com o tratamento com o Guru que tinha melhorado. Claro, os demais procedimentos também tinham ajudado muito. Iriam ficar por volta de uns vinte dias. Perguntam-me como foi para mim o tratamento aqui. Digo que foi ótimo, acima do esperado, surpreendente mesmo. A senhora que havia estado aqui confirmou que contando ninguém acredita. É só passando pelo processo para saber o que é.

Ficamos conversando por um bom tempo, até tocar o sino para o jantar. Descemos, sentamos juntas. Apesar de estar "enturmada", meu coração bate um pouco mais forte. Tipo, uma saudade do Guru. Mas disfarço bem, percebo o quanto é forte a minha paixão.

É bom, ao mesmo tempo, é um pouco sofrido. Sofrido no sentido de não poder estar o tempo todo junto e ter que manter esse relacionamento ainda escondido. Um dia haverá de ser claro. Estarmos juntos, não digo casados, mas como namorados pelo menos. Sei lá se o Guru vai querer casar comigo, até por ser mais velha que ele.

Mesmo sendo cortados meus pensamentos pelas conversas, consigo raciocinar nessa relação. Apesar de termos terminado de jantar, ficamos na mesa conversando. Não vejo a hora de ver o Guru, até que mais tarde ele aparece.

Faz seu prato. Cumprimenta alguns e vem para nossa mesa. Cumprimenta as duas novas amigas e me dá um beijo de lado.

Conversa mais com a senhora que já havia estado aqui na Clínica. Ela conta que está bem melhor, ele fica encantado e feliz. Depois de ouvir as duas, diz que não poderia ficar aqui a partir de amanhã, mas que voltaria em torno de quinze dias. Far-se-ia mais um workshop.

Comento com elas que para mim, foi muito bom. Quase que digo uma bênção. Contorno e remendo, digo que foi ótimo. A outra também confirma que o workshop para ela foi ótimo, que teve um grande resultado. O Guru interveio e disse que teríamos que agradecer a Deus. Eu já confirmo e digo que faço isso diariamente, a outra também confirma que faz isso.

Assim que o Guru termina de jantar, pede licença que teria que atender.

Nós já ficamos por aqui para mais uma reunião.

Recolhemos os pratos. Peço para o Guru deixar o seu que eu lavaria e vamos sentar nos bancos ao redor da piscina para deixar o tempo passar. Ainda não saberia dizer quem iria dar esse tipo de palestra.

Tem umas moças tomando banho. Nós ficamos mais olhando elas brincando do que conversando. Ficamos aqui até que vem uma das secretárias batendo palmas e convidando-nos para a reunião.

Entramos, sentamos em círculo e dona Geni nos apresenta uma senhora moça. Sei lá o que é. Diz um nome meio estranho e que veio como terapeuta holística por alguns dias. De princípio, assim que começa a falar, não gosto muito dela.

Outra cheia de orgulho e vaidade. Fala do seu trabalho com o renascimento, regressão, xamanismo, como o Guru. Explica o que cada tipo de terapia iria atingir.

Assim que ela termina de falar, alguns fazem algumas perguntas e sinto que muitos, pelo estilo de perguntar, não gostaram muito dela também. Depois disso, tomamos um chá com biscoito, algumas pessoas ficaram por aqui, outras percebo que vão assistir TV e eu subo para o quarto.

Subo até a sala da televisão com o casal e percebo que eles também não gostaram muito do "papo" da moça. Eles dizem que pela sua fala o que deu a entender é que ela que seria a melhor. Mas pelo que sabiam, o Guru botaria ela no bolso.

Ela falou como se estivesse se comparando com ele, mesmo não citando o nome. No fim, ela se tornou desagradável, ao invés de conquistar as pessoas, ela confrontou. Eles ficam na sala e eu subo até o quarto. Vou subindo com a expectativa de esperar o Guru.

Aproveito para arrumar minhas coisas. Tomo banho. Refaço a mala, escolho as roupas para levar. Depois de pronta, sento na cama e percebo um pouco de ansiedade e angústia. Lembro muito da fazenda, das mesmas coisas que sentia lá.

Lembro que o Guru nos ensinou a respirar fora tudo que não queremos. Então deito na cama e começo a inspirar bem profundo pelo nariz e assoprar o ar pela boca. Nisso começa a me vir toda a angústia e ansiedade que sentia lá, respiro fundo e assopro. Lembro das caminhadas. De ir na Nina e tudo que fazia para camuflar aquela dor profunda.

Respiro bem fundo e tudo parece que vai saindo. Respiro por alguns minutos. Percebo que vai aliviando e respiro mais e mais, até sentir que estou limpa.

Percebo algumas lágrimas. Pequeno formigamento nas mãos, isso não me assusta mais. Percebo que estou bem melhor e mais forte. Vem o Dionísio agora na minha mente, respiro fundo e assopro ele fora também.

Sai ele e entra o Guru. Sinto o quanto estou apegada, apaixonada e ligada a ele. Isso é bom, agradável. Esse pensamento me faz bem. O coração se engrandece. A alma fica mais feliz. O amor flui dentro de mim, isso é bom, é muito bom.

Agradeço a Deus novamente. Respiro ainda bem profundo, me sinto bem aliviada e feliz. Com isso vou me acalmando. A respiração por si só vai ficando mais lenta e suave. Posso dizer que estou bem melhor.

Graças a Deus, mais uma vencida. Como isso é interessante, se fosse comparar os exercícios de respiração com a de eu ter ido ao médico, ele teria me recomendado psicólogo, psiquiatra e me dado algumas caixas de remédios ou antidepressivos. Só foi respirar e pronto, melhorei. Não precisei gastar, nem me intoxicar como dizem aqui. Em se falar de médico, ainda não me apresentaram o médico daqui. Na verdade, nem sei se vem médico aqui, acho que me passaram a conversa.

Que bom, é muito bom me sentir bem. Sinto o coração palpitando um pouco mais forte devido a expectativa de esperar o Guru. Isso não me incomoda, ao contrário, me faz bem.

Nesse tempo vago fico observando o silêncio. Algumas vozes ao longe. O barulho dos caminhões que passam na estrada, os grilos...

É muito interessante isso. Nunca havia parado para escutar. Percebo que o ato de escutar é muito bom, me escutar também, me faz bem.

Tento agora parar de novo e escutar o meu silêncio, não meus pensamentos... Percebo um alívio, paz... Um silêncio gostoso... O meu eu em paz e harmonia... Percebo o casal chegando...

Dá um pouco de sono, respiro fundo, mexo o corpo, não posso dormir, tenho que esperar o Guru. Levanto um pouco tonta da respiração e do relaxamento. Ando um pouquinho, olho pela janela, vejo relâmpagos, a chuva estaria longe. Sinto cheiro de cigarro, alguém da Clínica estaria fumando, o guarda talvez ou alguém que estaria hospedado. Fico por alguns minutos na janela até que vejo o Guru subindo. Vou até à porta do quarto, a deixo semiaberta para ele entrar. Ele chega, me dá um beijo e diz:

— Vou até o meu quarto, tomar um banho e arrumar a mala para amanhã.

Me dá mais um beijo e vai para seu quarto. Fico esperando, feliz, ele está bem receptivo ao nosso relacionamento. Oh! Felicidade, quantos e quantos anos te busquei. Muito obrigada, Deus.

Passados alguns minutos, silenciosamente percebo que o Guru abre e fecha a porta do seu quarto e vem até o meu.

Sinto ele feliz, percebo que estou sorrindo. Ele vem, me abraça e me impulsiona na cama caindo sobre mim. Rolamos para o centro. Ficamos nos beijando. Ele vai tirando minha roupa e percebe que estou menstruada, mas não para de me acariciar e beijar. Insisto em vibrar num mundo de satisfação, alegria e até posso dizer de plenitude. Ficamos aqui juntos por um bom tempo e o silêncio só é quebrado quando pergunto:

— Está mais seguro agora que o Dionísio concordou em nos separarmos?

— Bem mais. Você sabe que para mim, é pecado estar nesse relacionamento, principalmente casada, isso é adultério. Eu agora sou separado, você é ainda casada, queira ou não queira. Se separando ou divorciando fica menos pecaminoso, mas é pecado até nós estarmos casados.

— Eu acho que para esses tempos tão modernos isso é meio ultrapassado.

— Acontece que existem leis espirituais. Não importa se é moderno ou não, leis são leis.

— Acho melhor não ficarmos aqui discutindo. Eu só gostaria de saber se podemos nos considerar namorados?

— É um pouco difícil, dentro de uma circunstância sim, em outra não.

— Como assim?

— De modo geral, sim. De outro mais específico, não. Queira ou não queira, você é ainda casada.

— Mas está certo que vou me separar.

— Mas ainda não está!

— Tá bom, namorados circunstancialmente, pode ser?

— Mais ou menos, não é bem assim.

— Tá, chega, vamos dormir.

— Eu vou fazer uma respiração, você vai fazer junto?

— Posso fazer.

A chuva passa ao lado

Deitamos de lado, de uma maneira que ficamos abraçados. Corpos encaixados e a respiração profunda. Inspiramos pelo nariz e expiramos pela boca, dá para dizer que estamos sincronizados. De princípio um pouco desagradável, depois um alívio. Agora uma satisfação e por fim um relaxamento. Parece que o sono toma conta...

CAPÍTULO XVIII

Dia clareado, acordamos com o despertar do celular, nos abraçamos carinhosamente. Ficamos por alguns minutos e, em seguida, o Guru vai para seu quarto tomar banho, e eu faço o mesmo.

Sinto-me cheia, ou preenchida, algo que me fazia falta. Dormir com alguém que amo, é outra vida. É outro sentir, ainda acho que não tenho palavras para explicar isso que sinto.

Agora é quebrado meu pensamento, pois ouço a respiração do Guru. Esse sim respira. Condiz com o que ele faz. Dá para dizer que não é como a maioria dos dizeres, "faça o que digo, mas não faça o que faço". Apesar de que, está um pouco contrariado no nosso relacionamento.

Terminado o banho, me arrumo para a viagem. Deixo minhas coisas em duas sacolas. Uma vou deixar no carro e outra vou levar, se precisar de roupas, comprarei no caminho. O Guru também já saiu do quarto. Deixamos as malas na porta. As moças do chá estão o preparando, e assim que chego perto, uma me pergunta:

— Ué! Onde você vai, já vai embora?

— Não, só vou aproveitar a companhia do Guru, vamos até São Paulo juntos. Depois ele vai para um lado e eu vou para outro, mas depois eu volto.

— Ah! Boa viagem.

— Obrigada. Bom trabalho para vocês.

— Obrigada.

Entrego a chave ao Guru e digo-lhe para irmos com o meu carro. Ele pega e estaciona na frente do pavilhão onde estávamos. Colocamos as malas e a mochila dele dentro. O rapaz magrinho está à nossa espera.

O Guru dirige, eu sento do lado dele e o outro moço atrás. Passamos algumas horas em silêncio. Fico refletindo em tudo que deixei para trás, como um filme me passando pela cabeça. Toda uma história que mudou minha vida. Fatos, acontecimentos, a viagem, tudo a partir do dia em que cheguei nesta Clínica.

Percebo que o Guru também está em silêncio. Não sei se está refletindo na mesma análise que eu, apesar de que ele deve estar acostumado. O outro moço, também quieto. Assim que termino de fazer essa reflexão, começo a olhar a paisagem. Os lugares diferentes da nossa região. Aqui é mais plano, lá tem mais morros, lá tem mais verde, mato. Aqui é quase só plantação e pastagem para o gado.

Rodamos alguns quilômetros sem ninguém falar, até que o Guru pergunta:

— Querem comer alguma coisa?

— Para mim, não. — Eu digo.

— Eu também não quero nada. — Confirma o moço.

E rodamos, sempre calados. Que estranho, na minha mente passa de tudo. A fazenda, o Dionísio, a separação, o envolvimento com o Guru. Como estaria Nina e a Dora. Como será minha vida separada, onde irei morar? O que vou ganhar com a separação. Que injustiça o Dionísio faria, que falcatruas para me deixar mal... Percebo que o Guru corre bastante, mas bem seguro na estrada. Deve viajar bastante ele também. Na chegada a São Paulo, ele diz:

— Chegamos.

— Até que foi rápido. — Observa o moço.

E entramos no formigueiro de São Paulo. Cada vez mais trânsito, disso não posso me queixar, porque nos veraneios a nossa cidade muda pouco disso aqui. Chegamos ao estacionamento do aeroporto. O Guru pega suas malas e a mochila. Eu digo a ele que uma mala deixarei no carro. Nos despedimos do moço e entramos. O Guru apontou para uma fila e disse:

— Esta aqui, só vai precisar da identidade.

Deixou-me ir à frente, e vamos indo. De novo em silêncio. Assim que chegamos ao balcão, ele pega minha identidade e apresenta. A moça preenche e devolve uns papéis, fala algumas coisas que não entendo. Em seguida, o Guru me entrega um dos papéis e diz:

— Oh, o check-in.

Pego e ele apontou para umas cadeiras e diz que iríamos aguardar ali. Sentamos em silêncio e ficamos aguardando. Só estranho que ele não fala, nem eu. Será que é porque não temos assunto? Ele fica atento, não consigo entender. Pede-me se quero comer alguma coisa. Digo que não. Depois de anunciarem vários voos, em um deles ele diz:

— É o nosso, vamos.

Pega as malas e despacha para o bagageiro e nós vamos para um túnel e entramos no avião. Deixou-me sentar na janela. Anunciam todas as instruções e começa a decolagem. Então ele me pega na mão, sabendo que é um pouco ou bastante desconfortável nesse momento.

Assim que atingimos a altura determinada, me apoio com a cabeça no seu ombro. Ele passa o braço por trás e me abraça. Sinto-o agora mais calmo e afetivo. Percebo que antes ele estava atento, como estar preocupado para que desse tudo certo e por isso não falava. Ele respira fundo e diz:

— Bem, agora é só esperar e seja o que Deus quiser.

— Você sabe o que vai ser lá? — Pergunto depois de um certo silêncio.

— Não muito, só sei que tem um senhor muito mal. E os médicos não conseguem achar a doença dele e está para morrer.

— Nossa!? — Digo, meio espantada.

— Pois é. Só pelo agir de Deus.

— E você tem alguma ideia do que é?

— Não, nada. Não me deram muitas informações.

— E o que você faz num caso desses?

— Ainda não sei, porque respirar ele não respira. Vou lá e vou ver o que posso fazer.

— Como ele não respira?

— Respira sufocado. Ele não vai conseguir fazer uma respiração do renascimento, daí fico desarmado. Vou fazer o que se ele não consegue respirar? Só por Deus mesmo.

— Que estranho.

— É, muito estranho.

Nisso, chega a aeromoça para nos servir o café. Nos servimos. Pegamos um suco e um sanduíche natural. Assim que terminamos, eles vêm recolher, então pergunto para o Guru:

— E tua namorada?

— Acho que está bem. Acabamos e não falei mais com ela.

— O que você acha que houve?

— Ah, essa minha ausência, viagens, depois deve ter arrumado outro.

— Você não sente?

— Não muito. Já respirei isso e caí fora. Não vale a pena ficar sofrendo.

— Se sente melhor assim para ficar comigo?

— Com certeza. Seria uma tortura ficar com ela e com você, não seria capaz disso.

— Você é fiel?

— Tento e me esforço para ser.

— E o que você acha de nós. Vai nos levar a quê?

— O que posso dizer? Só o tempo vai dizer.

— E o que você gostaria que acontecesse?

— Nesse momento, isso que estamos vivendo. Amanhã será amanhã. Temos que viver o bom agora, se amanhã será melhor, melhor ainda, se complicar, a gente se separar, ao menos vivemos o bom hoje e esperaremos pelo que virá amanhã.

— Você não me dá muitas expectativas.

— Nem você, e ninguém dá. O que se promete nessas alturas, geralmente são incógnitas, sonhos, desejos, vontades, carências e assim por diante. Agora é uma pequena fase, de nos conhecermos. Nos amarmos plenamente e pronto. Não planeje, apenas viva isso. É o melhor que podemos fazer.

— É, acho que você tem razão. Não viver de expectativas e viver o amor.

Nisso me viro para o lado dele e o abraço. Meu coração sente algo afetuoso, uma espécie de amor e confiança.

Sinto algo que toca profundamente meu ser, e por quantos e quantos anos esperei por isso. Sentir o amor, a paixão por alguém, isso me completa, preenche uma parte em mim.

Nunca senti isso com o Dionísio ou por outra pessoa, um vazio que está sendo preenchido. Realmente, não sei onde vai dar, só sei que é bom e me preenche. Estar aqui com ele, abraçada, não vigiada, me dá muita, muita paz e serenidade.

Depois de reclinarmos os bancos, continuo abraçada nele e ele me fazendo um cafuné.

Passado certo tempo, percebo que ele pegou no sono. Nesse tempo, enquanto ele dorme e descansa, fico apenas sentindo. Na gíria da minha época diria, curtindo!

Nisso, o avião passa por uma turbulência, não muito forte, apenas um pouco desagradável e provoca um pouco de medo. Assim que saímos dessa "buraqueira" espacial e volta a se estabilizar, começo a relaxar e começa a me dar um sono. Fecho os olhos e espero dormir também...

Acordo com o anúncio de uma aterrissagem. É apenas uma escala, disse o Guru. Desceu gente, subiu gente e depois dos comunicados costumeiros, decolamos novamente.

Depois que subimos e estabilizou o voo, o Guru me pediu como era minha vida antes da Clínica. Conto a ele que sentia muita angústia, solidão, uma insatisfação muito grande pelo modo que vivia. As pessoas com quem convivia, na verdade, tinha uma vida fútil. Conto das pessoas ao meu redor, Nina, Dora e outros.

Pergunta de meus pais, do que se tinha e não se tinha. Enfim, vasculha toda minha vida. Só paramos para o almoço no avião mesmo e depois continua a me perguntar, e depois eu começo a perguntar sobre a vida dele.

Conta-me que nasceu numa cidade pequena próxima a Porto Alegre e que foi uma vida muito simples. Não passou fome, mas passou por dificuldades. Aos treze anos foi morar na capital, para estudar e fazia serviços variados para pagar seu sustento.

Fez faculdade de Assistente Social. Trabalhou em três empresas até começar a estudar sobre as terapias holísticas. Na época, eram chamadas de terapias alternativas.

Fez vários cursos nessa área e até abandonou tudo para se dedicar a isso. Ficou casado quatro anos. Casou-se com uma psicóloga e não deu certo. Essa última namorada trabalha em um escritório executivo, bem diferente dele.

Passamos um bom tempo falando de nós, até que começamos agora a aterrissar e paramos com nossas histórias.

Assim que o avião toca o chão, o piloto é aplaudido. O avião é conduzido até uma área de desembarque e descemos. Embarcamos em um ônibus e fomos levados até um portão de saída. O Guru me conduz pela mão e vamos pegar nossas bagagens. Assim que saímos pegamos um táxi, ele dá um bilhete ao motorista e diz:

— Nesse hotel, por favor.

Seguimos em silêncio, de mãos dadas, até estacionar em frente a um luxuoso hotel. Assim que descemos, após ter pago o taxista, já estão de prontidão os funcionários do hotel para apanhar as malas e nos conduzir à recepção.

— O senhor já havia reservado o apartamento?

— Sim, só que reservei um de solteiro, e como veio minha namorada junto gostaria de ter um de casal.

— Seu nome, por favor? — Solicita o recepcionista.

— Huendus Nicolau Bergamus.

— Preenche a minha ficha também. — Digo.

— Ah sim! — Após alcançar a chave, acrescenta, quer dizer, o cartão da porta, hoje em dia nem se usa mais a tradicional chave. — O senhor está por conta da casa. Não terá despesa alguma. Tanto na hospedagem como nas refeições, se fizer no restaurante do hotel.

— Ok, obrigado.

— Os senhores poderão já subir para seu apartamento. — Apontando para o elevador. — Que serão conduzidos para lá. Para pedir linha externa é só discar o zero ou o nove. Muito obrigado.

Nisso, entramos no elevador e fomos conduzidos até o quarto de casal. Nossas malas foram colocadas no quarto. O moço ainda dá detalhes do funcionamento do hotel e do quarto e depois diz:

— Caso precisar, estamos à sua disposição.

— Muito obrigado. — Confirma o Guru.

Assim que fechou a porta, me jogo nele e nos abraçamos, caímos na cama e nos enchemos de beijos. Rolamo-nos um sobre o outro.

Ah! Adolescência que não tive, tardou, mas não falhou. Isso é bom, é muito bom. Vamos tirando a roupa e entramos no chuveiro para tomar um bom banho.

Para onde olho, tudo é muito bonito e sofisticado, apesar de não poder ver muito os detalhes e me entrego mais e mais nesse ato que é o amor. Corpo a corpo, emoção por emoção, sentimentos por sentimentos, energia vibrante e o prazer em todos os sentidos.

Não falamos, somente o corpo se manifestando, a alma e o espírito se completando. É amor, é encher-se por completo, mais que isso, é só Deus mesmo.

Os delírios e encantos foram ampliados na luxuosa cama. Um tempo jamais vivido e jamais esquecerei, me sentir amada, mulher, me sentir plena. É viver o agora, sentir a completa felicidade e reconhecer que tudo aquilo que sofri por falta de amor, agora se restitui com muita e muita abundância.

Ficar aqui a sós, ofegantes e satisfeitos. Sem culpa e sem pecado, nem vigiados é tudo que eu queria. Mesmo que o tempo passe, a certeza que uma lembrança vai se eternizar. Posso até passar por outros momentos mais intensos, mas o bom é que aconteceu e acontece, me enobrece e vou querer para sempre essa satisfação. Um dia vivido, reconhecido e entendido como um presente universal.

O tempo não parou, após ficarmos aqui por um tempo razoável, o Guru me convida para sair e tomar um lanche em uma lanchonete próxima. Nesse tempo, conversamos pouco, algumas coisas da Clínica, outras da cidade que é bem bonita.

Recebe a ligação para marcar a hora de atender o homem que está doente. Mas como aconteceu alguns imprevistos, remarcaram para amanhã cedo. Para mim, é melhor, já o Guru lamenta porque irá atrapalhar um pouco seu roteiro. Com isso, ficamos por mais um bom tempo na lanchonete até que resolvemos voltar para o hotel. Vesti outra roupa e saímos para uma caminhada.

Assim que descemos, pedimos informações de onde teria uma praça apropriada para caminhar. Após sermos orientados, seguimos de mãos dadas. No local indicado onde existe um espaço destinado aos caminhantes, soltamos as mãos e andamos um pouco mais rápidos. Sinto o Guru um pouco estranho. Certamente deveria estar preocupado com esse caso. Pergunto a ele se está tenso e ele me confirma. Peço para relaxar. Isso ele só poderia resolver amanhã. Agora peço a ele que aproveite o nosso momento junto. Fico feliz, porque já sinto uma sintonia com ele. Percebo o que ele sente, isso me faz feliz.

Andamos várias voltas. Um pouco falamos, outros momentos silenciamos, e mais uma vez o tempo passou até o anoitecer. Um pouco suados, voltamos para o hotel, tomamos mais um banho juntos. Ele pede licença, pois precisa ver seu e-mail. Retirou de uma de suas malas um notebook e navegou por um bom tempo pela internet.

Enquanto isso, fico assistindo alguns programas na TV. Antes dele desligar me pergunta se queria navegar, digo que não, "não sou navegadora da internet", enfatizo. Nisso, ele desliga e vem deitar-se comigo e assistimos alguns programas juntos. Ele prefere escolher alguns programas de humor. Depois que acabou, assistimos programas ecológicos.

Com a hora mais avançada e com um pouco de fome, descemos para o jantar. Fomos até o restaurante que fica anexo ao hotel, onde de manhã é servido o café e ao meio-dia o almoço. Provavelmente deve ser serviço terceirizado.

Passa-me pela cabeça, mesmo sendo pessoas bem desconhecidas, poderia até ter algum conhecido do Dionísio. Mas de qualquer forma esse pensamento já passou, e, até poderiam conhecer o Dionísio, mas não me conheciam. Então volto a ficar tranquila. Jantamos e voltamos para o quarto. Sinto o Guru novamente apreensivo, novamente peço a ele para se acalmar, que amanhã seria só amanhã, hoje é para ele ficar comigo. Novamente ele entende e volta a se sintonizar comigo.

No quarto, de barriga cheia, ele preferiu assistir TV. Ficamos deitados juntos e concordo, já que não teria muitas outras opções. O meu desejo é ficar aqui fazendo sexo o tempo todo, mas creio que o homem se sente mais desgastado.

Vou aos poucos tirando a roupa dele e depois ele me acompanha. Durante à tarde tinha descoberto um canal de sexo e pedi para ele sintonizar. Nisso, tudo começou a ficar mais intenso, o desejo, o sentimento, a vontade, o prazer...

Queria esgotar o prazer, mas cada vez ele aumenta mais. Percebo que o homem novamente se satisfaz mais rápido. Para mim, é um tanto insaciável. Deve ser porque veio meio tarde.

O importante é estar aqui, aproveitar esse momento, não sei se o homem consegue entender os sentimentos das mulheres. Para mim, é deslumbrante pelo fato de ter sofrido muito com a ausência de tudo isso. Só que agora quero recuperar o atraso. Sempre penso que Deus está me restituindo tudo aquilo que sofri e penei.

Os nossos corpos também parecem estar em sintonia, buscando posições alternadas, parece que o prazer é mais intenso. Sinto-me com a sensibilidade à flor da pele. O orgasmo que era ausente, agora é em abundância. O querer mais vem, cada vez mais e me delicio aos extremos. O Guru percebendo isso me acompanha e me dá suporte e então tudo se completa. Dessa vez, posso dizer que afrouxei.

Depois de tudo isso, vou sentindo que o sono vem lentamente, agora sim posso dizer, que venha o amanhã!

CAPÍTULO XIX

Acordamos com os corpos esparramados na cama, ainda nus. Nos espreguiçamos, nos abraçamos carinhosamente. Para mim, isso parece um pedaço do céu. Vamos tomar banho e em seguida tomar café.

Antes de descer, o Guru pede para orar. Nos ajoelhamos ao lado da cama. Lê uma parte da Bíblia e ora para ter um dia abençoado. Pede desculpas ou perdão dos pecados, mas que fossemos cobertos de proteção e bênção.

Penso que para ele até pode ser pecado o que estamos fazendo, mas para mim isso é um presente de Deus.

Usufruímos de um farto café. Depois de um tempo que estamos no quarto, toca o telefone comunicando o Guru que estariam esperando por ele. Antes de descer pega uma maleta e diz:

— Vamos.

Em silêncio, pego minha bolsa e descemos. Ao chegarmos, um senhor, posso dizer meio jovem, nos cumprimentou e nos leva até o carro. No caminho, o Guru estava muito centrado no que iria fazer. Não entendo por que tanto; ele se considera experiente, tem boa fama, não deveria temer. No entanto, respeito e também fico calada até chegar ao local. Posso dizer que é uma mansão. Entramos e tem mais um outro senhor que nos recebe. Pede para subir e nos leva até um quarto. Tudo muito bonito e impecável.

Ao entrar, vimos um senhor, posso dizer que está em pele e osso. Todo encolhido, entubado, isso é, respirando por aparelho. O Guru fica estático olhando para ele. Creio que ficou desolado e pergunta:

— Que doença ele tem?

— Não sei ao certo, senhor. Mas é uma doença degenerativa. Ninguém consegue saber e nem curar. — Disse o homem.

— Como é o nome dele?

— Seu Gaspar.

A chuva passa ao lado

— Pois é, meio complicado. — Comenta o Guru meio desolado. Mas vamos lá, ele fala alguma coisa?

— Nada! Não se mexe, não dorme, só se lamenta. — Confirma aquele senhor.

— Meu Deus! — Exclama o Guru. — O que vamos fazer? — Depois de um tempo em silêncio, o Guru volta a perguntar. — Você pode me passar informações sobre a vida dele?

— Não muito. Sou novo aqui. Vim depois que ele começou a adoecer.

— Quem poderia me passar todas as informações dele?

— Seu Berlim. É o braço direito dele e que conviveu por mais tempo. Acho que desde a infância.

— Como faço para falar com esse senhor Berlim?

— O senhor vai ter que aguardar eu vou pedir para entrarem em contato com ele.

— Tudo bem, faça isso por favor.

— Com licença.

O homem saiu da sala e ficamos aqui esperando. A cara do Guru cada vez mais desolada. Prefiro não falar. Percebo uma energia muito pesada, um ambiente carregado e negativo. Pouco entendo, mas vejo que a coisa é complicada.

Passado um tempo, o homem volta e diz:

— O senhor vai ter que aguardar, porque vai demorar em torno de uma hora e meia a duas horas.

— Tudo bem, vamos aguardar. — Concorda o Guru.

— Os senhores preferem ficar na sala, tomar um café, esperar no jardim, podem escolher e ficar à vontade.

— Eu acho que vamos esperar no jardim.

— Tudo bem, me acompanhem, por favor.

Saímos do quarto e percebo haver dois outros homens no corredor, aparentemente armados, como guarda-costas. Assim que descemos e demos entrada no jardim, uma senhora gorda lá do alto nos olhou com uma cara muito feia e entrou num quarto. Deu para ouvir que bate muito forte a porta.

Realmente, o negócio é feio. Sentamos em cadeiras numa mesa que fica ao redor de uma bonita piscina. Bem, tudo aqui é muito bonito, piscina, jardim, uma fileira de carros antigos. Tudo bem planejado e bem distribuído.

O Guru senta, dá uma abertura nas pernas, curva a cabeça, junta as mãos e dá a impressão que vai rezar ou orar, como dizem. Vejo ele um pouco pálido. Uma cara fechada e muito estranha, porém, não é por menos. Confesso que nunca vi e nem senti algo tão pesado, nem na cadeia quando ia lá com o Dionísio.

Ficamos aqui, tudo em silêncio. O Guru ainda fica um bom tempo nessa posição. Saiu agora a gorda do quarto e nos dá mais uma encarada. De lá vinha um cheiro muito ruim. Certamente essa mulher é do mal, não pode ser diferente, pela sua expressão, pelas suas atitudes, pela sua cara... Deus me livre.

Depois de umas duas horas e pouco entra um carrão. Desce um homem aparentemente com sessenta e cinco anos. Havia ao lado dele dois outros homens, morenos. Provavelmente seriam também seus seguranças. Tudo muito estranho. Armados, óculos escuros. Ao se aproximar, o homem fala:

— Tudo bem, muito prazer, sou Berlim. — E estende a mão.

— Prazer, Guru. Essa é minha namorada. — Apontando para mim.

— Prazer. — Diz ele me estendendo a mão.

— Prazer. — Digo estendendo a mão.

— Vamos subir...

Subimos até o quarto, novamente em silêncio. Além dos dois homens, os outros dois que chegaram também estão mais adiante no corredor. Assim que entramos no quarto, o Guru pergunta:

— Preciso saber o que ele tem, como é sua história?

— Bem, o que ele tem não se sabe. Já experimentamos de tudo. Melhores médicos do Brasil e fora dele, e ninguém chega a um diagnóstico. Já trouxemos aqui de tudo, bruxos, gurus, espíritas, pastores. Todos os mais renomados em seu ramo, sempre pagamos tudo caríssimo, mas ninguém resolveu.

— Pois é, meu senhor, o fato é realmente complicado. Principalmente para mim que preciso da respiração e ele não vai conseguir respirar dentro da técnica.

— Mas nós confiamos no senhor, por ser o único que não nos garantiu que iria curar. Todos nos deram garantia que ele iria melhorar e nada, e o senhor nos disse que não daria garantia.

— Mas aí você me deixa na fria. Eu não dou certeza e levo a responsabilidade. — Ri.

— Faça seu trabalho que confiamos em você e será bem remunerado. E outro fato importante, não veio com ganância.

— Ok, vamos lá, como que isso começou?

— Começou com ele ficando fraco, não comia, e foi definhando aos poucos. Médico daqui, médico dali e nada. Cada vez piorando mais. Caiu na cadeira de rodas, da

cadeira de rodas para cama e eu fui sempre procurando, busquei diversos recursos, vários tipos de tratamentos e mesmo assim ficava cada vez pior até chegar nesse estado.— Pois é. Mas eu preciso saber mais, detalhes, a origem da doença.

— Não tem origem. Começou aos poucos e chegou a isso.

— Não é bem isso que preciso saber, a história da vida dele.

— Olha, eu sou o mais conhecido dele, desde a infância que nos conhecemos. Foi filho único, seus pais morreram, devia ter uns trinta anos, herdou uma boa fortuna. Foi tocando, crescendo cada vez mais, só que agora está nesse estado.

— Que negócios ele tem? — Indaga o Guru.

— Ele tem várias empresas. Rede de hotéis, postos, importadoras, exportadoras, faculdade, tem muita coisa.

— E como ele chegou a ter tudo isso?

— Trabalhando, batalhando, lutando...

— Me desculpe, mas eu preciso saber o que está por trás de tudo isso!

O homem silenciou. O clima ficou mais pesado. Eu já me sinto cada vez mais mal, tipo um enjoo, uma repugnância. Depois o homem resolve falar.

— É que existem muitas coisas confidenciais.

— Você tem duas opções, deixar como está ou abre o jogo e vamos reverter essa situação.

Novamente, seu Berlim ficou em silêncio. Olha para o outro senhor que devia ser enfermeiro ou coisa semelhante. Os dois baixaram a cabeça e ficaram em silêncio. O Guru parece estar no chão dele a partir daí. Está na ofensiva, está firme e seguro. Espera até que seu Berlim fala:

— É difícil abrir... Mas se não tiver outro jeito, vamos ter que falar. — O silêncio volta, o homem não fala, o clima pesado...

— O que o senhor precisa saber? — Indaga seu Berlim.

— Tudo que estiver oculto, escondido, no que estão envolvidos. Tudo, tudo que puder me informar, até aquilo que para vocês parece sem importância, mas para mim, será muito importante.

— Em que sentido?

— Tudo, tudo. Por exemplo, desculpe minha franqueza, algum assassinato, magia negra... Tudo.

As coisas para o Guru pareciam inverter-se. Agora ele está cada vez mais seguro. Seu Berlim, acuado, silenciou novamente. Eu já estou até com medo, um medo estranho. Até que seu Berlim voltou a falar.

— Sim, teve assassinato.

— O que mais? — Indaga o Guru.

— Teve muita coisa, acho melhor o senhor perguntar de uma forma clara.

— Tudo bem. Magia negra?

— Tem.

O Guru coça a cabeça, dá uma volta ao redor da cama. Cerra os lábios, como dizendo "está complicado", mas volta e fala:

— Tudo bem, vamos por partes. Esses assassinatos foram por tráfico, drogas, contrabando, disputas de capital...? Fala tudo, abre o jogo e aí podemos agir.

— É assim, quase tudo isso e mais um pouco. Só que tudo isso é confidencial. Vou te passar, só que para isso preciso de sua garantia, caso contrário o senhor vai correr risco de vida.

O Guru olhou para mim, pede se quero ficar. Mesmo com medo afirmo com a cabeça que sim.

— Da minha parte pode confiar. — Diz o Guru.

— Tivemos e temos ainda uma rede de tráfico e contrabando. Uma das maiores do Brasil e até para outros países. Isso deu e dá muito dinheiro. Envolve drogas, armas e mortes.

— Magia?

— Isso também.

— Que tipo?

— Temos um guru também, um bruxo, trabalhos pesados.

— Satanismo, quimbanda...?

— Por aí.

Silêncio novamente. Em mim, começa um arrepio desagradável. O Guru fica mordendo o lábio inferior, pensativo. Penso, nossa, que horror. Neste momento, não queria estar na pele do Guru e fico arrependida por estar aqui. Mas já comecei e a curiosidade supera tudo. Depois o Guru volta a falar:

— Tudo bem, dá para tirar o aparelho de respiração dele?

— Por pouco tempo, até podemos. — Responde o enfermeiro.

— Ok... Vamos tirar, antes, porém, preciso saber se vocês preferem ficar ou sair, pois vou começar a trabalhar.

— Eu prefiro sair. — Diz seu Berlim.

— Eu tenho que ficar. — Escolhe o enfermeiro.

— Eu vou ficar. — Confirmo.

Enquanto o enfermeiro vai tirando o aparelho de oxigênio, percebo uma pressão dentro do quarto. Uma coisa muito estranha que não consigo explicar em palavras, mas é como uma energia pesada. Assim que foi tirado o aparelho, o Guru se aproxima da cama e diz:

— Tudo bem, seu Gaspar? Eu sei que o senhor não pode falar, mas vai poder me ouvir e tomar decisões internas, por pensamentos, sentimentos e atitudes... Vocês me chamaram aqui porque o senhor quer melhorar. Tem que mudar para melhor... Primeiro lugar, o senhor aceita a mudança? ... Se sim, vamos à luta. Vou colocar meu dedo na sua mão, mesmo fechada, o senhor vai fazer uma força para confirmar minhas perguntas e vai apertar a mão pressionando o meu dedo.

O Guru colocou um dedo dentro da mão dele que está fechada. O homem parece desfigurado, dá para dizer que seu rosto está um pouco deformado. Uma coisa horrível mesmo.

— O senhor aceita mudar sua vida? — Percebo uma pequena pressão na mão do seu Gaspar. — Muito bem! — Confirmou o Guru. — O senhor está disposto, seja o que for que tenha a fazer, para salvar sua vida e buscar a salvação? — Novamente o aperto da mão. Nesse momento, um estrondo se deu no quarto. Ai meu Deus, nem mais arrepiada estou, estou é gelada. Primeiro, o Guru voltou a falar. — O senhor está disposto a se arrepender dos seus pecados? — A mão apertou novamente, nisso uns vidros, acho que de perfume caíram no chão e um espelho se rachou. Olho para Guru e ele está firme. O enfermeiro mais pálido que uma vela. Um medo terrível começa a tomar conta de mim. Minhas pernas ficam bambas. Já me arrependo de ter ficado aqui. Clamo por Deus, coisa igual só em filmes de terror. O Guru prossegue. — O senhor está disposto a aceitar Deus e Jesus na sua vida? — A mão aperta novamente. Nisso, as coisas começam a voar no quarto, roupas, objetos e vidros se quebram. Eu não sei o que fazer, sair não posso. Volto a clamar por Deus novamente... O enfermeiro dá um grito.

— Meu Deus!

— Fiquem calmos! — Ordena o Guru.

Objetos tentam atingi-lo sem serem lançados por alguém. O enfermeiro tenta proteger o velho. Eu nessas alturas, apavorada, me escondo debaixo de um tapume. Ao mesmo tempo em que me sinto arrependida de estar aqui, apavorada de ver tudo isso, admiro a coragem desse terapeuta. Não sei de onde ele tira tudo isso e essa coragem.

Um cheiro forte começa aparecer. Não sei o que é, mas parece enxofre, chifre queimado, cheiro de demônio mesmo. Que horror. O Guru põe a mão na cabeça do homem e começa a orar. O homem começa a gemer, um gemido de lamento, sufoco...

— Deus, pai todo-poderoso. Pai onipotente, nesse momento, em nome de Jesus, te peço misericórdia. Vem com seus Anjos, Arcanjos, Serafins e Querubins. Principados Celestiais, Deus dos Exércitos. Trave essa batalha contra essa potestade. Livre esse homem da posse satânica, liberta senhor...

E continuou orando. O cheiro aumenta. Tudo que é vidro se quebra. Eu nem ouço mais o que o Guru diz:

Sons estranhos começam a se ouvir. Só clamo por Deus. Lá fora ouço gritos, meu Deus, tiros... Que loucura, isso aqui é um inferno. Devem estar se matando... Gritos de novo.

Percebo agora que o Guru clama por proteção divina... O enfermeiro chora apavorado. Eu aqui encolhida, toda trancada, nem respirar direito consigo. O pavor tomando conta de mim, também não consigo mais conter o choro. Deus me acuda.

O homem começa "espernear", bater as pernas, geme, parece que vai morrer. O Guru ainda está com a mão na cabeça e orando... Deus me acuda... Um grito, gritos agora estranhos começam a vir do fundo ou num canto do quarto... Gemidos e gritos de raiva, mas não vejo ninguém entrar. Percebo que o Guru olha para a direção do canto. Continua orando, agora com ordens de expulsar o demônio. É pior que assistir quinhentas mil vezes o pior filme de terror... As coisas param de voar e de se mexer, o homem pelo menos está esticado agora, acho até que morreu.

Me dá coragem e me levanto. Não morreu não, ainda respira. Ainda vem um som estranho do canto, não consigo ver direito. O Guru vai até a sacola dele e tira um vidrinho, abre, e vai lentamente em direção àquele canto. Vou um pouco para o lado tentando ver o que é esse barulho...

Meu Deus! Socorro! Misericórdia, que bicho feio... Jesus amado, se nunca pensei em me converter, hoje é o dia. Um monstro, não de tamanho, mas de feiura. É uma mistura de humano com dinossauro. Isso é terrível. Isso não pode ser verdade. Uma cor estranha, nem preto, nem marrom, uma cor de demônio... O Guru está com o vidrinho aberto. Não faço ideia do que seja. Dá a impressão que é um vidrinho de floral. Lentamente, vai em direção a ele. Vai se aproximando. Lentamente vai mais perto, e sem falar, coloca o vidrinho na frente dele. O bicho feio não tira os olhos do Guru. Dá a impressão de que vai atacar. O Guru vai se afastando. Também olhando para o monstro. Vai dando passos para trás, para não dar as costas para esse bicho. Assim que chega perto da cama, os dois ficam parados e em silêncio...

Tudo quieto e parado, apenas os dois se olhando. Meu Deus! Acho que nem em filmes conseguem fazer isso. O bicho vai silenciando, o Guru faz um sinal com a cabeça, como que afirmando, dizendo sim... Daí a pouco, o monstro se abaixa, pega o vidrinho na boca, ergue a cabeça e bebe. Deixa o vidrinho vazio cair no chão. Os dois continuam se olhando.

O enfermeiro continua soluçando do lado do velho. Olhando para essa cena sem entender nada. Ficamos só olhando.

Ninguém está se mexendo. O Guru no canto da cama, com uma mão sobre ela, parece segurar o pé do seu Gaspar. Lá fora, muitos barulhos, vozes, falam alto. Mas não dá para distinguir o que dizem.

Agora começa a sair uma fumaça do monstro. A fumaça parece ir em direção ao banheiro. Que coisa horrorosa! O monstro começa a se decompor, se desmanchar e se transformar na fumaça. O cheiro aumenta. Um cheiro ainda pior, um cheiro de queimado fica mais forte. A fumaça vai saindo, e o monstro se desmancha. O Guru olha para o velho deitado, esticado como se estivesse dormindo. Olha para o enfermeiro ainda pálido e soluçando. Olha para mim e deve ter me visto com cara de pavor. Nisso, ele dá um sorriso e pergunta:

— Tudo bem?

Ninguém responde, nem o enfermeiro e nem eu. Gostaria de dizer "acho que não", mas fico em silêncio. Ele volta a falar olhando para mim, depois para o enfermeiro...

— Agora acabou.

Eu e o enfermeiro continuamos imóveis e em silêncio. Posso dizer que estamos perplexos, sem palavras. O que aconteceu aqui, contando ninguém acredita. Dá para se dizer que é uma coisa do outro mundo. Não é real, mas aconteceu. O Guru, percebendo nossa imobilidade, diz:

— Respirem bem profundamente pelo nariz e soltem pela boca... Isso. — Acrescentou depois que fizemos. — Agora, deem uma mexida nos ombros, nos braços. Respirem novamente. Mexa as pernas. Andem um pouco. Isso tudo já passou.

Fizemos o que ele nos mandou. Respiro mais uma vez bem profundo. Ando de um lado para o outro, vou me soltando. O enfermeiro, timidamente, tenta me acompanhar, mas está bem travado.

— Tudo bem, gente? — Voltou a indagar o Guru.

Afirmo que sim com a cabeça. Queria falar, mas palavras não saíam. Continuo me movimentando pela sala. Difícil acreditar ou entender tudo o que aconteceu. Ainda estou abalada.

No quarto, parece que tinha acontecido uma luta armada. Ainda há muitos cacos de vidro por todo lado. Temos que caminhar com muito cuidado, mesmo assim, pisamos nos cacos de vidro. O Guru vai e abre a janela que dá para o pátio e exclama admirado:

— Nossa!

— O que houve? — Só aí consigo falar.

— Parece que passou um vendaval.

Vou olhar pela janela e é outra destruição. Telhados caídos. A caixa d'água lá do alto estourada. A piscina rachada e esvaziando, os bancos, mesas e os guarda-sóis tudo virado, uma destruição completa.

Os bombeiros saindo do quarto que a mulher gorda tinha entrado e saído anteriormente. Cheiro de fumaça, provavelmente tinha pegado fogo. Seu Berlim comandando uma equipe que provavelmente iria arrumar todo o estrago. Um tumulto generalizado. Visto isto, o Guru volta-se para o enfermeiro, olha o seu Gaspar e diz:

— Preciso passar algumas instruções, pode ser para você?

— Acho que não, vou chamar seu Berlim. — Falou meio gaguejando e ainda assustado.

Sai do quarto e em seguida entra outro senhor. Olha para o Guru e faz um sinal com a cabeça, como que cumprimentando e afirmando. O Guru faz o mesmo gesto. Fico pensando, que loucura tudo isso. A coragem e a capacidade do Guru são impressionantes. Fico admirada. Em seguida, entra seu Berlim com mais duas moças e dois senhores. O Guru se dirige a eles:

— Desculpem, mas a luta foi grande.

— Tudo bem, doutor, nós confiamos no senhor. — Ressalta seu Berlim.

— Só, por favor, dispense o doutor. Preciso passar umas informações. — Todos olhando para seu Gaspar que está deitado e agora não mais encolhido. — Ele está dormindo, provavelmente vai dormir por uns três dias. Vai acordar por poucos minutos e vai voltar a dormir. Preciso ver com vocês uma forma de alimentá-lo.

— Teremos que colocar na sonda ou pelo soro, talvez até nos dois. — Fala um senhor que vestia uma camisa branca.

— Tudo bem, isso é com vocês. — Destaca o Guru. — Vou deixar alguns florais e passar uma homeopatia, isso será fácil, é só pingar na língua.

Nisso, entraram duas outras senhoras com vassouras. Começam a varrer os vidros e arrumar toda aquela bagunça. Eu não presto mais a atenção no que o Guru fala. Só sei que ele teria que esperar uns três dias para trabalhar com seu Gaspar.

Vejo que eles estão acertando datas e não me preocupo com isso, fico olhando para os destroços. Percebo que também não há mais luz na casa. Deixo o Guru no quarto e saio para o corredor. Vou em direção a escada que desce e vejo policiais fazendo perguntas para os seguranças.

Eles me olham de uma forma estranha. Surpresos e, ao mesmo tempo, curiosos. Lá em baixo, uma grande equipe arrumando, limpando, organizando. Como não tinha nada que fazer, fico no corredor parada, aguardando o Guru para saber o que iríamos fazer.

Depois de quase uma hora, saímos; nos levam para um carro e nos deixam no hotel. Subimos após pegar a chave e fomos direto tomar um banho. O importante é tirar essa roupa fedida. Deixo o Guru ir primeiro. Hoje, sexo nem pensar.

Após tomarmos banho, seco os cabelos e saímos para comer algo, já que nem almoçamos. Praticamente nem falamos. O Guru está bem, tranquilo e soberano. Eu estou com um "negócio" por dentro. Na cabeça, só vem aquilo a todo instante...

Depois que retornamos para o hotel da lanchonete, nos deitamos na cama e então me dá coragem de perguntar o que foi tudo aquilo.

— É uma coisa muito complicada. — Ele começa a me explicar. — O seu Gaspar, você viu, é envolvido com tráfico, armas e uma montoeira de outras coisas ruins e complicadas. Magia negra, satanismo e um rolo infindável. Além de mandar matar muita gente, matou seus próprios pais como sacrifício para o bruxo deles. Nesse tempo ou nesses últimos tempos, ele brigou com o bruxo e foi por isso que ele ficou nesse estado. Ele estava sob a maldição do bruxo e ia morrer. Agora temos que fazer um trabalho em cima de tudo isso e é muito complicado. Conduzir ele para o bem e quebrar todas as maldições.

— Mas você deu conta. — Afirmo.

— É, parcialmente.

— Como assim? — Indago.

— Ah! Se não for com a ajuda de Deus, nada feito. Tudo isso é por graça de Deus. Ninguém consegue fazer um trabalho desses se não for por Deus.

— Estou encantada por aquilo que você fez.

— Mas é por Deus. Sem a mão dele ninguém faz nada.

— Mas muitos outros já vieram e não fizeram nada, bruxos, padres, pastores, veja bem, até pastores e todos bem renomados.

— É que existem coisas que eles não sabem lidar. Não que eu tenha a completa sabedoria. Mas muitas vezes falta muito conhecimento e sabedoria também para os pastores.

— Te acredito.

Depois de um intervalo de silêncio, volto a perguntar:

— E agora, o que vamos fazer?

— Vamos esperar até amanhã para ver como ele vai passar. Depois vamos embora e vou ter que voltar daqui a uns quinze ou vinte dias para poder começar a trabalhar com ele.

— Daí vamos poder ficar juntos?

— Até São Paulo, sim. Depois vou ter que voltar para o Sul, porque tenho alguns trabalhos encaminhados.

Uma tristeza me invade o peito e fico sem falar. Ele percebendo isso, completa:

— Não precisa ficar triste. Uma que a vida é assim mesmo, outra é que também não vou te deixar. Nós vamos nos encontrar em muitas outras oportunidades. Respira fundo, solta e te anima...

Passado o tempo, ele até dá uma dormida demonstrando cansaço. Eu aproveito e leio. Assim que ele acorda, vamos dar uma caminhada. Voltamos e vamos para mais um banho visto que havíamos suado. Ficamos no quarto até a hora do jantar. Após o jantar, vamos ao teatro assistir uma peça. Confesso que fazia tempo que não ia ao teatro.

Assim que voltamos, conseguimos nos envolver em mais uma grande e agradabilíssima noite de prazer e amor.

CAPÍTULO XX

Acordo sem mais tantas lembranças de ontem. Creio que o que aconteceu à noite ajudou a esquecer aquilo e dar prioridade ao que é mais importante. Aproveitamos o despertar para torná-lo romântico novamente e vamos para o café.

Ao retornar ao quarto, o Guru liga para seu Berlim e ficaram de nos buscar para ver como está seu Gaspar. Após descer, entramos no carro e percebo que estamos em um caminho diferente. Na verdade, ele trocou de endereço e foi para um apartamento luxuoso. Também, com a destruição de ontem devem estar reformando aquela mansão. Subimos e entramos no quarto, o Guru pede informações. Dessa vez é uma enfermeira. Ela diz que ele passou bem. Tem reações de melhoras, mas ainda está muito fraco, diz algumas palavras e volta a dormir.

O Guru coloca a mão em sua cabeça, parece que está orando, esperou um pouco e passa várias orientações. Diz depois que não tinha muito o que fazer, agora é só uma questão de tempo. Depois da moça anotar tudo e ele, o Guru, mexer em seus braços e pernas, pede que nos levassem de volta para o hotel. Mas antes falou por telefone, deve ser com Berlim.

Nos despedimos da moça e demais pessoas que estão no apartamento e vamos para o hotel. Durante o retorno conversamos pouco. Assim que chegamos ao hotel, o Guru diz:

— Vamos arrumar as malas que eles vão nos levar para São Paulo.

— Como assim, de carro? — Pergunto meio perdida.

— Não, vamos até o aeroporto e vão nos levar de jatinho.

— Ai que chique!

— É, não é sempre que se encontra uma fábula dessas.

— Te acredito. — Confirmo.

Subimos para o apartamento do hotel. Assim que arrumamos as malas e sacolas, descemos. Assinamos a baixa do hotel e nos levam para o aeroporto. Assinamos uns papéis num guichê e nos levam para umas portas até dar acesso à pista do aeroporto.

Com um carro pequeno nos levam até um jatinho. Embarcamos, aguardamos longos minutos até que liberasse a pista e levantamos voo. De uma certa forma me sinto importante, de outra, uma confusão, com esse cara deve ser todos os dias uma aventura. Acho que, na verdade, é uma incógnita. De um lado deixo de viver uma rotina melancólica e agora passo a viver uma vida incerta. Como será amanhã? Mas prefiro essa mais aventureira e não mais melancólica.

Enquanto voamos milhas, fico super abraçada no Guru. Amanhã, provavelmente, não estaremos juntos. Planejar agora é difícil, só sei que chegaremos, e alguém da Clínica estará nos esperando, já que ele ligou para alguém apanhá-lo no aeroporto.

Percebo que ele também está pensando bastante, provavelmente organizando seus afazeres. Às vezes me dá vontade de perguntar sobre o Gaspar e tudo aquilo que aconteceu, às vezes prefiro ficar calada. Tento entender tudo aquilo que aconteceu e entendo que nem palavras e nem pensamentos podem definir sequer dez por cento do que foi. Posso dizer que é como um filme de ficção.

Depois de um bom tempo de voo, vem uma aeromoça nos servir o almoço. Eu preferi um suco e ele um copo de vinho branco seco. A conversa agora é apenas superficial. Comentamos da comida, do voo, de como vai ser quando chegarmos e que me ligaria amanhã para dar notícias.

Próximos a São Paulo, o avião começa a diminuir a velocidade até chegar ao aeroporto e aterrissar, creio que demorou mais de meia hora. Agradecemos pelo atendimento e fomos para a saída.

O Guru liga e o magrinho da Clínica estaciona e embarcamos no carro do Guru. Ele mesmo preferiu dirigir. Digo que podiam ter pegado o meu, mas o Guru diz que não havia problema em pegar o dele. Sair de São Paulo também é um parto, muito demorado. Congestionamento, barulho, buzinas, não seria uma cidade que escolheria para morar.

Durante a viagem, o magrinho pede como tínhamos ido de viagem. Se fomos juntos ou coincidiu de nos encontrarmos ali.

— A viagem foi uma luta, foi muito difícil. Para nos encontrarmos, combinamos por telefone. — Responde o Guru.

— Mas demoraram poucos dias.

— É, só que na semana que vem vou ter que voltar para lá.

— O caso é sério?

— Muito sério. Bem complicado.

— É doença, depressão, mental, espiritual...?

— É tudo isso e mais um pouco. — Conclui o Guru.

Rimos e depois o Guru pede para o moço como estava a Clínica e ele foi contando e conversando por um bom tempo. No caminho, paramos para abastecer, fazer um lanche e depois, pé na estrada.

Chegamos à Clínica à tardinha. Usamos os mesmos quartos, encaminharam duas sessões para o Guru fazer à noite enquanto dei uma caminhada e fico nos procedimentos normais da Clínica. Depois do jantar, acompanho a palestra e fico aguardando o Guru terminar as sessões para dormir com ele.

Fico conversando com os conhecidos que estão ainda na Clínica, aquele casal, mais alguns novos que chegaram. São aproximadamente onze e meia quando o Guru chega, toma um banho e depois vem para o meu quarto. Pelo pouco que fiquei longe, senti saudade e aproveito bem ele, porque sei que amanhã cedo ele irá viajar.

CAPÍTULO XXI

Acordamos cedo, damos mais uma namorada. Ele toma seu banho, pega suas malas e parte. Eu fico aqui, de um lado, uma enorme satisfação e alegria, do outro, uma solidão, um abandono e agora, mais do que nunca, uma saudade. Sei que é com isso que vou ter que conviver por alguns dias ou até longos dias. O que será? Não sei! Tenho que viver, viver desse jeito.

COISAS PARA TE AMAR

Sabe de uma coisa?
Que te amo demais
Do tamanho do mundo
E o mundo é pequeno
De tanto que te amo.

Sabe duma coisa?
São tantas coisas
Pra eu te amar
Tanto assim

Um mosaico
Um catavento
Uma aventura
E contigo me aventurar

Sem os limites
De uma ternura
E sem ternura
Se arriscar

Sabe duma coisa?
São tantas coisas
Pra te contar
E qualquer coisa
Me faz te amar.

 Passar aqui sem ele, parece faltar um pedaço. As coisas são diferentes, parece que perdeu o brilho. Vejo a doença, a depressão pairando no ar. Todos os que vêm aqui são doentes, de uma coisa ou outra, todos sofrem de algo. O lugar é mágico, mas olhando como estou olhando, sem ter muito interesse, me faz ver as coisas ruins impregnadas.

 Agora não sei o que faço, se fico por aqui, se volto, se peço para o Guru para morar com ele, só que isso seria praticamente impossível, essa possibilidade vou descartar. Voltar para casa, voltaria para o buraco de onde sai e isso seria melancólico. Pelo menos vou ficar até segunda-feira. O Guru também vai me ligar, vamos ver o que ele diz. Daqui a alguns dias ele vai ter que voltar lá para atender seu Gaspar, talvez possa ir junto. O que eu não posso é trazer de volta a melancolia e a depressão, apesar de achar que não tenho ela.

 Nessa parte da amanhã vou fazer todos os procedimentos da Clínica. Na parte da tarde, bem, acho que também vou fazer. Não tenho muitas opções, quem sabe faço agora. Poucos deles fiz, tinha as sessões individuais, depois o workshop, depois viajei, vai ser totalmente nisso.

 Pela manhã, até que foi completa. Agora à tarde está mais devagar. Fim de semana, muitas visitas, menos gente para ajudar a atender. Vejo que uns vão tapando os furos dos outros. Alguns agentes mais velhos de casa vão ajudando a fazer algumas tarefas.

Final de tarde, vou dar uma caminhada, no pensamento, o Guru, só o Guru, de um lado um vazio, de outro lado uma saudade. Até que é boa, saudável, não é melancólica, é esperançosa, gosto dela, é um ponto bom, me faz sentir amor, paixão, uma boa expectativa. Vejo e sinto uma nova vibração.

Após várias voltas, vou para o quarto, me sinto inspirada para escrever. Tenho que pôr para fora esse meu lado poético. Imaginar um novo espaço, sem ainda saber para onde ir, acho que vou para Katmandu, quem sabe lá tenha muitas novidades.

KATMANDU

Eu vou para Katmandu
Lá eu tenho o que fazer
Me encontrar com gente alegre
Ser feliz só por viver.

Eu vou para Katmandu
Vou aprender a dançar
Com alegria e bom astral
 Sinto Deus e é real.

Eu vou para Katmandu
Abrir os braços e girar
Vem o vento me elevar
Sinto asas para voar e voar.

Eu vou para Katmandu
Tenho muito para aprender
Ouvir sem escutar
Falar sem pronunciar.

Eu vou para Katmandu

Porque lá é meu lugar
Ser a selva ou luar
Minha vida vai fluir.

E eu vou para Katmandu
Tenho muito para viajar
Alcançar o infinito
E o infinito está em mim.

Acho melhor agora descer para o jantar, devem ter tocado a sineta. A paisagem bonita me faz lembrar do Guru. Um aperto no coração, mas é bom, é saudade. Difícil é esquecer, ele me vem sempre no pensamento, também não é por menos, ele é meu tudo agora. Abriu as portas e as janelas do meu coração, até poderia escrever assim:

UMA JANELA PARA O AMOR

Vou abrir a janela
Deixar o amor entrar
Com todos seus perfumes
Com toda sua beleza
Com todo encanto
Das flores
Do sol,
Da luz do bem.

Vou abrir a janela
A janela do meu coração
Vou deixar o amor entrar
O amor divino e celestial
Me encontrar dentro de mim
E ser a luz,
Ser amor,

A inocência,
A purificação.
Vou abrir a janela
E deixar você entrar
Fortalecer os meus sentimentos
 O silêncio em grande paz
Obrigado meu Grande Mestre,
Sábio,
Guerreiro,
 Meu tudo,
 Infinito.

Amor, amor...
Da luz...
o infinito...
o infinito... No caminho...
o saber...
Amor... amor... amor...
Oh Divino amor.

Até que, seria bom eu saber cantar. Cantaria para ele e para todos que quisessem ouvir.

Quando chego ao refeitório, quase todos estão sentados. Escolho sentar junto ao casal que conversei antes de sair e mais duas mulheres, estavam falando da vida espiritual. Fico escutando, estão comentando do "santo daime". Uma das mulheres é a favor, uma sentada atrás, discorda; diz que tinha experimentado e tinha feito muito mal. A outra mais atrás diz que é um chá de limpeza e que se sentiu mal porque não quis assumir as impurezas de sua vida. Então, com o desenrolar da conversa, outros se envolvem na discussão, com isso concluo que entre prós e contras, não experimentaria!

Depois do jantar, estavam organizando para sair à noite, ir até à cidade mais próxima para tomar sorvete. Quando me fazem o convite, aceito, até para tentar não ficar só e sentir tanta saudade. Depois voltaria e seria mais fácil para dormir. Quando chego ao quarto, percebo que tem uma chamada perdida do Guru. Fico chateada, deveria ter levado o celular junto, apesar de que o pessoal da Clínica não gosta. Ligo para dar o retorno, mas está fora da área.

Entre as opções que me vêm à cabeça, prefiro ficar deitada, os pensamentos divagam para um universo não existente. Vejo colinas, matas, nuvens, estradas e o mar. Talvez sejam imagens arquivadas na minha mente e que se manifestam aleatoriamente. Acho que não têm significado algum. Vejo multidão, o trânsito engarrafado, o stress das pessoas, pelo menos eu estou aqui calma e descansando. Penso no Dionísio, deve ter arrumado outra, melhor para mim. Espero que na semana que vem tenha novidades em relação a nossa separação. Agora sai o divórcio direto, menos mal, só pode ser que seja um pouco mais demorado, mas creio que vai ser tudo rápido. Se demorar e ele tiver pressa, com certeza ele compra todos que forem necessários.

Perto da hora marcada para ir à lanchonete, pego a chave do carro, convido o casal para ir comigo. Uns já tinham ido, outros estavam esperando uns aos outros. Quando chegamos, é aquela "zoeira" de sempre, som alto, um falatório alto. Prefiro ficar com o casal conversando. Tomo um sorvete, outros tomam suco, os mais atrevidos tomam cerveja, outros comem, aproveitaram para sair daquela alimentação mais natural. O que me chama atenção é o fato da Clínica não controlar ninguém, cada um deve ser responsável por si mesmo.

Posso dizer que foi uma noite agradável, a não ser pela falta de meu amor que não estava ao meu lado. Agradável por ter novos amigos, muitos risos, piadas e descontração, apesar de não ser muito dada aos "festeres".

Já havia passado da meia-noite quando voltamos, deixo o carro estacionado, o casal vai para seu quarto e eu vou para o meu. Preferi tomar mais um banho, tenho muito cheiro de cigarro. Deito na cama e meu pensamento está no Guru. Não vou dizer que eu esteja cem por cento, ainda sinto um vazio pela falta dele, é claro, mas ainda me falta alguma coisa. Quem sabe seja me espiritualizar um pouco mais. Em relação à espiritualidade, ainda tenho muitas dúvidas, essas religiões mais comuns não me atraem, não tenho queda nem pelos espíritas, nem católicos, nem pelos carismáticos. Os crentes, sinto uma pequena antipatia, apesar de o Guru se dizer um deles, mas vou esperar. Deus falará no meu coração ou na minha mente.

Fecho os olhos, mas o sono não vem. Vejo uma paisagem, parece uma plantação de girassol. Uma história louca me vem à cabeça, um romance, uma jovem, uma separação, uma senhora gorda. Mas o amor floresce, quem sabe poderia se transformar em uma poesia. Mas girassol, posso transformá-los em lírios.

QUANDO FLORESCEM OS LÍRIOS

Se é amor
Se é paixão
É um sonho
Que jamais vai acabar.

Viver um grande amor
Se alimentar de amor
Pensar no amor
Sentir o amor.

É mais que um sonho
É imaginar que tudo é tão perfeito
É ter a certeza
De um amor que não acaba jamais.

Na separação
A verdade
Foi uma desilusão.
Reconstruir a vida
Curar o coração

É olhar os campos
Abrir o coração
Os lírios floresceram
Despertou o amor.

A vida além dos sonhos

O destino se cruzou
Se isto estava escrito
O universo confirmou.

Acho que agora posso dormir, se pudesse escolher, escolheria sonhar com meu amor. Mas por tudo que já recebi, agradeço a Deus.

CAPÍTULO XXII

Talvez hoje, por ser domingo, seja diferente a programação. Não tem banho de ar, nem banho xamânico, de qualquer forma vou levantar e fazer uma caminhada bem cedo.

Levo o celular junto, pois provavelmente o Guru irá me ligar. Desde a primeira hora ele me faz falta, tanto na mente, nos sentimentos, na alma e no corpo. Sinto-me totalmente dependente, se é bom ou ruim, não sei, só sei que sinto. É algo que nem sempre as palavras podem explicar. É só quem sente que pode saber como é. É algo preenchido e é algo ausente, a falta ou a saudade.

Mesmo andando, caminhando, olhando as paisagens, a presença dele é permanente nos meus pensamentos. Ah!!!!! Meu amado, me sinto inspirada e devorada por esse sentimento de amor. Quero telefonar, mas acho que ele pode estar dormindo ou descansando e iria atrapalhar. Vou dar mais umas voltas e depois ligo. Encontro uns andando, eles devem estar certos, eu que devo estar andando no sentido anti-horário. Eles estão andando no sentido horário, só que hoje vou prosseguir assim.

Bem, já andei bastante, estou suada, vou telefonar.

— Oi meu amor. — Digo assim que ele atendeu.

— Olá, bom dia, bom domingo. — Ele responde.

— Não sei se liguei cedo demais?

— Não, claro que não, estava pensando várias vezes em te ligar, mas pensei que estivesse em algum procedimento.

— Não, hoje não tem procedimentos, é meio que à vontade. Tem pouca gente para atender, acho que é só o básico. Vi muita gente nova, devem ser visitantes.

— É, provavelmente. E me diga, como você está?

— Ah, você não imagina...?

— O quê?

— Louquíssima de saudades.

— Eu também.

— Você não imagina a falta que me faz, meu amor. Estou perdidamente apaixonada, apaixonadíssima.

— Mas você sabe, tudo que é demais, até que é bom.

— Que bom que você me diz isso, porque estou entregue de corpo e alma, nunca senti isso e nunca isso aconteceu comigo.

— Que bom, ainda bem que é por mim. Espero.

— É claro que é por você, meu amor, queria que fosse por quem? Não existe outro e nem existirá, jamais.

— Pois é, notícias do teu marido?

— Ainda não, mas posso dizer, ex-marido. Está tudo encaminhado para a separação.

— Espero que dê tudo certo.

— Creio que sim. É uma coisa que ele vai querer e eu também. Certamente ele deve ter escolhido outra nessa altura.

— É provável. Não o conheço, mas acho que sim.

— Me conta de você, como foi de viagem?

— Bem, sempre lembrando de você. Não cheguei muito cansado, tentei te ligar ontem duas vezes, mas você não atendeu.

— É, não estou acostumada ainda com celular. Agora com você longe, ele vai ter que me fazer companhia.

— Isso é por pouco tempo, uma hora dessas vamos ter que ficar juntos.

— Estou loucamente esperando por isso. E você, falou com sua ex-namorada?

— Não, nem vou falar, já tinha decidido por telefone que tudo acabou e pronto. Não vou procurá-la e nem vou correr atrás. Está decidido e pronto. Da minha parte, não ficou nada mais para se discutir e nem para se resolver.

— Que bom que é assim. Quando é só namoro é mais fácil. Eu já tenho um casamento, mas vai se resolver.

— O bom é que vocês também não têm filhos.

— Com certeza, se tivesse filhos iria complicar as coisas.

— Pois é.

— Vamos falar de nós. Ontem escrevi um monte, estava bem inspirada. Hoje também vou escrever, com sua falta eu escrevo.

— É bom, escrever sempre é bom, sempre tem os que irão ler. Os que gostam de ler.

— Como está tua programação?

— Bem, nessa semana estou com agendamentos aqui quase toda a semana. Depois vou ficar no aguardo para atender seu Gaspar.

— Teve notícias dele?

— Não, é cedo ainda. Creio que na semana que vem, ali por terça-feira, eles irão me ligar.

— Meu telefone está buzinando, acho que está sem bateria. Vou para o quarto e te ligo de lá.

— Faz assim, eu te ligo de noite que é mais em conta.

— Imagina, eu te ligo, não precisa se preocupar em não gastar. Tenho bastante crédito.

— Está bem, aguardo.

— Tchau, meu amor, te amo, te amo, te amo... — Caiu.

Que bom, matei um pouco da saudade. Vou ao quarto deixar o celular carregando e de tarde ligo novamente para ele. O bom é que ele também, pelo menos, gosta de mim, se não me ama, mas gosta.

O impressionante é a mudança que acontece comigo. Entre muitas, uma forte é que antes preferia ficar sozinha, agora prefiro estar com ele, me envolver, abraçar, beijar, estar numa relação de amor pleno e total. O sexo antes me repugnava. Agora, desejo, a boca quer beijar, o corpo quer ser tocado. Um fogo ardente, um desejo enorme.

Enquanto isso vou ver se tem algum procedimento. Vou até o salão de baixo, só que não tem ninguém. Vou até à recepção, está aberta, mas também não tem gente.

Pergunto na cozinha e me dizem que hoje é sem atividades. À tarde vai ter a terapia do barro. A terapia do barro consiste em aplicar argila na barriga. Vejo muitos visitantes. Uns vieram conhecer, outros visitar. Poderia estar conversando com alguém, mas sinto que é melhor ir para o quarto. Vou curtir o meu amor à distância.

Tento telefonar, só que o sinal aqui no quarto é bem fraquinho. Vou deixar carregar mais e depois vou ter que sair onde está mais aberto para pegar melhor o sinal. Enquanto isso, vou ler um pouco do Osho.

Toca o sino para o almoço. Vou ao refeitório. Sou uma das primeiras. Sento em uma mesa sozinha. Pouco depois vem o casal vizinho e sentam comigo. Hoje o almoço está bem gostoso, o cardápio é diferente.

O homem e muitos outros continuam no jejum só com líquidos, ou seja, sucos, ele vai ficar o tempo todo só com sucos. Líquidos, nada de sólidos, ele fica mais na laranja.

Tenho vontade de entrar nessa dieta também. A dúvida é até quando vou ficar aqui. Os dois também estão na orinaterapia. Essa não sei se teria coragem de fazer. Tem outros que estão aqui em tratamento que optaram por esse meio. Um divulgador disso é um padre. Ele não é brasileiro, tem um sotaque diferente, ele dá palestra, reza as missas e dá consultas. O casal me conta também que está bem forte o "zum, zum" de que a Clínica vai fechar ou que irão vender. Nesta semana, tiveram reunião e parece que não saiu coisa boa.

Após um longo bate-papo, volto para o quarto. Pego o celular e vou ligar para meu amor. Procuro um lugar mais reservado e que entra bem o sinal.

— Oi, amor. — Ele atende.

— Olá, meu amor. — Reafirmo. — Está descansado?

— Saí para almoçar. Estou voltando agora.

— E o que almoçou, um churrasco? — Pergunto.

— Não, não, fui a um restaurante macrobiótico.

— Pegou mais leve.

— Com certeza, não dá para pegar muito pesado. — Rimos. — E você, o que almoçou?

— Almocei aqui na Clínica, estava bom o almoço. Peixe assado e outras comidas mais saborosas.

— No domingo fazem uma comida especial. É que vão visitantes, então fazem um almoço melhor para dar uma boa impressão.

— Percebi isso também.

— Me conta de você?!

— De mim. Ah! Muita, muita saudade. Penso o tempo todo em você, está sempre na minha mente. Uma paixão fulminante.

— Nossa!? Tanto assim?

— É, muita, estive pensando, nunca passei por isso, nunca senti isso. Acho que é a adolescência atrasada.

— Confesso que você também está sempre na minha mente, no meu pensamento. Digo que é o amor na fase inicial.

— O meu amor está na fase profunda. — Rimos.

— Cada um tem seu tempo. Para mim, é importante começar lento, devagar e ir aprofundando.

— O meu foi fatal. Começou e acendeu a fogueira, acho que nem é fogueira, para mim, é um vulcão.

— Caramba! Forte assim?

— Forte, fortíssimo. E quando vamos nos ver?

— Não sei ao certo, tenho que ver em relação ao seu Gaspar, preciso saber se você vai junto?

— Gostaria, mas também não sei se não iria atrapalhar. Iria só para ficar com você.

— Vamos fazer assim. Ficamos em contato. Temos que esperar a reação dele, daí conversamos.

— Agora, se demorar muitos dias, vou até aí para te encontrar. Posso?

— Pode. Moro sozinho, não tem problema.

— Tá! Meu amor, tenho que ir para a terapia do barro agora.

— Tudo bem. Eu vou dar um cochilo.

— Bom descanso!

— Bom barro!

— Te ligo à noite. Tchau, meu amor.

— Tchau, amor, até depois.

Estou mais preenchida. Vou até o pavilhão do barro. Fico preparada para a moça aplicar a argila, e acompanho a meditação "Buscando a Felicidade", pela voz é o Ishvara...

Relaxei tanto que cheguei a dormir. Acordo com o movimento de saírem do barro e se limparem. Isso é bom, mas dá uma sujeira incalculável. Enquanto espero as que estavam na frente, fico deitada pensando no meu Guru, o quanto ele me ajudou e me ajuda.

Penso no que ele me falou no início, que seria uma transferência. Hoje tenho certeza que não é transferência, é puro amor, paixão arrebatadora. Caso um dia possa vir a acabar, jamais irei me arrepender de ter me envolvido. Posso perder muitos dos privilégios que tinha com o Dionísio. Mas ganho muito em amor e realização.

Assim que as outras terminaram de se limpar, desço e vou para o chuveiro me limpar também do "barredo". Em seguida, subo para o lanche e, como vou ter um tempo ocioso, vou dar mais uma caminhada.

Quando o sol vai saindo, me dá uma agonia. Deve ser resquícios do passado. Quando voltava da cadeia, era no entardecer. Quando chegava os domingos à noite, via que passava mais um fim de semana e nada de novidade acontecia.

Na casa do meu pai também era triste nos domingos... Tantas outras coisas de fim de dia me entristeciam. Faço algumas respirações profundas e assopro. Expiro forte para sair esse passado. Com isso, me alivia bastante.

Após dar mais algumas voltas, vou até o quarto. Fico imaginando o futuro, mas ele é bem incerto... Fico aguardando até dar a hora do jantar.

No jantar, também é aquela rotina. Fala com um, fala com outro. Fazendo novamente a turminha para ir ao bar, mas preferi ficar. Isso não me preenche. Não faz meu gosto, raramente até que é bom. Fui ontem, e ir novamente fica um pouco saturado. Volto para o quarto novamente. Vejo se o celular pega o sinal. Está fraco para falar com o Guru, tenho que sair, é o que faço.

— Oi amor. — Diz ele ao me atender.

— Olá meu amor, como passou a tarde? — Pergunto.

— Bem, fiquei descansando e você?

— Fiquei na rotina daqui. Barro, lanche, caminhada e pensando somente em você.

— Uau, que privilégio.

— E tem, meus pensamentos são exclusivamente em você.

— Isso faz me sentir... Sei lá o quê... Talvez um rei.

— Pode se sentir o que quiser. Meu amor é único e exclusivamente seu.

— Fico elogiado, claro, e muito feliz.

— E você. O que sente por mim?

— Amor, pensamentos bons, saudade, carinho, prazer, muitas outras coisas que talvez não se perceba.

— Mas eu não sou exclusiva? Nos pensamentos, nos sentimentos?

— De certa forma sim, de outra não.

— Como assim? — Sinto um pouco de insegurança.

— Em termos de relacionamento homem e mulher, você é exclusiva. Em relação ao sentimento de amor, sempre coloco Deus em primeiro lugar.

— Ah bom, me deu um susto. — Rimos.

— Você sabe que é um processo lento. Prefiro assim, do que a um fogo de palha que apaga logo.

— Hoje fiquei pensando no futuro. Ele é muito incerto.

— Com certeza. Nós podemos até planejar, mas realmente, ele é incerto.

— E você, o que pensa?

— Eu não penso muito. Tenho minhas coisas mais ou menos planejadas.

— E o que planeja?

— Agora tenho seu Gaspar para atender. Assim que ele melhorar, já te falei do que quero.

— Me desculpe, mas não estou me lembrando bem.

— Você sabe que quero ir para o Oriente Médio e entrar no Paraíso. — Seguro uma risada. Penso um pouco e depois falo:

— Pensei que estaria brincando. Desculpe.

— Não brinquei, não. Eu vou, estou bem decidido.

— Me desculpe, sou um pouco incrédula nisso.

— É teu direito. Eu tenho minha convicção.

— E vai me levar junto?

— Tenho que levar alguém. Desde já está convidada. Tem que ser um casal, se você foi escolhida, Amém!

— Também me sinto privilegiada com isso. — Penso que o cara delira, isso não pode ser.

— Então fica desde já combinado. Vai resolvendo seus problemas, assim que der, estaremos indo.

— Tá bom, meu amor. Vou me preparando. — Isso tudo me cortou o coração, como pode pensar isso.

— Tenho que entrar agora. Liga-me mais à noite.

— À noite é difícil porque o celular não pega no quarto ou entra o sinal muito fraco, tenho que sair aqui fora para te ligar.

— Então falamos amanhã de meio-dia.

— Combinado, meu amado.

— Ok, beijo, bom descanso.

— Você também, beijos. O que você vai fazer à noite?

— Provavelmente vou à Igreja.

— Bom culto.

— Obrigado.

Desligou. Deus meu, que loucura do cara. Não pode ser, pensar que vai entrar no Paraíso. Isso não é loucura, é "piração". Uma pessoa, de certa forma, é culta, instruída. Um dos melhores terapeutas do Brasil, como comentam, pensar uma coisa dessas, mal posso acreditar.

Sei lá, Deus me perdoe, mas não consigo entender. Terapeuta Holístico, puxa para o misticismo. Apesar dele ter me dito que é um desmistificador, mas é uma coisa meio anormal. Evangélico não tem nada a ver com Terapeuta Holístico.

Deus me acuda. E agora dizer que quer entrar no Paraíso! Deus me acuda! Não consigo entender. Ainda acho que é uma brincadeira, que não esteja falando sério. De outra parte, perdão da minha ignorância. E se for possível?!

Deus meu, não, não, não pode ser verdade. Depois, também quem é esse cara que pode entrar no Paraíso? Não sei se não é muita pretensão dele. De qualquer forma, deixa estar.

Depois dessa vou para o quarto e só me resta ficar lendo.

CAPÍTULO XXIII

Acordar, acordar... banho de ar, banho xamânico, rotina da clínica. Chá verde, tai chi, lanche, vou para o quarto e percebo duas chamadas, deve ser do Guru. Não, um número novo e a outra é do Dionísio. Nossa, que cedo. Vou lá fora e tento ligar para ele.

— Oi. — Diz ele. — Meu advogado te ligou?

— Oi, tem uma chamada aqui no celular, deve ter sido ele.

— Então é assim. Tu tens que vir para cá para assinar os papéis que está tudo pronto.

— E como faço?

— Tu consegues vir sozinha de carro?

— Sei lá. Tô meio insegura ainda. A viagem é longa.

— Vê se tu queres que mande alguém para te buscar, quer que mande um avião? Decide?

— Não sei, deixa eu pensar como seria melhor e mais rápido.

— Decide, então, depois me liga. Se precisar, mando alguém te buscar.

— Tá, vou pensar, já te ligo.

— Tá bom, fico aguardando.

Vou até à secretaria e peço se teria algum motorista disponível para me levar. A moça disse que não. Mas tem motoristas na cidade.

— Tem seu Nestor. Ele é bem seguro e simpático. Pode confiar nele. E não é muito careiro.

Combino que sim. A secretária liga para ele, e vou arrumar as malas.

Levaria tudo. Enquanto isso, ele já está me esperando. Deve ter vindo de táxi.

O cumprimento, passo o endereço e dou o dinheiro para os pedágios. Acerto com a Clínica, porque não sei quantos dias vou demorar e se vou voltar. Só Deus sabe de agora em diante.

Pegamos a estrada. Logo vejo que seu Nestor é seguro no volante, bom motorista. Só que simpático não é. Homem de boa estatura. Bem moreno, muito sério, não fala, e nem eu puxo conversa. Enquanto isso, vou colocando meus pensamentos em ordem. Primeiro, ligo para o Dionísio.

— Diga. — Diz ele assim que atendeu o celular.

— Já estou indo. Peguei um motorista daqui e estou saindo agora.

— Assim que tu chegares, liga para o meu advogado. É esse número que tu tens aí que te ligou de manhã.

— Está bem.

Sem mais conversa ele desliga. Bem, primeiro, tudo muito rápido, as coisas vão muito depressa, o Guru, agora essa separação. Nossa, mais que um jato, quase a velocidade da luz.

Segundo, o que o Dionísio estaria me aprontando nessa separação? Bem, essa tenho que esperar, se sentir que é ruim, falo com a advogada que é minha amiga. Amiga não, pelo menos conhecida.

Terceiro, o Guru, esse me deixou fora do prumo. Dessa história de ir ao Oriente Médio não me sai da cabeça, não consigo entender. Acho que aos olhos de qualquer pessoa, pelo menos normal, o acharia louco. Daria para esperar de tudo das pessoas, mas essa, é difícil de aceitar.

E vamos indo daquele jeito. Seu Nestor não fala e nem eu. Seguro e veloz, dentro de seus limites. Tento ligar para o Guru e ele não atende. Deve estar na terapia com alguém, assim não tem como ele atender o celular. Tenho que passar as novidades para ele.

Na hora do meio-dia estamos em área que não pega sinal de telefone. Mais adiante paramos para o almoço em um restaurante de rodovia. Vejo a mensagem que ele me deu de retorno e, como está fora de área, não pegou. Tento ligar de novo para o Guru e não atende de novo. Depois do almoço mando uma mensagem. "Estou viajando, ligo à noite, bjs".

Retomamos a viagem, daquele jeito, em silêncio. Dou uma cochilada e chegamos à noite. Pegamos muito trânsito nas estradas e ficou lento. Tento ligar para o advogado do Dionísio e não atende. Quem sabe amanhã cedo falo com ele. O motorista me deixa na fazenda. A Dora vem correndo me abraçar.

— Nossa, patroa, como a senhora está bem. Muito mais bonita, que milagre foi esse?

— Ah Dora, muitas terapias. Alimentação saudável, de tudo um pouco.

Em seguida, dou ordens para pagarem seu Nestor e deixar ele na cidade. Deixar pago o hotel para ele passar a noite e o dinheiro da passagem para ele voltar.

Depois fico um tempão conversando com Dora. Ela quer saber das novidades e eu também quero saber o que havia acontecido por aqui. De tudo o que ela me contou, o mais importante foi do Dionísio. Disse estar com outra. É uma loira, bem bonitona. Não sabe muito dela, mas deve ser uma envolvida com os negócios dele.

Enquanto converso, não vejo a hora de dar uma folga e ligar para o Guru, contar das novidades. Dora me pede como vai ser e digo que não sei de nada, ainda não me falaram. Ela sente medo de nos separarmos, mas se precisar ela vai onde tiver que ir para ficar comigo. Acelero os assuntos e depois peço licença para ir para o quarto. Depois iria tomar um banho de piscina enquanto ela faria um pequeno jantar. Aproveito e subo no quarto e ligo para o Guru.

— Olá, que novidades você tem? — Pergunta ele.

— Oi, meu amor. Tem pelo menos uma e grande.

— Conta que estou curioso para saber.

— O Dionísio me ligou hoje de manhã para assinar os papéis da separação.

— Nossa, que rápido.

— Rápido mesmo. Também fiquei surpresa.

— E já falou com o advogado?

— Ainda não. Acho que amanhã cedo, tentei ligar agora e ele não atendeu.

— E fez uma boa viagem?

— Sim. Peguei um motorista bom, mas o trânsito aqui perto ficou muito lento por causa do veraneio.

— Vi suas chamadas e não pude atender porque estava na terapia.

— Imaginei que seria isso. Mas recebeu minha mensagem?

— Sim. Só não respondi porque você iria ligar agora à noite.

— E as terapias, foram muito complicadas?

— Não. Normal como o de sempre. Geralmente é pela depressão, mas essa tiro de letra.

— É, eu sei que você é bom nisso.

— E agora. Você está onde?

— Estou aqui na fazenda, curiosa para saber o que vai acontecer amanhã.

— Qualquer dúvida você me liga.

— Pode deixar, tenho uma conhecida que é advogada, qualquer coisa a consulto também.

— É, não vá deixar se enganar. Esse pessoal deve ser fogo, ou seja, muito ganancioso pelo dinheiro e capital.

— Creio que sim. Mas vou ter todo o cuidado.

— E daí, me conta. Sentiu muita saudade hoje?

— Sinceridade?

— Sim.

— Hoje com esse tumulto, foi um pouco menos. Mas não deixei de pensar e ter vontade de estar com você. Um pouco confusa com aquela história de entrar no Paraíso.

— Fica tranquila. Quando nós chegarmos lá, você vai ver que é possível. O difícil é achar a porta do Jardim do Éden, o resto deixa comigo.

— Você não acha que isso é meio doidice?

— Para muitos é, ou para todos. Menos para mim. Eu tenho os segredos.

— Me desculpe o que vou falar.

— Sim.

— Amo você de corpo, alma, espírito, de paixão e de prazer. Mas você não se acha meio demais em dizer que você sabe tudo? — Ele ri e depois diz:

— Bem. Aos olhos comuns, muitas pessoas vão achar isso, mas me sinto escolhido, orientado e capacitado para isso.

— Orientado e capacitado por quem?

— Ah! Tem os anjos, o Espírito Santo. Tem muita coisa envolvida. Não é um simples fato de eu querer. Para isso, tem que ser autorizado e capacitado.

— Me desculpe a sinceridade, mas acho muito maluca essa história.

— Por isso que é bom eu estar com você, você é sincera.

— Bem, o que vou dizer? Quero ver para crer.

— Tá bom, até lá você vai estar mais preparada.

— É, também tem essa. Depois que vi tudo aquilo que aconteceu lá com seu Gaspar, numa altura dessas, não dá para duvidar mais de nada.

— Muita coisa ainda você verá.

— Como não tem outro jeito, vamos esperar.

— Com certeza.

— Tá, meu amor. Vou me esforçar para achar que isso não é loucura. Vou achar que é possível.

— Tudo bem, já é um bom começo. — Rimos.

— Vou dar um mergulho na piscina, quem sabe seja o último aqui, já que vou me separar e não venha mais aqui.

— E como você se sente?

— Olha, sinto algumas coisas boas, ao mesmo tempo, marcas ruins que ficaram para trás. Prefiro sempre esse novo momento que estou vivendo agora.

— Tá certo. Assim que puder me liga, o melhor horário é sempre do meio-dia a uma hora.

— Pode deixar. Beijos, meu amor, muitos beijos.

— Outros para você. Bom mergulho, amor.

— Beijos, tchau!

— Tchau!

Em seguida, desço e mergulho na piscina, a água bem quentinha me deixa bem relaxada. Mais tarde, Dora me traz uma bandeja com petiscos que só ela sabe fazer e suco. Ela fica sentada e conversamos por mais um bom tempo até sentir vontade de dormir. Tomo um banho e deito sem ter que tomar remédio nenhum. Tenho ainda as gotinhas dos florais e nada mais.

CAPÍTULO XXIV

Espero em Deus que hoje seja um dia abençoado. Que dê certo essa separação com o Dionísio. Que as maluquices do Guru possam cessar e eu poder estabilizar minha vida. Após levantar, tomar banho, tomar meu café gostoso feito com a mão deliciosa da Dora. O Zé da Penca me leva para a cidade. De lá, vou ligar para o advogado.

Na cidade, o trânsito está um fervo. Demoramos um pouco mais para chegar. Iria passar antes no apartamento, mas como iria me atrasar, vou direto para o escritório do advogado do Dionísio. Fico aguardando na sala de espera, bem aconchegante, mas estou tensa. De qualquer forma, não dá para esperar muita coisa boa do Dionísio.

Quando a secretária vem me chamar, estou distraída lendo uma revista. Assim que entro na sala, o advogado me cumprimenta educadamente e daquele jeito falso, super simpático.

— Bem, dona Haida, o Senhor Dionísio me procurou para fazer a vossa separação, como a senhora deve estar sabendo.

— Sim, claro acordo.

— Então, de modos que vamos tentar fazer a coisa certa, sem prejudicar meu cliente e nem deixar a senhora em uma situação ruim.

— É o que eu espero.

— A situação é a seguinte. A senhora tem todo o conhecimento de todo o esquema do meu cliente. Eu não posso correr o risco de ser denunciado ou que a senhora um dia possa depor ou denunciar contra ele.

— Sei. Tento não me expor.

— Portanto, veja bem e vou repetir, vamos deixar a senhora em bom estado, tanto financeiramente como em patrimônio.

— Certo. De um certo modo, me sinto um pouco segura, mas de outra parte ameaçada.

— Então vamos lhe propor uma separação amigável que consiste nos seguintes...

Ele lê toda aquela descrição burocrática e faz a divisão. Lê o que caberia para ele e para mim. Daria dez apartamentos, incluindo o nosso residencial. Dez salários mensais. O carro e dinheiro equivalente a quinhentos mil dólares aplicados. Peço um tempo para pensar. Penso que não seria nada mal. Poderia ter uma vida boa, com o salário e o aluguel dos apartamentos. Ando um pouco para lá e para cá. Enquanto espero na sala, resolvo ligar para a advogada que é minha conhecida. Ela me orienta a pedir um pouco mais. Sempre eles têm mais para oferecer. Peço para a secretária me anunciar novamente. Tenho que esperar um pouco porque ele está com outra pessoa. Tento ligar para o Guru e ele não atende, de novo deve estar numa das sessões.

Quando entro, ao me indagar, peço dez apartamentos, mais o residencial. Dois dos sítios no condomínio fechado e retiradas esporádicas. Ele me pede um tempo. Liga para o Dionísio e propôs diminuir um sítio, concordariam com o resto. Acho que seria bom e concordo.

Menos mal. Pede para nos encontrarmos no cartório às uma e meia para assinar e reconhecer. Despeço-me dele e da secretária. Em seguida, vou para o apartamento. Peço para o Zé da Penca me levar até lá, dispenso-lhe e oriento que ficaria de ligar para eles trazerem meu carro que ficou lá na fazenda para fazerem uma revisão e lavar.

Entro no apartamento, me jogo na cama e... e agora, José? Pergunto-me: e agora, Haida?...

Acho que saiu melhor que a encomenda, mas vou ter que me virar. Ir atrás dos bancos, negócios, imobiliária. Terminou a minha mordomia em relação a isso. Do contrário, termina também meu sofrimento de fazer as obrigações de mulher sem ter prazer e fora o resto. De ir transar na cadeia, de uma vida pacata e inútil...

Vou perder a Dora, mas tenho o Guru. Sei lá, é muito confuso, o melhor é dar tempo ao tempo, não tem outro jeito, é assim mesmo. De uma forma, me sinto super bem. Percebo que não tenho remorsos, um pouco de medo, isso sim, eu sinto.

Muitas mudanças em tão pouco tempo. Primeiro, as mudanças internas. Agora as mudanças externas, essas também são enormes. De repente, posso arrumar um administrador para mim se não der conta de fazer. Fazer até quero, o problema talvez seja não saber fazer direito. É que fiquei muito tempo sem fazer nada. De qualquer forma tenho que agir.

Ligo para Dora e conto. Ela chora e choro um pouco junto com ela. Depois peço para ela arrumar todas minhas coisas da fazenda e mandar para cá. E virem pegar todas as coisas do Dionísio aqui. Tenho que trocar a fechadura do apartamento, mas não creio que o Dionísio me faria algum mal. Saio para almoçar e depois vou ao cartório.

Retiro a senha e fico aguardando o advogado. Ele não demora a chegar, me dá os papéis para olhar. Mostrou que já sai direto o divórcio. Hoje não precisa mais esperar, se separar e depois fazer o divórcio, agora sai direto. Melhor assim.

Também está assinado pelo Juiz e pelo Dionísio. Tudo comprado, tudo ágil quando se tem dinheiro, todos comentam que não é demorado. Antes mesmo de chamarem nossa senha, ele entra na sala do diretor, que determina uma funcionária para liberar os papéis. Pede para eu assinar, em seguida liberou. Ele paga as custas e está tudo pronto.

O advogado diz que tenho até dez dias para fazer toda a transferência. Nos despedimos, agradeço e volto para o apartamento. Começo a separar o que é meu e o que é do Dionísio. Quem sabe amanhã eles já façam a mudança. Tragam minhas coisas da fazenda e levam essas aqui que são do Dionísio.

Agora vou ter que pensar. Primeiro, vou ter que ir ao banco trocar a senha e ver as contas. Depois, ir numa imobiliária para deixar os apartamentos, só que isso não vai dar porque estão com o escritório do Dionísio, acho melhor ligar para ele.

— Fala senhora Helena. — É como ele me chama. — Livre e desimpedida agora?

— É, você também, apesar de sempre ter estado, só eu que era amarrada, fazendo suas vontades.

— Não vamos mais falar nisso agora, isso já acabou, não me cobre mais. Te deixei bem, não tem do que reclamar mais e pronto!

— Então não me provoque mais e nem venha me jogar nada na cara.

— Está bem, vamos dar um fim em tudo agora.

— Eu preciso saber como que vou fazer com os apartamentos, se tenho que pôr em uma imobiliária, se já estão liberados. O que tenho que fazer?

— Faz assim, vai ao escritório, fala direto com o Laércio, eu ligo para ele, pode deixar na nossa imobiliária. "Nois" vamos cuidar direitinho. Dá uma procuração para ele, quero dizer para o escritório. Vamos fazer a transferência, registrar tudo no teu nome. Pode deixar a mesma conta que tu tens.

Todo mês vai entrar teu salário e os aluguéis. Não vai ter problemas, "nóis" vamos cuidar certinho para ti. Não se preocupe com isso. Vou te dizer, fica de bico calado, tu não sabes de nada, que nada vai te acontecer.

— Quanto a isso pode ficar tranquilo.

— Eu sei disso, mas preciso de uma garantia.

— Tudo bem. Da minha parte, cumpro sempre aquilo que você me orientou.

— Então tá certo. Tu cumpres com tua parte e nós cumprimos com a nossa.

— Está certo, amanhã vou lá, vou fazer também toda a mudança. Vou mandar as coisas do apartamento que são tuas para lá e trazer as minhas coisas da fazenda para cá.

— Então tá tudo certo. Pode ficar tranquila, está livre, pode ficar com quem quiser, não vou te fazer mal algum. Está livre e da mesma forma comigo. Certo!

— Está certo. Damos um fim a tudo, só ficam os aluguéis e os depósitos pendentes.

— Fica tranquila, isso meu pessoal vai tratar contigo, mas se precisar, pode me procurar, vou ser bom contigo.

— Tudo bem. Então damos um fim definitivo.

— Certo, passe bem, muito obrigado. Fica na tua e tchau.

Bem, em se tratar de negócios ele é muito desenrolado. Acho que está certo, deixo na imobiliária dele, é menos tumulto. No banco também, vai ficar como está, mais fácil do que esperava. Acho que Deus está agindo de uma forma extraordinária na minha vida. Não esperava ser tão fácil assim, estou realmente surpresa. Também, tudo que já pedi, está vindo agora tudo junto. Obrigada Deus! Obrigada mesmo. Só que eu também tenho agora compromisso com Deus. Tenho que ficar atenta para o que Ele me chamar.

Tenho que ligar para o Guru. Não atendeu novamente, vou passar uma mensagem. "Deu tudo certo, estou divorciada e bem estruturada. Bjs".

Agora é esperar. Amanhã vou ao escritório, do resto não sei, tenho que falar com o Guru à noite e decidir com ele. Nesse sentido estou perdida, se volto para a Clínica, se o Guru vem para cá ou se vou para lá, se fico curtindo o apartamento. O sítio nessas alturas também está alugado, sabe lá Deus...

De qualquer forma, vou dar uma caminhada e depois dar um mergulho no mar.

Enquanto ando, posso refletir melhor, se Deus me atendeu, agora tenho que ver realmente o que Deus quer de mim. Primeiro passo, aquela loucura do Guru não vou mais considerar como doideira, vou relevar. Segundo, vou aceitar como ele é, principalmente na religião, se ele é crente, que seja crente, se tiver que ser, serei também. Claro que é difícil de aceitar tudo isso, mas se for a vontade de Deus, que assim seja, não posso me opor a Ele. Terceiro, se o Guru me pedir para ir junto ao Oriente Médio, mesmo desconfiando e não acreditando, também irei. Se tiver que casar com ele, também casarei, apesar de que isso é um pouco difícil de acontecer, tanto da minha parte como da parte dele. Minha vontade não é de casar, principalmente tão logo. Creio que ele também não teria interesse em se casar comigo. Oh! Deus, muito obrigada, milhões de vezes obrigada. Fez maravilhas por mim.

Depois do mergulho no mar, volto para o apartamento. Tomo um banho e fico esperando até a hora de sair para jantar ou fazer um lanche. Nessas saídas não me sinto mais vigiada. Antes, me sentia perseguida por homens que procuravam mulheres para relacionamentos. Agora não vejo ninguém mais me observar e vir me cantar. Acho que tudo é uma questão de energia, minha energia deve ter mudado. Em nenhum momento hoje alguém me cuidou, tentou me dar cantadas, fui e voltei sem ser percebida.

Anoiteceu. Tento ligar novamente para o Guru e nada de atender. Deixo mais um recado: "me dê um toque quando terminar". Faço mais umas mudanças de coisas no apartamento. Deixo o que é do Dionísio separado.

Cansei, deito na rede para descansar, relaxo um pouco e acho que posso agora me declarar plenamente para o Guru. Declarar, é, acho que posso escrever isso:

DECLARAÇÃO

Não só palavras

Nem mesmo o olhar

É o sentimento de toda a certeza

Do meu amor por você

Toda a ternura

De me procurar e me abraçar

Em todo o momento em que ficarmos juntos

Sua alegria é poder viver

E quando estou longe
De tanta saudade vou telefonar
E na sua doçura
É maravilhoso ouvir sua voz
O meu nome exclamar.

"É como o sol que ilumina o dia.
É como a lua que brilha à noite
É você que me dá prazer de poder viver".
E quando estou longe
De tanta saudade vou telefonar
E na sua doçura
É maravilhoso ouvir sua voz
O meu nome exclamar;
É como sol que ilumina o dia
É como a lua que brilha à noite
É você que me dá prazer de poder viver".

Na sacada deitada na rede, percebo o céu; à noite é muito estranha. Muitos relâmpagos, sempre parece que vai chover, sempre parece que a chuva somente passa ao lado. Apesar de que com essas mudanças todas, posso dizer uma expressão popular que "choveu na minha roça". Opa, tocou o celular, é o Guru.

— Oi, amor, deixa que eu te ligo. — Em seguida ligo para ele.
— Oi, amor.
— Oi, meu amor, recebeu meus recados?
— Sim, me conta das novidades.
— Olha, tudo certo, mais do que esperava.
— É, que bom.

Conto para ele tudo o que aconteceu e como foi, disse também que agora estou meio perdida porque não sei o que fazer. Então ele me falou:

— É, realmente tem que ter calma nessa hora. Pensar bem antes de qualquer atitude. Do dinheiro, acho melhor deixar aplicado. Dos apartamentos, acho que não tem o que fazer, deixar aí para alugar ou deixar alugado o que está. Apesar de que é sempre complicado investir no litoral. Você sabe que com o descongelamento das geleiras, a tendência é o mar subir e alagar tudo o que está em volta. Eu hoje, jamais investiria em beira-mar, a tendência é derreter o gelo na Antártida e outros polos gelados e o mar se expandir.

— Você acha que vai acontecer isso?

— Creio que sim, cedo ou tarde isso vai acontecer. Apesar de que isso não é uma previsão minha, li sobre isso, acho bem provável.

— O que você me sugere agora? Amanhã devo deixar tudo certo, depois não sei o que faço, se volto para Clínica, se fico por aqui cuidando mais das coisas, se você vem para cá, se eu vou para lá, estou muito em dúvida.

— Talvez você venha para cá, conhecer aqui. Depois, tenho que subir lá com seu Gaspar. Vamos fazer o seguinte, amanhã à noite conversamos. Primeiro vamos ver se deu tudo certo. Preciso saber também do seu Gaspar se está melhor, daí amanhã ligo para lá, aos poucos tudo vai se ajeitando.

— Me diga uma coisa, o que você pensa de nós?

— É cedo para afirmar, o que posso dizer que a cada dia que passa meu amor vai crescendo, pelo menos vamos namorando. O que você me diz?

— É, realmente é cedo demais, pode ser que esteja me precipitando. Tenho que dar tempo ao tempo.

— Combinamos assim, amanhã você faça o que tem para fazer. De noite, você me liga, aí decidimos juntos.

— Acho que fica melhor assim. Ligo para você à noite.

— Fica sim, fica calma, tudo no seu tempo certo vai se ajeitar. Tenho que ir para casa agora.

— Tá bom, meu amor. Bom descanso, beijos, muitos beijos.

— Para você também, muitos beijos e muito daquilo que fazemos juntos. — Rimos.

— Ah, que tá ficando safadinho...

— Tchau, amor!

— Boa noite, meu amor, beijos.

E ficou assim, me resta tomar um suco e deitar. Vou aproveitar para ler mais um pouco e esperar uma boa noite de sono.

CAPÍTULO XXV

Hoje espero finalizar uma etapa para enfim começar outra. Ligo cedo para a Dora, para saber se ela conseguiu arrumar todas as minhas coisas. Ela confirma e combinamos que assim que estivesse pronta, ligaria para mandarem tudo para cá. Levar o que tem aqui do Dionísio e passaria lá para dar um abraço.

Ligo em seguida para seu Laércio e ele também confirma que posso passar lá para acertarmos tudo e assinar os documentos. Assim que chego, todos me cumprimentam, sempre com a mesma cordialidade, me mostra o que tenho que assinar. Explica-me tudo direitinho e teria que esperar uns trinta dias para ficar pronto o registro dos apartamentos, do sítio e o dinheiro já está na minha conta e aplicado, melhor, bem aplicado, com bons juros. Me entrega os extratos para confirmar.

Fala-me que todos os apartamentos de aluguel estão alugados, incluindo o sítio. O dinheiro deles, assim que pagarem, vai cair direto na minha conta, descontando a porcentagem da imobiliária. Em seguida, me despeço e vou ao chaveiro, peço para ele trocar o miolo da fechadura do apartamento.

Pronto, isto tudo está encaminhado, queria dizer terminado, só que terminado nunca vai estar, de qualquer forma está bom assim. Enquanto isso, ligo para Dora para mandarem minhas coisas e pegarem essas que estão aqui. Penso também que tenho que comprar outro guarda-roupa para colocar a roupa que vem de lá. Bem, vou esperar, vamos ver como vai ficar, vou ocupar o lugar que vagou com o que sai do Dionísio.

Tudo indo, tudo certo, uma maravilha, sempre vendo que tudo fica mais fácil, sempre agradecendo a Deus. Meia tarde saímos com as coisas do apartamento para a fazenda. Vendo que tem uma montoeira de coisas que vieram da fazenda. Volto com o Felipe dirigindo meu carro porque não gosto desse trânsito engarrafado, ciente de que vou perder ele também, uma vez que não tenho condições de sustentar um motorista só para mim. Ou até teria, também não vou ser tão miserável assim.

Quando chego, Dora vem me abraçar, dizendo que está muito triste, que vai sentir minha falta e o que precisar posso contar com ela. Depois, pego o carro e vou me despedir da Nina. Vou de carro para ser mais rápido, antes sempre ia a pé. Quando a Laika me vê, faz uma festa, a Nina fica muito surpresa com o que aconteceu, não sabia se ficava feliz ou triste, de certo modo entende que é melhor para mim.

Conversamos por mais um bom tempo. Ela me achou bem diferente, bem melhor. Pede o que havia acontecido, conto tudo, só não conto do meu relacionamento com o Guru; mesmo que eu contasse, acho que poucos vão acreditar. Seria uma mudança muito grande aos olhos dos que me conhecem.

Em seguida, volto para a fazenda e peço para Dora o que está havendo que o clima está pesado. Parecem nervosos.

— A senhora sabe né, chegou uma carga grande hoje. Daí todos ficam assim, nervosos, com medo.

— Pois é. Mais a minha mudança...

— Acho que sua mudança até foi bom para disfarçar.

— Não sabe o que chegou?

— Não, nem procuro ver. É melhor assim, quanto menos a gente sabe, melhor.

— Concordo contigo, Dora, tem toda razão.

— Deve ter de tudo, armas, drogas, sabe lá Deus o que mais.

— Deus e o capeta, porque ele deve vir junto.

— Com certeza, patroa.

Pede para eu ficar a noite, iria preparar o jantar e diz que seria ruim voltar essa hora, devido ao trânsito. Nesse tempo vou vasculhar para ver se tinha ficado algo para trás e não achei nada. Todos aqui da fazenda são muito eficientes. Também, com o patrão que eles têm, todos têm que andar na linha.

Depois do jantar e de me despedir, a maioria deixou claro que qualquer coisa que precisasse é para procurá-los. Digo que sim, que nunca iríamos deixar de nos comunicar e até precisar deles, porque tenho muitas raízes ainda nesse lugar.

Assim que chego de volta, deixo o carro na garagem e subo no apartamento e ligo para o Guru.

— Oi, amor, deu tudo certo?

— Deu meu amor, melhor que a encomenda.

— E o que você decidiu agora?

— Não sei, quero ver com você. Aqui fiz tudo o que era para fazer. Tenho que esperar trinta dias para ficar pronto todos os papéis no registro de imóveis. O resto está tudo encaminhado.

— Bem, sexta-feira vou subir para tratar de seu Gaspar. Daí não sei se você quer ir junto, quer ficar na Clínica, quer ficar aí ou vir para cá?

— Pois é. Hoje é quarta-feira, se eu for para lá vamos ficar muito pouco tempo juntos. Ir lá para cima não tenho muita vontade. Sabe, não sei se foi muito forte o que aconteceu, mas me dá uma indisposição quando penso em acompanhar você.

— É, se você não se sente bem, o melhor é não ir. Mas daí ficamos muito tempo sem nos ver.

— Isso é.

— Faz assim, pega um avião amanhã cedo e vem para cá, pelo menos passamos a noite juntos e você decide o que fazer.

— É meio sufocado, mas acho que ainda é o melhor.

— Beleza, então vem. Eu tenho sessões só de manhã e podemos passar à tarde e à noite juntos. Depois, qualquer coisa você volta na sexta.

— E como faço quando chegar em Porto Alegre?

— Me liga que pego você no aeroporto. Não vai ter problema.

— Então fica combinado. Vou ver se compro a passagem ainda hoje à noite pela internet.

— Você sabe navegar?

— Não muito.

— Então deixa comigo. Eu compro a passagem por aqui. Passo uma mensagem explicando certinho como fazer e a hora do voo.

— Combinado, fico aguardando sua mensagem.

— Ok, deixa comigo. Beijos, grande beijo.

— Muitos beijos para você também. Até amanhã.

— Até.

Pronto. Tudo encaminhado, agora é esperar a mensagem. Enquanto isso, vou guardando as coisas que vieram da fazenda. Que bagunça meu Deus, até arrumar tudo isso aqui vai demorar uns dias. Bem que a Dora poderia vir aqui e arrumar, se fosse em outros tempos, mas prefiro esses.

Depois que chegou a mensagem, guardei mais umas coisas até cansar e vou dormir.

CAPÍTULO XXVI

O dia amanhece nublado. Chove um pouco, raramente pego chuva. Na fazenda isso não acontecia, sempre passava ao lado, com exceção daquela vez que deu uma enchente e os desmoronamentos que soterrou muita gente. De qualquer forma, tenho que me agilizar rápido para pegar o avião em Florianópolis. Tudo é muito rápido. Certamente o trânsito seria lento, por isso tenho que sair o quanto antes. Melhor seria se tivesse um aeroporto aqui.

No caminho imagino como seria o encontro com meu amado. Percebo a saudade, a vontade de estar com ele. Terei pouco tempo, uma noite é boa, não o suficiente para acalmar meu coração e me saturar de tanto amor. Acho que amor não satura, ele vem cada vez mais quando a gente ama. Com o Dionísio saturei, é que também nunca o amei, acho que casei para ter uma fuga. Graças a Deus isso passou, agora estou em outra dimensão, em outra sintonia, em outra frequência.

A saída do avião atrasou meia hora. Não me aperto nos trâmites burocráticos do embarque, tinha aprendido com o Guru na última viagem. Durante o voo, algumas turbulências que dão medo, sempre dá a impressão de o avião cair.

Reflito sobre o voar, voar e voar, até dá uma canção.

VOAR

Voar
Além do mar
Tocar estrelas
Eu tenho um sonho
A realizar.

Ir além
Muito além
Do arco-íris
E ainda assim
Poder voar.

Voar
Além do mar
Tocar estrelas
Eu tenho um sonho
A realizar.

Falar a alma
Ver a aura
Manter a calma
Sem se estressar
E ainda assim
Poder voar.

Voar
Além do mar
Tocar estrelas
Eu tenho um sonho
A realizar.

 Gostei, quem sabe um dia possa lançar um livro de poesias, caso ninguém lançar música com essas letras. Haida Helena, escritora, poderia ser alguém na vida, quem sabe seja meu sonho a partir de agora. Um sonho já alcancei que foi conseguir a felicidade, junto com ela um tremendo amor, uma aventura cintilante e um enorme prazer. Posso afirmar, Deus é bom, bondoso, misericordioso e infinitamente poderoso.
 Assim que chego ao aeroporto de Porto Alegre, chove fraco. Um vento um pouco enjoado. O Guru está me esperando. Ele já sabia aproximadamente o horário da chegada.

Meu coração bateu forte, uma sensação bem estranha, de emoção, de paixão, não dá para definir direito. Dou um beijo e um longo abraço. Que saudade! Entramos no carro e vamos para o apartamento dele. Durante a viagem, vou contando da separação em detalhes. Na entrada do apartamento, assim que ele fecha a porta, meu fogo aumenta. A vontade imensa de me abraçar com ele, beijar, beijar... Abraçar... e caímos na cama. O amor revelado, sentido e feito, nem palavras, nem poesia, nem a própria música pode alcançar o grau de satisfação que é.

Tomamos banho, comemos algumas coisas e saímos para passear e conversar. Ele me mostra os parques, pontos turísticos, o rio Guaíba, as praças, o centro e o que é mais histórico de Porto Alegre. À noite, me leva em uma tradicional churrascaria para experimentar o típico churrasco gaúcho.

Alegro-me muito agora, me sentir livre para namorar, conversar, sair de mãos dadas, ser dama, ser respeitada, não ser vigiada. Não sentir medo de usufruir dos meus direitos e desejos.

Durante o jantar, analisamos muito sobre a questão de ir ou não ir para Alagoas. A questão maior, ainda para mim, seria o que fazer enquanto isso. Poderia voltar e organizar meu apartamento. Poderia ficar aqui e sentir o clima e a energia de morar aqui em Porto Alegre. Poderia ainda voltar para a Clínica. Confesso minha indecisão, nada disso me deu o "tchan".

Vamos voltar para o apartamento, enquanto isso, penso. No caminho decidi, não que seja o que gostaria, mas opto pelo melhor ou pelo mais necessário, mais coerente. Volto e organizo meu apartamento, deixo pronto. Fico esperando pelo Guru porque quando ele terminar lá com seu Gaspar, vai direto para lá e ficará uns dias comigo. Deixo apenas uma condição, me contar tudo que acontecer por lá, se for ir pelo caminho de ser escritora posso escrever um livro com essa história.

Percebo o quanto tudo foi rápido, o dia passou muito depressa, a última coisa que posso fazer agora é aproveitar mais uma noite de amor intenso...

CAPÍTULO XXVII

A manhã vem de uma forma super satisfeita, de outra parte não queria parar com isso. No fundo, no fundo, minha vontade é de acompanhá-lo, não sair um minuto do lado dele. O interessante é que o amor cresce, ele é pegajoso, a gente não quer mais se afastar e quanto mais ficamos juntos, mais queremos ficar.

A relação a dois cria uma dependência e uma necessidade. Acho que o homem foi feito para depender um do outro, uma corrente onde o elo tem que se juntar. O que vende depende do comprador, o que compra precisa trabalhar para ganhar, o que dá emprego precisa de outro comerciante e o que ama precisa do amado.

Nessa convivência com o Guru estou aprendendo muito, muita coisa ele me ensina nas entre linhas. Numa conversa e outra, num namoro e outro, na compreensão da vida, de cada momento, e nesse momento tenho que aproveitá-lo porque ele é único.

Amanhã será outro dia, na volta dele é outro momento, agora é o início, terá o meio e o fim. Muitos acham que é bobagem pensar em relacionamento, mas são pessoas que não tem romantismo, são pessoas mentais e com pouco ou quase nada de sentimentos. O amor não prevalece, o interesse, o dinheiro, a posição política, os cargos, a posição social, tudo o resto prevalece, menos o amor.

Aproveito a manhã para o relacionamento, o namoro, o amor, o prazer, o prazer da alma, dos sentimentos, do corpo, da vida, do romance. A cada relação, me transformo. Cada relação me enche ou preenche o vazio e vou me tornando completa. O tempo é importante, o toque é de suma importância, o convívio é o maior ensinamento. Juntos nos completamos, o Guru também está mais completo comigo, ele me fala, ele me diz e eu sinto.

Cada vez mais está mais amoroso. Cada vez mais ele está menos terapeuta e mais namorado. Mais amigo e cada vez mais ele está um mestre comigo, me doutrinando, me lapidando, me "desmoldando" da forma anterior para ser uma transformação.

Chegou a hora de irmos para o aeroporto. O avião dele sai antes, tenho que esperar. Na despedida, fico partida, entendo entre o querer e o poder, o conveniente e o inconveniente, o que se pode e o que se deve. Ele vai, uma parte dele fica em mim. Uma parte dói e a outra sente. O passado passou, o presente lamenta e o futuro é esperançoso. Ele partiu, eu fico e vou, volto para uma necessidade prática que vai acabar e depois poder me lançar num fazer que é desconhecido.

No tempo esperado é anunciado o meu voou. A partida outra vez atrasa, não faz mal, tenho tempo, tempo para esperar, tempo para refletir, tempo para ver, tempo para estar consciente, tempo para imaginar, tempo para tudo que posso fazer. Fazer nem tudo, porque tudo também não se pode fazer. Não se pode fazer porque não se deve, porque não se pode, porque não se consegue.

O voo é curto, meu pensamento vai longe. Vai longe na imaginação, vai longe em acompanhar o meu amor, vai longe na esperança em cada dia ser melhor, vai longe nesse novo relacionamento, que de certo modo não entendo como foi acontecer. No acaso, no programado, no destino, no que já estava escrito, se isso estava escrito o universo confirmou!

É muito interessante como a vida dá voltas. De um momento para outro, muita coisa vira ao contrário, tanto do mal para o bem e também do bem para o mal. Pensando bem, o que estava vivendo ou como estava vivendo, morava e era mulher de um traficante. Era amiga de drogados, vivia rodeada de perigo, poderia até ser presa. De certa forma, era conivente. Também diante das circunstâncias, o que poderia fazer?

Agora, de repente, tudo está ao contrário. Estou em um meio mais espiritualizado, estou feliz e amando, antes nem era feliz e nem amava. Vivia naquele meu universo sozinha, imaginário. Agora posso sentir e viver o amor. Saiu de mim o sonho e passei a uma realidade satisfatória. Não preciso mais do extremismo da Nina, do misticismo do Nícolas, de ver a Nina, o Bernardo e companhia na fumaceira dos baseados.

Do meu lado está sentado um casal. Passaram boa parte falando pouco entre eles. Mais adiante, começaram a falar comigo. Fizeram várias perguntas, onde estava indo, o que fazia, se era casada, e fui contando minha história até que eles também se apresentaram.

É um casal de pastores. Ela disse que viu em mim um grande chamado, procuro não me comover com isso. Tem muitas dessas "lorotas" de chamados. Vão me falando do evangelho, de Jesus, da volta Dele. Interessei-me um pouco pelo Guru, por mim, não confio muito nessa gente.

Faz muito sentido o que eles me falam, até acho que pode ser o que eles falam. O problema é que eles falam, falam e vai ver a vida deles não é como eles dizem. Repugna-me imaginar eles com aquela gritaria, aquela pregação exorbitante e o fanatismo. Apesar de que esses aqui são bem comedidos.

Às vezes, ele insiste em me fazer perguntas mais íntimas ou do relacionamento. Procuro não dar respostas claras ou precisas. Procuram me orientar, aconselhar, falam de como é uma separação, divorcio, novo casamento. Parece que foram escolhidos para me falar disso, justamente nessa fase da minha vida, ou melhor, de mudanças, de separação e novo relacionamento ou quem sabe casamento. Apesar de que acho meio remoto isso, o que eu quero é poder morar junto, viver uma vida a dois, mas sem casar. Pelo que sinto, eles não concordam muito com isso, ou melhor, muito não, inteiros.

Pouco antes de chegar, insistem em afirmar que Deus tem um grande propósito comigo. Que não é para titubear, aceitar esse chamado e buscar cada vez mais o conhecimento de Jesus.

O interessante é que não falaram de que igreja eram, nem que igreja procurar. Procuraram não levantar bandeira de ninguém, ficaram realmente no que diz a Bíblia. Sem querer julgar, mas pareceram honestos, coerentes no que diziam.

Ligo para Dora vir me ajudar a arrumar o apartamento, ela disse que iria lá pelas três ou quatro horas, que pediria para alguém levá-la e me ajudaria com todo o prazer.

Quando chego, me jogo de costas na cama e passa o universo todo na minha frente. Que vida? Que mundo? Quanta mudança, ou quantas mudanças, tudo o que aconteceu, tudo o que me dizem, tudo o que vai acontecer. De certa forma vem um medo, de outra parte, uma ansiedade, de outro lado uma vontade enorme de ver tudo isso mudado. Por mais ignorante que sou nesse mundo espiritual, percebo que Deus está botando a mão profundamente na minha vida. Acho realmente que Deus aterrou meus vales. Sai do deserto conforme o Guru me explicava ontem enquanto passeávamos.

Troco de roupa, coloco uma mais leve, apesar de estar um pouco "fresquinho" com a chuva. Faço um suco com frutas que já estão quase se passando. Vou guardando umas coisas até Dora chegar. Penso no Guru, que nesse momento estaria no avião e em como seria lá com seu Gaspar. Sempre que lembro acho loucura aquilo que vi, é uma coisa sobrenatural, "assombrante", mas, por outro lado, penso na capacidade do Guru de lidar com aquilo.

Às dezesseis e quarenta chega Dora, ela sobe, me dá um forte abraço, dá a impressão que ela sente pena ou dó de mim.

— Então, patroa, como a senhora se sente?

— Para dizer a verdade, Dora, muito contente, de um lado assustada de tanta mudança. Por outro lado, fico muito feliz porque estou mudando de vida completamente.

— É mesmo, patroa? Eu achava que a senhora estaria triste.

— Não, não, bem pelo contrário.

— Ahhhh patroa, me conta tudo o que está mudando.

— Como vou explicar Dora. Na verdade, não sei te explicar. É uma coisa muito louca.

— Nem um pouquinho, patroa?

— Não sei, é muita coisa.

— A senhora sabe, pode confiar em mim. Sabe que sempre estive do seu lado e quis sempre ver a senhora bem.

— Eu sei Dora, eu sei Dora, é muita coisa.

— Vamos por parte, a senhora arrumou um namorado?

— Talvez.

— Que bom, que bom, patroa. — Vibrou ela. — Me conta dele, quem é?

— Ah Dora, acho que já está querendo saber demais.

— Imagina, patroa, assim fico mais contente.

— Ele é do Rio Grande do Sul. Pronto e agora chega.

— Ah não, patroa, conta mais.

— Ih Dora, está querendo saber demais, já disse.

— Me conta, patroa, o que ele faz?

— Ele viaja, dá cursos, palestras e assim por diante.

— E é bonitão?

— Bonitão não, acho ele lindo. Muito inteligente, gente muito boa.

— Que bom, patroa. Fico muito feliz, muito feliz de verdade. E vocês vão morar juntos?

— Sei lá, Dora. Que curiosa, é muito cedo para pensar nisso.

— Que bom, patroa. Olha, fico muito feliz mesmo.

— Obrigada, Dora. Sabe que para mim a senhora foi como uma mãe.

— Imagina patroa, a senhora para mim, foi como uma mãe. — Rimos.

Era noite quando resolvemos dar uma parada. Conversamos muito, contei das terapias, das viagens, sobre o seu Gaspar, mas pouca coisa. Pouco do que aconteceu porque ela não iria acreditar se contasse toda a história. Preparo uns congelados no microondas, apesar do pessoal da Clínica não aconselhar isso. Jantamos e aproveitamos para dar uma descansada. Mais tarde retomamos a limpeza e a organização do apartamento. Talvez terminamos uma parte hoje à noite e amanhã cedo terminamos o restante.

Que trabalheira, com a Dora me ajudando ficou bem mais fácil, ela é um amor comigo, é mais velha e trabalha com um vigor que põe muita gente mais jovem no bolso.

O Guru ainda não me ligou. Sinto uma coisa estranha, é sempre difícil de compreender. Claro, tudo isso com uma mistura de saudade, vontade de estar lá junto, abraçar, beijar, namorar e tudo que dá direito entre um homem e uma mulher.

Ligo e não atende, deve estar atendendo. Mais tarde ligo de novo e ele vai ver a chamada e me retornará. Enquanto isso, vou trabalhando. Dora me conta da nova namorada do Dionísio, é uma loura bonita que trabalha nas empresas dele. Isso não me toca, não me agride e nem me faz sentir ciúmes, para mim, é até melhor, com isso ele não vai me incomodar e eu também posso me sentir aliviada para ter o relacionamento com o Guru. Quando contei para Dora, fiz mil e uma recomendações para ela não comentar com ninguém.

"Ufa", demos uma boa organizada. Acomodo a Dora em um quarto de visitas. Tomo banho e me deito cansada. Essa "coisa" por dentro me incomoda, quem sabe faço uma respiração e descubro o que é. Não que seja uma coisa ruim, parece uma coisa me cutucando por dentro.

Deito e faço a respiração do renascimento. Respiro, respiro e sinto um leve formigamento. Dá a impressão que vem um medo, o Guru disse que só depois de muitas sessões poderíamos fazer sozinhos.

Respiro e respiro, ele não me sai da cabeça. Deve ser alguma coisa a respeito dele mesmo. Continuo respirando forte. Tento observar que a respiração ou a expiração não fique trancada. Tento focar em mim, mas continua vindo ele na minha mente. Continuo respirando forte, tento dar foco nele agora. Dá a impressão que está beijando seu Gaspar. Meu Deus! Só falta seu Gaspar ser homossexual. Vem a visão agora, é uma visão de que está caindo muito ouro na cabeça ou sobre o Guru.

Continuo respirando. Que loucura, meu Deus. Vejo ele feliz, seu Gaspar melhorando, não consigo entender, o que pode ser isso, é muito estranho. Aquela "coisa" não sinto mais. Agora estou preocupada, com o beijo e em ter visões, isso nunca havia acontecido antes. Continuo respirando forte. Tenho que saber o que é isso. Não tenho um bom discernimento, pelo menos me vem à mente que não devo me preocupar com isso. Respiro forte e tento assoprar. Isso vai saindo, vou acalmando a respiração e tento relaxar.

Aos poucos, o relaxamento aumenta, poderia ligar para o Guru, mas é muito tarde. Vou tentando me acalmar e o sono vem chegando.

CAPÍTULO XXVIII

Quando acordo, Dora tinha quase terminado a arrumação e a limpeza. Aproveito para tomar um café que ela tinha deixado pronto e a mesa arrumada. Como é impressionante, ela sabe meus gostos, é uma pena perdê-la. Aproveitamos para dar mais uma boa organizada e terminamos perto do meio-dia. Peço para ela tomar um banho, se arrumar e vamos a um bom restaurante para almoçar. Ela resiste, mas acaba aceitando.

O Guru me liga explicando que esteve muito envolvido ontem à noite e terminou tarde, por isso não me deu retorno. Queria falar da visão que tive só que no restaurante não tem como, combinamos de falar à noite.

Nesse vai e vem, outra intriga dentro de mim começa a se formar. A impressão que tenho é em relação ao Guru estar lá para os lados de Alagoas. Tento entender o fato. Relevar os pensamentos contraditórios, mas esse tipo de mal-estar prevalece. É parecido ao de ontem. Tenho que deixar passar o tempo, e à noite respirar para fora.

Dora vai embora depois que almoçamos. Depois que ligamos para virem buscar. Ela é fantástica para mim, estou pensando como fazer para que continue a ficar comigo. Acho que no momento não tem como, mais tarde, quem sabe, só Deus sabe o mais tarde. Vou deixar as coisas se estabilizarem, se vão se estabilizar, depois convido ela para ficar comigo.

O que me incomoda agora é esse pensamento estranho. Não é bem um pensamento, é uma intriga mesmo, parece vir cada vez mais forte. Deve ser também pelo Guru estar lidando com aquelas coisas pesadas. Como estou ligada a ele deve vir refletir em mim e como estive lá também deve contar.

De certa forma, me questiono se temos sempre que sentir alguma coisa desagradável. Ou é tristeza, ou é melancolia, ansiedade, medo, raiva, incômodo com alguém, mágoa, dúvidas, e agora vem esse "troço" me perturbar.

Deve ser inerente ao ser humano, poderia dizer assim, perturbados ou insatisfeitos. Eu estou aqui, não poderia reclamar de nada agora, me livrei de um mau casamento, arrumei um bom namorado, bom não, ótimo. Estou bem alicerçada financeiramente. Consegui arrumar minhas coisas, meu apartamento, o que me faltaria? Deus, quem sabe? Em Deus tenho muita fé, sou prova da bondade dele, ou é um chamado Dele e não consigo entender?

Deus meu, Deus meu, diga o que queres. O que é preciso fazer? Distrair-me, sair dar uma volta, ligar para o Guru? Não sei, talvez respirar? De qualquer forma vou ao mercado comprar algumas coisas para me manter aqui. Não muito, apenas algumas coisas básicas.

Enquanto estou indo, tenho um sentimento de estar sendo traída. Não creio que o Guru faria isso, ele não seria tão sem caráter assim. Será que seu Gaspar é homossexual? Ah! Meu Deus! Dai-me livramento disso. Só me falta sair de um relacionamento todo errado e entrar em outro pior. Oh! Meu Deus! Esse mundo não seria imperfeito em tudo, algo bom deve existir.

O que fazer? Termino as compras, volto para o apartamento, ligo para o Guru e de novo não atende. Espero e espero, ligo de novo e nada. Vou para respiração. Começo a respiração e a perturbação é forte. Hoje, o formigamento, devido a oxigenação, é mais forte, também estou respirando mais forte e mais profundo. Profundo, profundo, profundo...

PROFUNDO

Profundo
Tão profundo
Igual ao mar
Profundo
Mais profundo
Igual à paz
Bem profundo
Igual a um ser.

Ser profundo
Na imensidão do espaço
Na energia do cosmo

No desabrochar da flor
No sentir a alma
Bem mais profundo
Como o sopro do criador.

Profundo
Profundo é a vida
Bem vivida
Profundo

Profundo é o amor
Incondicional
Universal
Na grande paz
Profundo é o todo
E o todo somos nós.

E profundamente continuo respirando. Veio a paz, mas não veio o que deveria ver. Tento colocar energia na visão extra sensorial. Vem a imagem não nítida, mas o Guru envolvido com duas mulheres.

Uma é como uma pantera, bonita, muito bonita. A outra moreninha, bem bonita. Vejo sangue, lixo, muito lixo, sai pela boca, sai via anal. Ai que nojo, que nojento. O Guru está envolvido com isso. Dá a impressão de ouvir uivos estranhos, muito estranho, muito estranho.

O que pode ser isso?

Clareza não. Vem à mente, aceite, não duvide nem rejeite, seja submissa a isso, um grande presente virá. Vem a imagem de José, marido de Maria. A história que está na Bíblia.

Respiro profundo novamente. Essa coisa vai saindo. Vem a paz, visualizo um branco. Vem uma coroa dourada e some. Agora me sinto sóbria, me sinto aqui novamente, estou normal, parece que fico em outra dimensão quando vejo isso. Agora, o que é isso, opa, me vem no pensamento "deixa para lá"! Tomo três respirações profundas e relaxo. Vem um leve soninho, mas é cedo para dormir.

Por mais que não tente pensar, os pensamentos vêm. Primeiro, será que teria algo haver com aquele casal de pastores e o que me falaram no avião? É Deus me chamando para trabalhar para Ele, mas o quê?

Um teste de humildade? É Deus me testando de uma forma ou outra? São lições de vida? Racionalmente, é difícil entender. Percebo também que o tipo da respiração do renascimento tem a ver comigo. Para alguns, não têm muito efeito, para mim, posso dizer que é o canal.

Enquanto ajeito algo para comer, continuo a refletir, sempre procurei uma vida normal. Com o Dionísio não podia fazer nada, tudo que queria eu podia ter, mesmo podendo não usufruir até pelo meu jeito de ser, não esbanjei. Agora entro numa vida normal e me aparece muita coisa anormal, visões, magias, renascimento, autoconhecimento, religião... Ah! Meu Deus! Tudo está indo aos extremos. Antes nada, agora demais.

Para deixar o tempo passar, recorro à velha companheira. Não gostaria, no entanto, tento achar algum filme bom, ou um documentário...

Ligo outra vez para o Guru e nada. Faço um suco e aguardo, se ele não ligar, ligo bem mais tarde. Poderia locar um filme, ao mesmo tempo, penso que não posso ficar aqui sozinha esperando o Guru voltar. Tenho que começar a definir minha vida. O que fazer, se trabalho, se estudo, se oro, se viajo, se volto para Clínica, se e se ?

Depois de tanto esperar, até que enfim o Guru liga.

— Oi, meu amor.

— Oi amor. Como tem passado?

— Olha, você nem imagina, muita coisa, vou começar pelo básico. Chamei a Dora e arrumamos todo o apartamento, está em ordem. Outra coisa que vem me incomodando, comecei a ter algumas visões.

— Ah?

— A primeira foi ontem, antes deixa eu te perguntar, como está seu Gaspar?

— Melhor, bem melhor. Magro, está andando, falando e trabalhando. Ontem trabalhei bastante com ele e é por isso que não liguei. Virei ele de ponta e cabeça. Agora, é uma história que dá um livro e um livro bem comprido, ou grande.

— Ele não é homossexual, né? — Ele ri.

— Não, creio que não, por quê?

— Porque tive uma visão dele beijando você.

— Ah, sim. Existe um costume, não sei explicar direito, de onde vem ou como vem. Quando eles se agradam de alguém, ou querem dar alguma coisa grandiosa, eles dão um beijo, tipo um selinho na boca, seja de quem for, homem ou mulher. Para eles é normal, para nós pode ser um pouco estranho.

— Tá, mas ele te deu um beijo?

— Deu. Por quê?

— Como falei, tive a visão dele dando um beijo em você.

— Ah, sim, como falei para você também. É um prenúncio de ser aceito na família ou no meio deles. Se não me engano, é um costume italiano.

— Me conta, e aí?

— Aí o seguinte. Ele tinha uma promessa de passar a metade do que ele tem para quem curasse ele.

— Daí você ganhou ou herdou a metade do que ele tem?

— Certo.

— E o que mais?

— Basicamente isso.

— Quer dizer que você está milionário?

— Até que enfim. Graças a Deus!

— E no que compromete você com isso?

— Me compromete em cuidar de muita gente. Tanto na terapia como espiritualmente.

— Explica melhor isso.

— Na terapia, é o que sei fazer e faço bem. Agora, espiritualmente, me aperta um pouco. Provavelmente vou ter que achar alguém para me ajudar.

— Tipo quem?

— Olha, pelo que vejo aqui, é como um pastor. Eles estão enterrados até os cabelos de magia, satanismo, um monte de coisas... Faz o seguinte, você pode entrar na internet e te passo pela internet, se não, vamos gastar muito no telefone.

— Faz assim, deixa que ligo. Tenho tarifas mais baratas para ligar para fora.

— Ok.

Meu Deus, estou ficando apavorada. De um lado, curiosa, de outro, com medo de tanta mudança. Estou num turbilhão. Que nada, vamos lá, vou ligar de volta.

— Oi! — Diz ele. — Deixa dizer, são coisas muito profundas e complicadas. Tem que dar uma reviravolta muito grande na vida deles e, queira ou não queira, terá que entrar a religião. Gostaria de deixar sem, mas não tem como.

— E hoje, o que você fez?

— Bem, hoje atendi uma mulher. Ela é como uma imperatriz, sacerdotisa, não sei explicar ao certo, é tipo um centro espírita. Sei que é uma coisa diabólica, não sei dizer por que não vi, tem um bruxo. Lembra que falamos que seu Gaspar tinha sido amaldiçoado por ele, coisa semelhante?

— Sim, estou lembrada.

— Esse bruxo é um sobrinho dele, que na hierarquia dos cargos, vem logo abaixo e depois essa sacerdotisa que é bem poderosa. Então seu Gaspar fez com que ela viesse e atendesse. Nossa, foi um Deus nos acuda, foi outro horror.

— O que aconteceu?

— Olha, ela vomitou uns negócios escuros. Deu algo próximo a uma diarreia, uma imundice. Saía cada coisa que não é de acreditar que um ser humano possa passar por isso.

— Teve alguma relação com sexo?

— Então, para ela se manter como sacerdotisa, não podia ter relações sexuais. Parece que só anal, nem nos dias de menstruação ela não podia ir nos cultos.

— Me desculpe perguntar. É que na visão que tive, teve sexo também...

— Pois é, daí ela teve uma visão que para quebrar aquilo, teria que fazer sexo com um sacerdote. Claro, além de todo trabalho que fiz para a quebra de maldição. — Fico super preocupada com isso, provavelmente ele teve relação com ela, penso e insisti nas perguntas.

— Tá, e daí você teve relação com ela?

— Tive que acompanhar que, ao mesmo tempo em que ela tivesse relação sexual, o bruxo sofreria um ataque espiritual que logo após se confirmou que teve um enfarte.

Queria insistir nas perguntas para forçar se ele teve ou não teve relação com ela. Mas outro pensamento disse que não. Então voltei a perguntar da outra menina.

— Você não atendeu outra menina?

— Não, hoje não, vou atender amanhã.

Penso que certamente seria aquela outra visão. Volto a perguntar de novo.

— Que horas você vai atender ela?

— Ao certo não sei, só sei que ela está na Itália. Que é muito bonita e está sendo esperada para fazer um sacrifício com ela.

— Como sacrifício?

— Vai ser sacrificada, matada para a adoração ao demônio.

— Nossa, que horror.

— Horror mesmo, daí ela também tem que ser pura.

— Meu Deus, quero estar longe disso.

— Não, não, do contrário, queria convidar você para vir para cá.

— Você está louco?

— Não, ainda não. — Rimos.

— Chega o que vi lá no seu Gaspar.

— Que nada, vem para cá. Depois, o que você vai fazer aí?

— Aqui nada, pensei hoje. Tenho que sair da rotina do nada e ir aí é outro extremo.

— Então, vem para cá, chega da monotonia. Amanhã, provavelmente só tenho que atender aquela menina que vem da Itália, sendo mais grave, depois fica mais leve.

— Não sei, de um lado quero ir, de outro não.

— Vem, eu vou ter que ficar uns dias aqui para ajeitar aquela papelada que seu Gaspar vai me passar. Com certeza, dinheiro não vai ser problema. — Rimos.

— É, agora você também vai ter bastante.

— Com certeza. Sofri bastante com isso. Agora vou poder viver mais folgado, nem vou falar, vou respirar isso, e viver bem melhor.

— Não sei, não sei. Estou em dúvida.

— Faz assim, veja os horários de avião de Floripa para cá. Quando é amanhã à noite você está aqui.

— Tenho que pensar.

— Não pensa, vem.

— Você tem certeza que devo ir?

— Tenho!

De um lado tenho dúvidas por ter que enfrentar aquele inferno. De outra parte, feliz por sentir que o Guru me quer perto. Num raciocínio rápido tenho que decidir, nem raciocínio, num impulso.

— Olha, vou me esforçar para ir. Vou tentar achar passagem, se conseguir, vou.

— Deixa que entro aqui na internet. Depois passo uma mensagem para passar a hora do voo.

— Pode ser, já que não gosto muito da internet.

— Deixa contar outra coisa.

— Diga.

— Sabe aqueles tiros que ouvimos?

— Sim.

— Na verdade, era a irmã do bruxo. Sabe aquela senhora gorda que vimos entrar e sair do quarto?

— Sei.

— Então, lá era o quarto das bruxarias dela. Lembra que a gente se sentia mal?

— Sim.

— Os tiros eram para nós, ela queria subir no quarto e nos matar. Ela pegou uma faca, e desferiu uma facada em um dos guardas e o outro deu dois ou três tiros nela. Levaram no hospital e depois faleceu. Lembra que tinha a polícia?

— Sim, que horror. Não sei se devo subir aí.

— Vem sim. O pior já passou. — Rimos.

— Está bem, mas cuide-se. Não faça nem uma besteira.

— Pode deixar. Até amanhã! Daqui a pouco passo a mensagem da hora do voo.

— Tá bom, beijos.

— Beijos, até amanhã.

De um lado estou feliz de poder estar com ele e sair daqui. De outro lado, bem receosa de ter que conviver com aquele outro inferno, pelo menos esse quer mudanças. Os meus outros aqui, eles não querem mudar, bem ao contrário, querem ter mais, gananciosos e malévolos. Em relação às meninas, tenho muita desconfiança. Vou tentar relevar, de qualquer forma, ele vai me querer lá perto. Mas também tem aquele ditado, homem é tudo igual, não dá para confiar muito.

    Enquanto aguardo a mensagem, me preparo para dormir. Ajeito uma sacola com roupas, documentos. Deixo tudo pronto para amanhã não esquecer nada...

CAPÍTULO XXIX

Mesmo cedo, me preparo para a viagem. Tenho que fazer várias escalas e vai demorar um pouco mais o voo. Antes de sair, ligo para Dora dizendo que vou viajar novamente. Aproveito para agradecer por ter me ajudado mais uma vez. Consegui fazer tudo certo, deixei o apartamento em ordem.

Na hora do embarque, também consigo me encaminhar sem mais a ajuda de ninguém. Estou ficando expert para as viagens, nunca tinha viajado tanto em proporção de tão pouco tempo.

Durante o voo, percebi que eu e o Guru não nos declaramos tanto o amor, do contrário, ele é muito intenso na relação sexual, nos carinhos, na hora de namorar. No falar é um pouco, nos cumprimentamos e nos despedimos no telefone. Tem muitos casais que é te amo daqui, te amo dali, no nosso caso é um fogo vibrante na hora do romance.

Antes de viajar, tinha expectativa de saber com quem iria sentar. Por enquanto, nada de novidade. Como eu sou calada, tem pouca chance de alguém conversar comigo. Vamos ver agora de São Paulo em diante.

A partir daqui, também nada de diferente. Numa poltrona de três, sentou dois homens que não devem se conhecer entre eles. Um pega o jornal para ler e o outro fica calado igual a mim. Com isso, fico livre para refletir. Penso na relação de casais, do escolhido e o que escolhe. No caso do Dionísio comigo, ele que me escolheu, ele fez de tudo, de tudo também não, não fui tão difícil, mas ele se propôs a me conquistar. Ele teria que me agradar, fez até certo tempo e depois foi apagando o fogo e a paixão. Acho que acontece isso com muitos outros casais.

Do outro lado, eu não correspondi às expectativas dele. Não fui a mulher sonhada. Acho que fui desejada, depois rejeitada, desprezada pela minha insatisfação com ele. Pela minha falta de amor e toda a confusão que foi.

Quanto ao Guru, sou eu que escolhi e ele evidentemente foi o escolhido. O maior interessado em ter esse relacionamento sou eu. Devo agradar mais, tenho ou teria que ser mais submissa, mostrar que tenho qualidades para satisfazer ele. É como um teste, um jogo, uma conquista. É isso, tenho que conquistar, todo meu esforço para não decepcioná-lo.

Este é o jogo do relacionamento. O escolhido e o que escolhe. O escolhido tem seus privilégios, o que escolhe tem que conquistar. Com isso, se explica por eu amar mais o Guru do que ele a mim. Porém, com o tempo pode se igualar e até se inverter, ele chegará a gostar muito de mim, por isso de todo meu esforço para conquistá-lo.

Claro que não vou jogar. O que declaro é verdadeiro e o que faço é pelo desejo enorme de ficar com ele. Na relação, o que faço é pelo querer e pelo prazer. É aquela coisa, faço tudo para agradar e satisfazer. Ele também faz todo o esforço para me agradar e me dar prazer. Assim que deve ser o casal, caso contrário, acaba como foi comigo e com o Dionísio.

Quase chegando, vem aquela emoção. Uma mistura de ansiedade, nervosismo, medo e o querer; o satisfazer, satisfazer o corpo, o coração e a emoção. A minha paixão é muito forte, sempre me comparo a uma adolescente. Esse voo foi mais demorado, está escurecendo. Assim que saio do aeroporto, pego um táxi e vou até o hotel que ele me disse. É o mesmo hotel anterior.

Sou recepcionada muito bem e encaminhada ao quarto do Guru, o qual lhe haviam reservado. Ligo para ele e como quase sempre, não atendeu. Deve me dar retorno assim que se liberar. Com isso, fico pronta, tomo banho e fico aguardando.

No que ele chega, diz que estou muito bonita e vamos para os abraços, beijos e só paramos porque ele queria tomar banho. Convida-me para ir junto e nos deliciamos no banheiro mesmo. Confesso que o senti um pouco estranho. Não tão à vontade e nem tão disposto. Certamente algo desfavorável, a mim, deve ter acontecido.

Depois de satisfeitos, pelo menos eu, pergunto como foi o seu dia.

— Foi praticamente igual. No entanto, me comunicaram que o bruxo morreu. Fiz o trabalho com a menina que veio da Itália e aconteceu o que era previsto.

— Você me desculpe. — Pergunto, simultaneamente, sabendo que não devia. — Você teve relações sexuais com essas duas meninas?

— Como falei para você, tive que acompanhar.

— Bem, deixa para lá. — De um lado, sabendo que ele teve. De outra parte, sabendo que não podia contrariar. Estranho, muito estranho.

Ficamos um pouco em silêncio, depois volto a perguntar:

— E como está a situação toda?

— Bem, tudo está se encaminhando conforme previsto. Muitas coisas, muitas mudanças, só na terça ou quarta-feira irei ter um trabalho mais difícil e o resto está encaminhado.

— Que bom!

— É, até quero te mostrar uma coisa. Sabe aquela mansão que nós fomos pela primeira vez?

— Sim.

— Vai ficar para mim, ou para nós. E queria ver com você algumas mudanças, que ideia teria para me passar, pois está sendo reformada.

Ele pega a planta e começa a me mostrar. Dou algumas sugestões e ele aceita. Visão de mulher sempre é melhor, apesar do bom gosto dele. Conta-me que podia escolher se queria dentre uma frota de carros antigos. Preferiu ficar com apenas um "Galaxy". Muitos apartamentos, muitas ações e sócio de várias empresas grandes. Retiradas de muito dinheiro, muito dinheiro mesmo.

— E agora, quais são os planos? — Pergunto.

— Vamos discutir, não quero decidir sozinho. Precisamos trocar algumas ideias. Primeiro, preciso terminar o que vim fazer aqui, depois encaminhar nossa vida, e em seguida ir para o Oriente Médio.

— Você não desiste dessa ideia, mesmo?!

— Não, esse é o meu principal foco. Há muitos anos venho me preparando para isso.

— Que loucura! Desculpe, falei sem pensar, ou sem refletir sobre o que ia falar. Mas nunca ouvi alguém falar sobre isso.

— Tudo bem, é uma coisa minha. Já pensou como seria se todo mundo pensasse igual?

— Nesse sentido você tem razão. Concordo.

— Do outro também.

— Tem suas controvérsias, vamos esperar para ver.

— Sem problema.

Em seguida, nos preparamos para irmos jantar. Continuamos falando dos planos, a vontade dele é morar aqui. Vamos tentar passar uns dias para saber se gostamos, se é conveniente. Percebo pelo montão de dinheiro que ele ganhou, nem vai mais precisar trabalhar. Herdou metade da fortuna de seu Gaspar. Conta-me que o mesmo gastou em torno de dez milhões de dólares para achar a cura. Quer dizer que o homem tem muito, muito dinheiro mesmo.

O jantar acabou sendo muito agradável, me fez bem a companhia amável do Guru. Deixou meio que escapar que talvez tenhamos que casar para seguir os costumes ou normas da sua igreja. Ela não permite essa espécie de relacionamento que estamos tendo.

Volto a perguntar das moças. Uma vai ficar por aqui para o velório do bruxo. Acha que vai depois para Itália junto com a outra, que viajará amanhã para lá. Está se formando médica, é como uma protegida ou patrocinada pelo seu Gaspar. Na verdade, como ele não tem filhos, teria que dar outra pessoa bonita, pura, ou seja, virgem, para o sacrifício.

Comentamos da loucura que seria isso. Da barbaridade como ele disse, são coisas, que para nós, pessoas simples, é difícil de entender ou de compreender. Talvez seja uma prática dessa região, porque da nossa pouco se ouve falar, ou nós que não sabemos.

Ao retornarmos para o hotel, ficamos namorando no quarto. Sexualmente ele estava pouco disposto, fez com que aumentasse minhas suspeitas. Procuro relevar ao máximo. Ficamos conversando sobre um pouco de tudo, fomos até altas horas da noite.

CAPÍTULO XXX

Acordamos com o celular despertando. Depois do café, pegamos um táxi e vamos para o aeroporto. Disse ter uma surpresa. Embarcamos em um helicóptero e partimos em direção ao mar. Vamos indo, belas paisagens, sobrevoamos sobre parte do mar e aterrissamos em uma linda ilha. Um encanto, um sonho, em Santa Catarina tem lugares bonitos, mas esse ganha de longe. Descemos e desfrutamos esse paraíso, até digo para o Guru:

— O que você quer melhor que um paraíso desses?

— Esse pode ser bonito fisicamente, paisagisticamente, todavia, o do Éden é ainda mais maravilhoso. Nem maravilhoso é, muito mais que isso, é uma coisa indescritível espiritualmente. Ele já diz, paraíso.

— E de quem é isso aqui? — Pergunto.

— É para nós desfrutarmos.

— Mas de quem é?

— Hoje é nosso, disponível para nós. Pronto! Agora, relaxe e aproveite. Aqui vejo o mar, o céu. Sinto o amor, o calor me faz vibrar, a poesia.

Quem dirá, Deus olhar para mim, e que não tenha fim; um dia poder contar que o amor vai contaminar. Deus vai abençoar quem acredita e tem fé, orar, orar e orar, por mais que eu insista, Deus vai abençoar.

É linda e maravilhosa. Uma casa estilo colonial. Coberta com folhas e palhas, os barrotes de madeira grossa. Fechada com tábuas e bem envidraçada. A luz é no sistema eólico, movida pelo vento. As ondas tranquilas que reproduzem o céu azulado. Vejo a mata, as colinas que culminam com a brisa e um cheiro natural.

Entramos na casa, está aberta, perfumada, arejada e pronta para se habitar. Provavelmente, mais alguém estaria aqui na ilha e a deixou pronta. Ontem, hoje, não sei. Percebo o Guru extremamente encantado também. As redes que balançam, combinamos dar um mergulho no mar. Ele disse que poderíamos ir sem roupa, porque não tem ninguém para nos vigiar.

É uma sensação de liberdade. Um presente da natureza, um presente de Deus. Água agradável, boa temperatura. O Guru fala que devemos aproveitar bem porque logo vem a temporada de chuvas para cá. E aproveitamos, brincamos, deixamos as ondas nos levarem. A água salgada parece que nos deixa mais excitados. Aproveitamos o momento e aqui mesmo escolhemos para fazer amor, um pouco mais selvagem, mais vibrante e liberal.

Acho que nem a própria mulher consegue dizer a sensação que é a satisfação de se sentir plenamente mulher. Agradar e, ao mesmo tempo, ser agradada, completar e ser completada. Se um dia acabar, também, não sei, só sei que é extraordinário tudo isso aqui.

Depois de um longo tempo no mar, vamos preparar o almoço, o sol começa a ser mais forte, eu estou ativa, o Guru mais relaxado. Depois de ficar um pouco na rede, acende o fogo de uma churrasqueirinha. Não como as nossas do Sul, mas uma com grade onde as carnes são geralmente grelhadas ao invés de espetadas. Enquanto ele prepara um peixe, vou à geladeira, pego tudo o que preciso e preparo uma salada. Arrumo a mesa e aguardo na rede, pois nos intervalos o Guru se deita comigo.

Pouco antes do almoço, preparo um suco com frutas tropicais que estão disponíveis. Assim que almoçamos, deitamos na rede. O Guru acaba dormindo e eu dou uma boa cochilada.

Naquilo que ele acorda, pegamos um carro parecido com um buggy, um carro de praia, com rodas grandes e vamos dar uma volta na ilha. Um encanto, paisagem, pássaros, ondas, a mata. Mais no alto uma pedreira, do lado oposto uma casa, que deve ser de uma família que cuida da ilha, então entendo que provavelmente foram eles que deixaram a casa pronta.

Assim que voltamos, nos jogamos mais uma vez no mar. Nos deliciamos com as ondas, o flutuar e o mergulhar. Voltamos para casa e na rede mesmo deixamos nos completar. Tomamos um banho e ficamos aguardando o helicóptero nos buscar.

Na volta, fico olhando as paisagens das ilhas. O mar, lanchas, o voar dos pássaros, um navio, e na praia ainda muita gente. Em terra firme, os coqueirais, dunas e tudo mais que é belo e encantador. Do aeroporto para o hotel pegamos mais um táxi. Subimos para o quarto e o Guru me pergunta:

— Gostou do passeio?

— Simplesmente maravilhoso. Sei lá, maravilhoso ainda é pouco para definir. — Relato.

— Vamos morar para cá?

— Se for assim e para melhor, não vou pensar duas vezes.

— Sempre assim também não vai ser. Vai ter seus altos e baixos.

— Sem dúvida, mas é muito lindo para cá.

— É, tem toda a chance de morarmos aqui.

— Você gostaria? — Pergunto.

— Diante de toda essa situação que aconteceu, sim. Apesar de ser bem diferente dos nossos estados, acho uma boa possibilidade.

— Quem sabe, muitas vezes nós não escolhemos, somos escolhidos.

— É verdade, é bem verdade.

Com a noite avançando, saímos para tomar um suco e comer uns "petiscos". Na conversa rolou de tudo, planos, sentimentos. A gente sempre tem assunto, se não é uma coisa é outra, eu me sinto bem mudada. Parece que falo mais, tenho mais assuntos. Na verdade, é outra vida, outras pessoas, outro nível, outra linguagem, dá a impressão que esse é meu povo.

Com a turma do Dionísio e com ele próprio não tinha assunto. Ele vivia num mundo e eu em outro. A única com quem conseguia conversar era a Dora, fora ela, eu me calava.

Com o Guru é diferente, não paramos de falar, raras vezes ficamos em silêncio. Sempre tem assunto, principalmente agora que estamos cada vez mais unidos, próximos. As declarações de amor são mais frequentes, tanto de minha parte como da dele, principalmente depois que fazemos amor.

Com Dionísio, isso nunca aconteceu, é porque eu não o amava, e ele pouco romântico era, só queria sexo, satisfazer somente a ele. Pouco se importava se eu tinha prazer ou não. Mas isso já passou, graças a Deus. Não sei por que fico pensando isso com a companhia e com a presença de meu amado ao lado.

Voltamos para o hotel. Ele precisou navegar na internet. Eu ligo a televisão e vejo alguns programas, noticiário, um pouco de tudo, vou me distraindo. Às vezes, me lembro do sofrimento do passado, se fosse em outras épocas acharia um tédio. Antes da prisão do Dionísio era a solidão, durante a prisão, o cheiro do presídio, um cheiro desagradável, da comida, agora que entendo um pouco, do cheiro espiritual e energético. Ficar lá fazendo companhia a ele e dar meu corpo para o prazer dele. Deus me livre disso, senhor, muito obrigada por me tirar de lá. Hoje posso dizer que é um paraíso, um céu para mim comparado com o que era.

Voltando a pensar em relações, ou relacionamentos, homem e mulher, marido e esposa, namorado e namorada. Qual a função de cada um?

A mulher, na verdade, tem que agradar o homem, é claro, mas como? O homem é doido por sexo, é o que ele mais pensa durante o dia. Isso não sou eu quem diz, isso por pesquisa divulgada. Então, claramente, a mulher tem que satisfazer o marido sexualmente. Quem não agradar, provavelmente vai levar "chifres".

De outra parte, o que a mulher quer? Principalmente atenção, bons ouvidos para ouvi-la, carinho, afeto, mimos, presentes, flores, declarações, são coisas simples que enriquecem o relacionamento. Como dizem, calor o dia todo para que a noite possa ser extraordinária. A esposa já vai aquecida.

Fora isso, o que o homem vai encontrar? Uma mulher sem motivação para o sexo, uma mulher fria, sem ânimo, sem vontade, mais chata do que redonda. E quando tudo isso cansar, ambos os lados, acontece a separação. Podem até ficar casados, mas o casamento, a união não existe mais. Um tenta dar o troco para o outro, vira uma guerra, uma discordância generalizada. Bem, nem quero me aprofundar muito nisso. Chega o que já vivi de uma forma desagradável com o Dionísio, que sirva de lição.

Antes de desligar o notebook, o Guru me pede se quero usar.

— Não, muito obrigada, não é muito minha praia a internet.

— Tudo bem, pedi por respeito.

— Sem problema, pode desligar.

Depois que desligou, veio carinhosamente fazer um afago na minha cabeça e morder suavemente meu pescoço. Chego a me arrepiar toda. Esquenta cada vez mais o meu fogo interno. Nesse momento, sinto o prazer de ser uma mulher amada. Correspondo da mesma forma. Procurando satisfazer todos os gostos dele, a relação se completa. Depois é ficar extremamente juntos, esperar uma noite relaxada e outro dia maravilhoso.

CAPÍTULO XXXI

Quando se tem um bom dia anterior, o dia seguinte é sempre mais agradável. O Guru sai para se encontrar com seu Gaspar. Eu aproveito para ir ao shopping para comprar umas roupas. Entre o olhar, escolher, almoçar e comprar, passa-se a metade da tarde. Voltar para o hotel, antes não adiantaria, o Guru provavelmente só volta à noite. Compro para ele também umas roupas, vou dar de presente. Como ele não tem esposa, vou fazer esse papel, coisa que nunca fiz para ninguém, nem para o Dionísio.

Deixo as compras no hotel e saio novamente. Vejo os artesanatos da região. Compro umas bijuterias e acessórios típicos daqui. Vou gastando o tempo até o anoitecer e fico aguardando o Guru voltar.

Assim que retorna, me enche de beijos, abraços, tomamos um banho e saímos para jantar. Ele está bem mais amável e ligado a mim. Acho que também me ama e deve começar a se apaixonar por mim. Isso me preenche internamente, além de preencher, sinto uma coisa estranha, acho que é me sentir amada mesmo, algo que extravasa. Um amor que extravasa.

Conta-me do dia, dos atendimentos, dos avanços. Hoje foi o enterro do bruxo, e agora muita coisa vai mudar. Esse tempo todo seu Gaspar tinha que ficar praticamente escondido, a tendência agora é trabalhar toda essa gente envolvida com o bruxo, trazer para o lado do bem, uma tarefa um tanto árdua.

Deixou marcado para amanhã à noite uma luta, vai se enfrentar com o substituto do bruxo, cara a cara, apesar de ter segurança, sente certo receio. Quanto à mansão, amanhã vai me levar lá para dar uma olhada. Só que pouco adianta porque está toda em reforma, combinamos de irmos outro dia. Os papéis que vai herdar estão sendo bem encaminhados. Está com grande parte do dinheiro na conta e pode usufruir tranquilamente. Em breve será apresentado como sócio nas empresas. Provavelmente, irá começar a trabalhar com todos os funcionários, promovendo workshops de harmonização. Antes disso, porém, vai para o Oriente Médio.

Quanto ao Oriente Médio, penso que se der certo, deu certo; que é muito difícil, agora tem dinheiro não vai ter problema em gastar. Se der errado, que provavelmente vai acontecer, tudo bem, valeu como experiência e pronto. Pelo menos tira o espinho... Conforme é o ditado popular. Apesar de que acho que é extremamente loucura, vou acompanhar. Não sei se de repente não posso atrapalhar pensando assim, se der errado, depois, posso me culpar. Mas Santo Deus, é impossível entrar no Paraíso, ou no Jardim do Éden.

Noite agradável, conversamos sobre isso. Não quis contrariar muito sobre as leis espirituais, disse que teria muita coisa para me contar, mas vai deixar acontecer as coisas naturalmente, me diz várias vezes que me ama e isso foi recíproco da minha parte também.

Voltando para o hotel, me abraça, me beija, me morde, me lambe, me deixa toda arrepiada, "ativada" e satisfeita.

CAPÍTULO XXXII

Hoje parece ser um dia importante. De manhã, saímos para olharmos os carros, se viermos morar para cá saberemos que carro compraremos. Vamos a várias revendas. O Guru fez as anotações de preços, modelos e enumerou conforme a preferência. Na verdade, o preço pouco importa.

Assim que almoçamos, ele insiste em irmos ver a obra. Realmente está uma bagunça. Pela planta vai ficar bem bonita, mais moderna. Mostra-me tudo como vai ser. Nosso quarto, mais ou menos onde era do seu Gaspar, porém, bem modificado. Seria praticamente como dois quartos, um com duas camas, uma redonda e com colchão d'água e outra normal. O outro quarto com as roupas, suíte com hidromassagem, apesar de não ser frio para cá. A piscina também está sendo arrumada. Pede para plantar algumas árvores. O salão de festas mais estilo gaúcho.

Enquanto eu volto para o hotel, ele vai para outro lugar, tem mais uma reunião. Durante o dia, tinha recebido várias ligações, deu várias explicações. Uma linguagem que ainda não domino.

Tomo um banho para me refrescar. No que ele chega, apressado, toma um banho rápido e saímos. Fizemos um lanche e aguardamos na lanchonete. Está bem preocupado. Tento acalmá-lo. Digo que pode ficar tranquilo e que tudo iria dar certo. Às vezes, me sinto ensinando o vigário a rezar a missa, mas dá resultado. Mais tarde encostou uma limusine escura. Entramos. Uns seguranças, seu Gaspar, apesar de ter visto ele, nos apresentamos. Sou apresentada como namorada do Guru. Agradece muito pela ajuda dele, diz que se não fosse o Guru já teria morrido.

Estacionam em um local mais retirado do centro e da passagem dos pedestres. Tem muitos carros, me explicam que entraríamos em um centro de magia, se não quisesse ir não precisaria, mas minha presença seria importante até para conhecer. Na verdade, é uma armação para desmascarar todo esse trabalho e tentar reverter a situação. Como ele, seu Gaspar, foi tirado das trevas, irá lutar para tirar muita gente daqui.

Um dos seguranças recebe um telefonema e diz que aguardaríamos. Enquanto isso, pouca conversa. Mas seu Gaspar fala comigo. Digo para ele que tinha vindo junto na primeira vez que o Guru veio. Ele diz que não se lembra de nada. Ficou muito tempo num estado de inconsciência, parecia viver no inferno, passou por um mau "bocado".

Após uns quinze ou vinte minutos, mais um telefonema, um dos seguranças diz:

— Vamos!

Todos descemos e vamos em direção a um lugar parecido com uma igreja. Só que bem diferente. É grande, subimos uma escada e entramos à direita. Logo na entrada está seu Berlim e mais dois homens, também devem ser seguranças. Vamos em direção a uma bancada, parecido com um palco.

Vou observando muitas imagens, de todas as espécies, São Jorge, outros que não conheço. Estátuas feias, de caveiras, umas em vermelho, parecidas com o demônio, devem ser Exus. Na frente, seu Berlim e dois homens, logo atrás deles, seu Gaspar no meio de outros dois, atrás deles, eu e o Guru.

Na entrada daquele palco, como um altar, uma moça bonita, é aquela que vi na visão, bem igual. Ela que nos conduziu na frente de um homem, parece jovem, com uma capa preta nas costas. Forrada com um cetim vermelho por dentro. Está sentado, bem escoltado, ou, do lado, tipo "cambonas", acho que é isso, termo usado nos centros espíritas.

Na medida que vamos nos aproximando ele parece rosnar, parece ser de ira. Uma risada sarcástica, parecia debochada e olha para seu Berlim, mas ri mais intensamente quando olha para seu Gaspar. Assim que chegamos na frente, foi se abrindo caminho, os que estavam na frente para os lados e acabamos no meio, eu e o Guru. Ficamos de frente com esse capa preta. Assim que ele nos vê, encara o Guru e começa a dar berros, berros, se joga para trás. Bate contra aqueles degraus cheios de estátuas, umas começam a cair. Caem sobre ele, e ele grita cada vez mais forte. Nessas alturas, gritos de pavor, o pavor tomou conta dele. Alguns que estavam de lado, num círculo, também caem. Outros saem correndo, outros também gritam. Os que estavam lá atrás, na plateia, são as pessoas de fora que vem aqui para serem atendidas, ficam em pé.

Dá para ver suas expressões, umas apavoradas, outras saem. Aquele homem continua gritando, gritando, tomado de pavor e encarando o Guru.

E se encolhendo contra aquele altar, ou conga, como é chamado. Eu sou tirada um pouco de lado e só fica o Guru na frente dele que está com uma mão erguida. Parece estar orando, ouço às vezes algumas palavras dando a impressão de ser "em nome de Jesus".

Os seguranças, na verdade, estão mais atentos para a proteção de seu Gaspar, do Berlim e do Guru. A outra moça, um pouco mais atrás, observando atentamente. Aquele homem de preto, na cabeça, ele tem um objeto parecido com uma coroa de ouro. Por dentro, esse templo tem muitas peças em ouro. Tem um cheiro esquisito desde quando entrei. Agora começa um cheiro ruim. O homem diminui a intensidade dos berros, o Guru começa a falar:

— Em nome de Deus, de Jesus, do Espírito Santo, dos Anjos, Arcanjos, Querubins, Serafins e de todos os Principados Celestiais, está quebrado todo trabalho de magia que vocês fizeram contra esse homem. — Apontando para seu Gaspar, o homem volta a berrar. — Eu determino agora, que está liberto. Sem mais uma influência maligna e malévola de tudo que fizeram aqui contra ele. E te digo mais, bate em retirada satanás. — Neste momento, esse homem se joga contra aquelas estátuas e parece cair desmaiado. Outras pessoas vão tentar erguê-lo e o Guru ordena. — Não! Deixe-o aí. Vou mostrar para vocês todos quem é vosso deus.

Aquele homem começa a mudar a aparência e fica com uma aparência desfigurada de mulher. Muitos olham para ele apavorados e impressionados. O Guru continua. — Olhem! É esse deus que vocês querem servir, entregando as vossas vidas nas mãos deles? Para quê? Para se tornarem iguais a ele quando forem morrer? Seres das trevas? Não! Não! Não acredito. Vocês estão sendo enganados por promessas de um pequeno punhado de dinheiro a mais, que não vai levar a nada, e sim, a uma alma perdida. Do que adianta agora? E o futuro no inferno, almas penadas, sob o domínio do satanás? Não! Não! Não senhores e senhoras, caiam fora enquanto há tempo.

Após dar uma pequena pausa, o Guru prossegue:

— Eu quero apresentar um Deus de vitórias, de glórias, de bondade e de salvação. Jesus sempre venceu Satanás, e a prova para vocês é que venho aqui em nome dele e mal nenhum pode me abater. Creiam em um Deus verdadeiro, sem falsas promessas. Vocês até podem ter mais dinheiro, capital, mas junto com isso vêm doenças, mortes, desastres, oferendas caras, sacrifícios até de familiares seus e de outras pessoas. — Uns faziam com a cabeça afirmativamente.

— O que vos espera? O inferno!

Enquanto o Guru vai falando, o homem vai se recompondo, os que estavam incorporados já não estavam mais. Pede que todos sentem e ele continua falando e pregando. Depois que do vi na outra vez com seu Gaspar, até que nem estou tão apavorada. Tento me encostar mais para o lado da parede junto com a nossa turma.

O Guru fala um bom tempo, explicando como é a vida com esse jeito e como seria a vida com a conversão em Cristo. Faz um clamor para Deus e faz todas as pessoas orarem, quebrando todas as maldições e expulsarem os demônios. Em seguida, aquela moça vai perto daquele homem. Na verdade, não é bem homem, é jovem e tem jeito de homossexual e pergunta a ele:

— E então, Júnior?

Depois de um breve silêncio, ele responde:

— Vou desistir... Para mim também chega!

— Está bem! — Diz a moça bem firme. — Amanhã você convoca uma reunião e explica tudo o que aconteceu.

— Você nos traiu. — Diz o Júnior.

— Não traí ninguém, apenas escolhi me salvar. Ajudei seu Gaspar, ajudei sim, agora se você quiser ficar nessas trevas e se quiser ir para o inferno, vai! Eu estou fora.

— Não, não quero, estou fora também.

O Guru fala mais um pouco. O Júnior vai dar um abraço no Guru, agradece e promete que irá mudar. Depois se reúnem, conversam por mais de meia hora e tomam algumas decisões.

Muitas pessoas ficam esperando para falar com o Guru e seu Gaspar. Pelo que vejo, querem mudar. São orientadas para esperar as recomendações de um novo local para orarem e se libertarem.

Assim que entramos na limusine, o Guru diz para seu Gaspar:

— Pronto agora?

— Que nada, é só o começo, tem muito trabalho pela frente. — Responde seu Gaspar.

— Exatamente. Vamos ter que nos preparar. Bem, agora temos que encaminhar a todos para um bom pastor e reverter toda essa situação.

Assim que eles vão falando, vejo que irá cair tudo na mão dos evangélicos. Algo por dentro me repugna, posso dizer, ainda os evangélicos me repugnam. Lamento pelo Guru ser um deles, pelo menos vejo pela primeira vez, alguém deles fazerem uma coisa boa, que foi desmascarar aquele início de inferno. Fora isso, é uma religião de crença sem obras. Pode ser que agora façam algo de concreto. Mas depois, vira tudo em pregação e nada mais.

É essa a tese da conversa que tenho com o Guru assim que entramos no quarto. Ele tenta me explicar que não é bem como penso. Tem muitas igrejas com obras, muitas com dependentes químicos, outras com crianças abandonadas, missões.

No que ele fala missões, questiono o que adianta fazer missões fora do Brasil, sendo que no país tem um monte de gente desamparada. Tenta me convencer e me fazer mudar de opinião. Diz que tem muitas obras que não aparecem, mas tem. Na verdade, não muitas como deveria ter, mas tem. Em uma pequena parte tenho razão, mas em outra, não. Depois, pouco se vê evangélicos fazendo algo importante, apenas escolhendo ser pastor que só oram, quando oram.

Falo também que concordo com a doutrina e enfatizo que o que estraga são justamente as religiões. Ele me fala que, na verdade, não tem religião perfeita, a evangélica ainda é a melhor porque ela vai direto aos maiorais, em Deus e em Jesus, o restante, tudo é inferior, o caminho é o cristianismo. Vai direto a quem precisamos, não precisa de intercessores.

E esse negócio dos antepassados que temos que orar, ou cultuar, pergunto.

— A questão de cultuar é na reencarnação. Digamos que meu terceiro, quarto avô reencarne próximo a mim, se eu orar para ele, ele vai me ajudar, me dar um emprego, isso ou aquilo. De uma forma ou outra ele me ajudaria, só que isso poucos sabem.

— E eu, que tive uma regressão, me curei de muitas coisas.

— Eu como terapeuta, muitas vezes entro no jogo, para de uma forma ou de outra aceitar a crença do paciente e com isso ele se cura. Aquela foi uma história, eu não posso afirmar se ela é verdadeira ou não. Ela serviu para trazer uma cura para você, se existem vidas passadas ou futuras, isso é outra história. Não vou dizer que tenha ou não tenha. Eu como terapeuta tenho que alavancar para que aconteça a cura. Se o paciente ou cliente crê que se eu indicar uma erva para tomar e isso a curaria, é um fator de cura, se ela crer que se eu colocar a mão em sua cabeça a curaria, isso é uma questão de crença e faria isso para que a cura aconteça. Não importa se a crença é com fundamento bíblico, científico, religioso ou sei lá o que. O fundamento é que ela se cure.

— E agora, o que faço com tantas dúvidas? — Pergunto.

— Aceite Deus, aceite Jesus, não importa se tem ou não tem religião.

— Mas Deus e Jesus já aceitei.

— Pronto, isso é o importante. A questão da religião está em segundo plano.

— Olha, o que Deus fez na minha vida, não posso duvidar.

— Tudo bem, agora aceite e vamos para frente.

— E agora, quais são os planos?

— O meu plano agora é pedir se você quer casar comigo? — Rimos.

Ao mesmo tempo em que fico sem palavras, não sei se está falando sério ou se está brincando. De qualquer forma, dou um abraço... Meu coração bate forte, por essa, subitamente, não esperava.

— Tá falando sério? — Pergunto.

— Estou, por quê?

— Sei lá, foi tão surpreendente.

— Da minha parte sim, agora tem que ver se você tem alguma objeção.

— Não, da minha parte não, só estou sem jeito.

— Que nada, a vida é assim mesmo. De repente tudo muda.

— Isso é, sou testemunha disso. Mas tão de repente assim, me pegou de surpresa.

— Pensa, não precisa me responder agora.

— Querer eu quero, nem preciso pensar, eu amo você e é o que mais quero na vida, passar toda ela com você.

— Então tá. Precisamos encaminhar os papéis, casamos primeiro no civil e depois no religioso.

— Mas podemos no religioso? — Pergunto.

— De princípio não, vamos ter que nos organizar, e assim que der, nos casamos.

— E o que é preciso?

— Primeiro é você se converter. Depois, se batizar nas águas e depois casamos.

— Fácil assim?

— Não é tão fácil, mas conseguiremos.

Fico em silêncio, me perguntando, casar? Saí de um casamento agora, estou extremamente apaixonada por esse "cara", ao invés de eu pedir ele em casamento, ele que me pede. São situações inesperadas. Interrompendo meu silêncio, ele pergunta:

— Bem, se você concorda, vamos sair para festejar?

— Sim, vamos. — Respondo mais do que depressa.

Antes de nos arrumarmos, me joguei sobre ele e o enchi de beijos. Considero que é muita coisa boa acontecendo em tão pouco tempo, sempre lembro de agradecer a Deus.

Escolhemos brindar com um champanhe. O Guru diz que não é muito habituado em tomar bebida alcoólica, mas hoje faria uma exceção. Vou falando para ele da alegria em receber esse convite, ao mesmo tempo, com o coração transbordando de amor, de quase não suportar tudo isso dentro de mim. Ele também diz estar muito convicto de que dará tudo certo entre nós. Depois de muitas declarações de um lado e de outro, pedimos um prato especial e vamos mudando o assunto.

— Por que os seus dois nomes começam com H? — Pergunta ele.

— Para lhe dizer a verdade, não sei ao certo. Uma vez meu pai me explicou, só que já esqueci o porquê.

— É interessante, nunca tinha visto dois "Agas" (Hs) juntos.

— É meio estranho, mas confesso, não lembro da explicação do meu pai.

Brindamos mais uma vez, tomamos um gole de champanhe, depois resolvo arriscar uma pergunta:

— Me diz uma coisa: você é bem vivido e sabe muitas coisas. Como é essa história do fim do mundo e tal?

— Tem muitas versões. Pela Bíblia vai muito longe. Primeiro, é a primeira vinda de Jesus à terra. Ele se faria ver e arrebataria a sua Igreja, é como um estalar de dedos e pum! As pessoas serão arrebatadas, sumiriam, isso salvará as pessoas. Em seguida, virão, ou melhor, viriam três anos e meio de fartura. Depois, três anos e meio de tribulações onde o anticristo mostraria suas garras, um horror. Por último, o demônio seria preso por mil anos. E a terra seria governada por Cristo. Creio e penso que será bom. De uma coisa se sabe, o mundo não acabaria por água. — Então prossegue:

— De outra parte, existem muitas pesquisas científicas. Tem uma delas que me chama atenção. Existe a possibilidade de se formar muitos vulcões e inclusive no mar. Por causa das placas tectônicas, são fendas ou rachaduras, o mogno ou lava que vem do centro da terra, isso vai provocar uma grande explosão no mar e surgem os vulcões. A água do mar esquenta e se forma uma grande nuvem de fumaça e essa fumaça vai tapar o sol. A terra esfria, o mar aquece e as pessoas vão morrer congeladas. Você já deve ter visto cinzas vulcânicas. Quando um vulcão entra em erupção, isso se ouve falar muito, as pessoas ao redor têm que sair de perto, se não morrem. Nesse caso, com as cinzas, os raios solares não penetram na terra e as pessoas congelam.

— De onde você tirou isso?

— Na verdade, um colega meu me contou. Ele disse que primeiro ele tinha feito uma viagem astral, é meio duvidoso disso. Depois ele contou que mais tarde saiu em uma revista, confirmando aquilo que ele havia diagnosticado.

— Você acredita nisso?

— Não sei, são teses, mas agora, também não posso desmerecer. Parece ter uma certa lógica.

— Sei lá. Hoje em dia aparece muita coisa.

— Não dá para acreditar em tudo e também em nada ao mesmo tempo. Algo é certo que vai acontecer.

Os garçons começam a nos servir e interrompem nossa conversa. Brindamos mais uma vez. Começamos a nos servir, deliciamos a comida boa. Para acompanhar, pedimos uma taça de vinho. Com tudo isso, a conversa se tornou mais romântica. Teriam muitas perguntas, mas procuro conter minha curiosidade.

Quando terminamos o jantar estou meio tonta, e já está muito tarde, então retornamos para o hotel. Confesso a moleza das pernas, não lembro de ter me sentido assim. Pouco bebo bebidas alcoólicas. Digo para o Guru que estou pronta e amolecida, e que nunca tive uma relação sexual nesse estado. Mole do álcool, anestesiada pelo convite, um amor extravasando, ah! É maravilhoso...

CAPÍTULO XXXIII

O acordar não podia ser melhor. Ainda extasiada com tudo que aconteceu ontem, ainda não acredito que minha vida tenha mudado tanto. O sexo que era uma das últimas coisas na vida, agora ele se tornou muito importante, um dos primeiros itens, não mais o último.

A diferença entre hoje e a época do Dionísio é muito grande. Antes era um sexo pobre, não de pobre, porque pobre muitas vezes faz sexo melhor que os ricos. O sexo era pobre, sem prazer. Aquela coisa comum, sempre a mesma coisa.

Agora é um sexo farto, um sexo rico, dá prazer, amor e totalidade. Antes era limitado, com o Guru existe empenho, cumplicidade, onde um tenta satisfazer o outro. É por isso que o relacionamento vai ser duradouro. No caso do Dionísio, foi o que foi, para mim, um desastre. Para ele deve ter sido só um complemento.

Depois de um banho com sexo e um bom café da manhã, o Guru sai para se encontrar com a turma do seu Gaspar. Eu volto para o quarto e fico refletindo novamente. O que me incomoda é a questão do Guru ser evangélico. Acho muito chato esse negócio de Igreja. Não passa pela minha cabeça e também não me vejo junto com essas pessoas, um tanto fanáticas. Agora, entre ficar com o Guru e a Igreja e não ficar com a Igreja e perder o Guru, irei me submeter à Igreja e o Guru. É algo que a gente faz única e exclusivamente por amor ao outro.

Tem também a questão de morar aqui em Alagoas, que talvez a única implicação seria o clima. O pessoal daqui também é bem diferente, na questão de ver a vida. Nós somos um povo mais preocupado. Aqui é mais largado, sem aquela preocupação com o amanhã. Se o mundo acaba ou não acaba, se vai ser por água ou por fogo. Falando nisso, tem a questão que o Guru falou ontem do congelamento das pessoas. Na verdade, há uma aceleração de tempo e de fatos, clima e atmosfera. Inversão de muitos valores, o que foi não poderá mais ser, e o que é não será mais. Querer ver ou não querer ver, eis a questão, o melhor ainda é não querer ver, talvez pudesse compor assim:

VER E NÃO QUERER

Não quero ver
O dia que o sol nascer
E não houver água para beber
Sentir que a vida existe
Mas existe para não viver.

Não quero ver
O dia que o sol nascer
E não ter o que comer
  Plantar uma semente
Mas não ter o que colher.

Não quero ver
O dia que o sol nascer
  E a luz não acender
De tudo que era claro
E mesmo claro não se ver.

Não quero ver
O dia que o sol nascer
Ter filho e não nascer
Quem tinha a vida
Fez da vida o que não deveria fazer.

É, dá para refletir um bocado. Talvez essa última frase sirva para mim, para muitas pessoas que exageram na dose de malandragem, de quem comete abortos. De quem atende mal, de quem realmente cuida da vida e não cuida direito. Muitos profissionais da área da saúde, que a gente ouve tanto falar mal. Se um dia houver julgamento, "ai ai", tantos juízes, médicos, advogados, religiosos. Essas pessoas que detém poder, corruptos, assassinos, traficantes, como o Dionísio e toda turma dele.

Meu Deus! Pessoas que fazem o mal, que agem pelo mal, haverá choro e ranger de dentes mesmo. Eu mesma tenho que dar uma avaliada com o Guru e talvez mudar minha opinião.

Mesmo o tempo se armando para chover, vou dar uma volta. Vou levar papel e caneta, pode ser que venha mais alguma inspiração. Espero que seja melhor que essa e assim terei como anotar. O melhor é eu apanhar um táxi e ir em direção a um parque.

Aqui posso ficar mais à vontade, viver um pouco à toa, é, pode ser.

VIVER À TOA

Curtir o sol
O luar da manhã
Estou em paz
Viver à toa
Para não reclamar
Só ter a vida
Para viver legal.

//Sentir então
 Sem ouvir o não
O sim de todos
O sim para mim//

A repressão
Chegou ao fim
Ter liberdade
A maturidade
Tocar guitarra
Ou violão

Erguer os braços
Pegar um avião
Avião...

    Pode ser isso, novos tempos, vamos esperar. Esperaremos novos ventos para ver o que nos trazem. Enquanto isso vou caminhando, olhando e ouvindo meus próprios pensamentos. Bem diferentes de tempos anteriores, vejo mais, me alegro mais. Pode ter sido as caminhadas que anteriormente me ajudavam a me manter, sem me aprofundar na depressão. Nesse caso, a caminhada ajuda na circulação do sangue e também dá uma maior oxigenação ao cérebro, não tanto quanto a do renascimento, mas sempre ajuda.

    Depois de umas boas voltas, prefiro um suco e um sanduíche natural. Com a brisa mais forte e a chuva cada vez mais perto, retorno para o hotel. Aqui chove, não tenho mais o que fazer. Faço alongamentos, vou para o banho e fico aguardando o Guru. Lembrando a noite de ontem.

    Acordo de um cochilo quando a porta se abre anunciando a chegada do Guru. Ele vem e me abraça fortemente. Depois me convida para um banho, só que acabei de tomar, ele vai sozinho e fico aguardando.

    Ele vem sem roupa e nos deliciamos no corpo a corpo. Ele fica só de calção e aproveitamos para conversar.

— Me conta, como foi o seu dia? — Pergunto a ele.

— Bom, muitas coisas. Decisões importantes, ficou somente uma coisa para trás.

— O que seria? — Volto a perguntar.

— Uma questão lá naquele centro de magia.

— Você pode me falar?

— Acho que posso. É uma questão meio complicada. Complicada mesmo.

— E o que seria? — Insisto.

— É assim... — Fez uma pausa. — Nesses negócios têm muitos sacrifícios. Lá para os fundos onde fomos, tem muitos cadáveres de pessoas mortas. É claro, se é cadáver é porque já está morto. Ou melhor, muita gente foi assassinada, ou sacrificada, daí não sabemos o que fazer com isso, se vai ser denunciado, mais daí muita gente entra no rolo, ou se vai ser omitido. Essa é a única questão a ser avaliada.

— E o que você tem a ver com isso?

— Diretamente nada. Só que estou orientando essa gente para uma grande mudança de vida. É como Jesus disse, "vai e não peques mais".

— Sei, quer dizer, imagino.

Depois de um silêncio, como sempre, após algumas questões para se refletir, volto a perguntar:

— E no mais?

— No mais, muitas questões foram resolvidas.

— Por exemplo?

— A questão dessa gente se converter para o cristianismo. Não tem outro jeito. Vamos construir uma linda catedral, mas já vamos começar a atuar. Acertamos com um pastor lá do Sul para ele vir para cá e começar desde agora os trabalhos de evangelização.

— Você vai ser pastor, coisa assim?

— Não, eu não, não tenho esse dom. Vou continuar com meu trabalho. Claro que de uma forma mais direta com eles. Provavelmente vou centrar meu trabalho por aqui. Claro, se você aceitar.

— Por que se eu aceitar?

— Pois é, você não vai se casar comigo?

— Sim, vou.

— Então, temos que decidir juntos. Tem que ser conveniente para mim e também para você.

— Eu ainda não sei se é aqui ou aonde. Só sei que quero me casar, na verdade, não é casar, para mim basta ficar junto, ficarmos sem casar.

— Pois é, para mim é uma questão complicada, porque tenho que ficar dentro de uma certa legalidade. Eu não quero só me casar para ficar na legalidade. Quero me casar, pois passei a te amar, e cada dia aumenta esse amor, ele vem de forma crescente.

— Essa legalidade, você diz, religiosa?

— De certo modo, sim. Apesar dessa coisa moderna e já pós-moderna, de ser moda ou costume não casar mais, eu quero me manter em determinados padrões, cívicos e religiosos. A questão religiosa tem peso? Tem peso, sim, não posso pregar uma coisa e ser ou fazer outra. Tenho que ter minha coerência. Agora, se você aceitar, amanhã poderemos casar.

— Como assim, amanhã casar?

— Sim, é só você dizer sim. E amanhã casaremos.

— Você está falando sério ou está brincando? — Ele ri.

— Estou falando sério, mulher. Quer casar comigo amanhã?

— Cara, você é louco, louco não digo, mas meio louco é. De uma hora para outra, assim, casar? Nunca vi isso, nem em novelas. — Ele ri de novo.

— Me desculpe, mas eu tenho que acelerar o processo para fazer o que preciso.

— Tá bom, me explica isso.

— Eu tenho aquele projeto de ir viajar, você sabe. Quero ir antes que acabe o ano, por isso tenho que acelerar. Entendeu?

— Parcialmente, só que confesso, casar não me agrada.

— Eu sei, mas nessas alturas é preciso.

— Oh, Santo Deus!

De novo o silêncio. Sinto-me pressionada. Tenho que decidir. De um lado o querer, do outro o medo de dar errado. Parece que estou sempre no meio de duas alternativas.

Posso avaliar que pelo menos eu amo o Guru e com isso tem mais chance de dar certo, pode ser que o amor ainda venha a aumentar. Penso que depois que voltarmos da viagem lá do Oriente Médio, sabe lá onde, o casamento para ele possa perder o interesse. Eis a questão? De qualquer forma, tenho que observar os chamados, também não posso errar, se é uma boa chance, tenho que aceitar.

— Bem, casar, eu caso com você por amor, por paixão e por tudo que sinto por você. Não vou casar pela necessidade de uma situação. — Argumento.

— Não entendi direito, quer dizer que aceita? — Indaga ele.

— Sim, eu caso pelo amor...

Não deu tempo de terminar de falar que ele vem com um forte abraço. Enche-me de beijos. Meu corpo se arrepia todo, na minha mente, uma certeza que sou amada. No coração, um enchimento pleno. Na alma, sei que estou completa. No espírito, abençoada. O Guru muito feliz, depois de muitos beijos e sexo ele levanta e solta um suspiro:

— Uh!

Para ele também é uma vitória. Para mim uma virada de vida. Depois de comemorarmos, preciso resolver algumas dúvidas internas. Após chamá-lo para uma conversa mais séria, falo:

— Eu tenho uma questão ainda para resolver. Uma ou mais talvez.

— Sim, pode falar.

— Tem a questão da religião. Estive pensando nela hoje.

— O que tem ela? Vamos desmistificar.

— Eu não me vejo e não me sinto como evangélica.

— Não é uma questão de evangélica, ou evangélico, é uma questão de Cristão.

— Tá, então me explica melhor.

— Evangélico é um rótulo. Tem bons, ruins e maus, como em tudo. A questão é espiritual. Veja bem, quem são as melhores hierarquias espirituais?

— Acho que é Deus. Como vimos e você me falou ontem.

— E é! Depois?

— Acho que é Cristo.

— E é. E depois?

— Sei lá.

— Sei lá, não é! — Rimos. — É o Espírito Santo. Os três formam a Santíssima Trindade. Posso dizer assim, poder maior não há. Sem falar nos Anjos, Arcanjos, Serafins, Querubins e os Principados Celestiais. Se eles são os maiores, por que devo procurar outros?

— Tem razão. — Digo após refletir um pouco.

— Então não tem mistério. A religião serve apenas para fazer uma alavanca também. Claro, quando ela é séria e coerente, veja bem, coerente. Sem a religião eu também não teria aprendido tanto. Sem estudar eu não teria aprendido a fazer o que faço hoje. Tudo é uma questão de aprendizado.

— De outra parte, eles ensinam muitas coisas equivocadas.

— Sem dúvida. Isso tem em todos os lugares e religiões, fica com o que é bom. O resto é resto e joga fora.

— Eu admiro sua sabedoria.

— Não é uma questão de sabedoria, é uma questão de tornar as coisas claras. Por isso que sou holístico. — Rimos.

Eu acho que com isso não restaram mais perguntas, com pouco, explicou muito. Agora sou eu quem retribui os carinhos. Além de amá-lo, o admiro muito. Abraçados mesmo, ficamos conversando.

Disse-me que o casamento no civil ficou marcado para amanhã. As testemunhas seriam o pessoal da turma do seu Gaspar e do Berlim. Depois, pergunto sobre as duas moças as quais tive a visão. Ele disse que saíram de um poço e caíram em um buraco. Indago por quê. Ele apenas repete que saíram de um poço e caíram em um buraco, ainda fico sem entender, persisto em saber.

— Elas se tornaram namoradas. — Responde ele.

— E o que você acha do homossexualismo? — Pergunto.

— Eu não acho nada. Humanamente, terapeuticamente, ou sei lá o que, é complicado dar opinião. Agora, na questão da Bíblia é pecado, e se é pecado, pronto, não tem o que discutir. Jesus disse, "vai e não peques mais", discutir sobre isso, se torna "papo furado", perda de tempo.

Quando a noite avançava, vamos comemorar, mais uma vez, em uma pizzaria. Pizza com guaraná, já que ele não é favorável da bebida alcoólica. Comenta que vinho até aceita tomar, conforme a ocasião. Foi mais uma noite agradabilíssima. Voltamos para o hotel e acontece mais uma noite de amor.

CAPÍTULO XXXIV

Talvez poucos saibam, nem eu, qual o legado de Deus para nós. O Guru deve saber o dele, agora e eu? Qual será o meu? Qual será o meu legado? Não consigo perceber, talvez fazer uma história. Contar uma história, fazer poesias? Poesias poucos leem, meio que caiu de moda, se tornou meio obsoleto, sem tanta importância. Será que tenho que me tornar uma pregadora? Nessa nem eu acredito, ou talvez entrar no Éden? Essa alternativa só o Guru para acreditar. Meu legado? Não sei! Por mais que eu tente pensar, "não vem nada". Tenho que esperar, um dia saberei. Bem que poderia saber agora, o ditado popular vai me consolar, "quem espera sempre alcança".

Depois que o Guru acorda, temos a mesma rotina, a novidade é sairmos para comprar roupas para irmos ao cartório, para fazermos o nosso casamento. Passamos em um shopping e resolvemos tudo. Confesso que não estou nada emocionada para me casar. Deveria estar, principalmente por ser com a pessoa que amo tanto! Não me comove, talvez devesse ser assim, sem expectativas, mas eu queria tanto. "Uhhh"! Pode ser que ainda o emocionante virá, por enquanto, uma mera coadjuvante.

No shopping é daquele jeito, prova roupa daqui, veste roupa dali. Primeiro compramos as minhas, depois ajudo o Guru a escolher as dele. Claro, acabamos comprando mais do que precisaria. Nesse tempo, o Guru recebe um telefonema dizendo que o casamento que estava marcado para o final da tarde, havia sido antecipado para o final da manhã. Para mim, pouca diferença faz, só apuramo-nos para retornar ao hotel, para nos vestirmos a caráter.

Quando chegamos ao Cartório, ficamos aguardando. O Guru parecia um pouco apreensivo, eu estou tranquila, daquele jeito, "tô nem aí". Depois de esperarmos, chega seu Berlim com a esposa e seu Gaspar com uma senhora de idade mais avançada, muito simpática ela.

É feita toda a cerimônia do casamento, nome, sobrenome, imóveis etc. Ficou tudo como estava. Retornamos para o hotel, vestimos uma roupa mais esportiva e fomos para o aeroporto.

Entramos em um avião, aterrissamos em uma cidade próxima da ilha. Pegamos um iate e vamos mar adentro. Tivemos uma surpresa ao chegarmos, encontramos uma mesa com um banquete bem tropical. Almoçamos e em seguida, a primeira relação sexual depois de casados.

Aproveitamos para dar uma cochilada e depois nos jogamos no mar. Um dia sem sol, mas aproveitamos bem, tinha dois esquis aquáticos à disposição e vamos dar um passeio em alto mar. Isso sim, é novidade. Pensei que eu não conseguiria manobrar, ou pilotar, mas não tive dificuldades. Bem mais adiante, com as ondas brandas, aproveitamos para dar um mergulho, namorar um pouco e voltamos.

Apesar de ter um dia importante de casamento, só agora que estamos voltando, começa a me cair a ficha. Realmente, estou casada, a partir de agora, não posso mais pensar só em mim. De dois formamos um! Decisões, planos, responsabilidades, ações, tudo teremos que fazer juntos.

Em termos financeiros, eu tenho o suficiente para estar bem e segura. Ele, pelo que vejo, é um multimilionário.

Afetivamente, eu tenho toda certeza que o amo, pelo que vejo e sinto ele me ama também. Espiritualmente, ele está bem avançado, eu meio perdida, sem ainda me encontrar plenamente. Creio que deverei seguir seus passos, pelo menos vou me esforçar para isso, afinal de contas, agora estamos casados.

Quando voltamos para a cabana, que não é bem uma cabana, e sim uma casa bem própria de ilha, encontramos o casal que fica na ilha a nossa espera arrumando e preparando nosso jantar. Nos apresentamos, conversamos, falamos sobre eles, ficaram totalmente à disposição para o que precisássemos.

Dão todas as dicas da casa, como chegar, como sair, como pedir, como deixar ordens. Eles são pagos para nos servir plena e totalmente. Depois do jantar pronto, insisti para que jantassem conosco, mas não aceitaram. O café da manhã, ela também deixou pré-estabelecido. Faltaria pequenos detalhes que amanhã cedo concluiria. Parece-me que sua prioridade era servir bem o marido, assim se focou no Guru, para que nada faltasse a ele.

Depois que jantamos, deitamos juntos na rede, mesmo com uma brisa mais fria, pelo tempo de chuva. Ficar aqui é muito agradável, é uma lua de mel mesmo, me sinto de férias, apesar de pouco ter trabalhado na vida. A minha curiosidade é saber quais são os planos.

— Amanhã teremos algumas definições, com o pastor ou a pastora estabelecida que vem lá do sul. Saberemos como vai ser em relação ao casamento religioso, se aceitarão nos casar ou se teremos que aguardar o tempo adequado conforme é o estatuto. — Responde o Guru depois que perguntei.

— E o que muda se casarmos ou não casarmos?

— Pouca coisa, a decisão de irmos em busca do Paraíso está decidida e estabelecida. Creio que daqui a dois a três dias partiremos.

Torno a ficar calada, saber agora se entrei numa boa ou numa fria. Essa coisa de buscar o Éden ainda me parece algo lunático. Seguir todo esse protocolo religioso também não me agrada. Também tenho que abrir mão de alguma coisa. Sempre é assim, para termos alguma coisa temos que abrir mão de outras. Tenho que saber o que mais tenho que fazer.

— E para casar, agora é simplesmente irmos lá e dizer que queremos casar? — Pergunto.

— Não, tem mais uma questão. Primeiro preciso saber se você aceita Jesus como seu, digamos assim, intercessor, ou claramente, seu único e suficiente salvador?

— Por aquilo que você me explicou, sim.

— Tudo bem, ou muito bom. A segunda questão é se você aceita ser batizada nas águas?

— Como assim? Eu já fui batizada.

— Não nas águas, por imersão, é diferente do batismo católico.

— E o que muda?

— Segundo a Bíblia, é da maneira que Jesus foi batizado.

— Nossa, quanta coisa...

— É assim mesmo, se não fossem diferentes, não haveriam necessidade de mudanças.

— É, vamos lá, para a nossa felicidade. Para selarmos verdadeiramente nosso amor, diga ao povo que topo. — Rimos.

Tornamos a nos abraçar e trocar carinhos. Eu acho que tem que ser por aí. Renúncia é a palavra-chave. Depois, se estivesse certa anteriormente, não estaria no estado que estava, descontente, triste e digamos assim, um tanto ignorante.

Para fazer um paralelo, minha vida mudou muito depois que conheci o Guru. Gostei do holístico, do religioso não, unindo os dois, acho que me deixa alinhada, é certo que demonstro uma certa revolta com a religião. Nesse sentido ou nessa visão, a questão ainda não é a religião e sim a religiosidade.

O espiritual, ou melhor, o crescimento espiritual é o mais importante. Religião, pelo que vejo, são quase todas iguais, iguais no sentido de que todas elas são boas e ruins ao mesmo tempo. A questão é Deus e Jesus Cristo. Sinto-me meio antiquada. Também, pensar assim, mas ainda é o melhor no momento para decidir.

Em seguida mudo de assunto. Falamos dos negócios, como estava indo a transação da herança que ganhou do seu Gaspar. Diz que estava tudo certo, conforme combinaram, me explica todos os detalhes. Da minha parte, reafirmo, que espero que esteja tudo em ordem a transação da separação com o Dionísio.

— Nós temos agora que decidir como vamos morar. — Digo.

— De certo modo sim, muita coisa terá que ser decidida depois da viagem.

— Então vamos supor que voltamos da viagem, como seria?

— Não pensei após a viagem. Por que você pergunta isso?

— Sim, para termos um norte.

— Sei lá, temos que pensar juntos. Sabe-se lá como voltaremos, e se voltaremos. Depois de estar no Éden, muita coisa vai mudar.

— Eu estava pensando, agora que estamos casados, temos que definir onde vamos morar.

— É, é um lance.

— Pensei que se morarmos aqui, o que você irá fazer com o apartamento lá do Sul?

— O apartamento, estou pensando em desocupar, me transferir definitivamente para cá.

— E o que tenho na praia?

— Alguma coisa você pode deixar desocupado, para que quando cansarmos ficarmos uns dias lá, principalmente na temporada.

— Na temporada é ruim, muito tumulto, morar lá não é bom. Podemos passar lá outros períodos fora da temporada.

— Pode ser.

— Tenho um apartamento que tem minhas coisas dentro, podemos ficar lá.

— Pode ser. — Repete.

Em seguida, outra decisão que tenho que aceitar é fazer um suco, aproveitando as frutas que estão aqui. Por insistência do Guru, fizemos amor na rede para variar o ambiente...

CAPÍTULO XXXV

Amanhece chovendo. Preparo o café que está praticamente pronto. Com as ondas mais altas atrairia surfar, mas isso não é para mim, creio que também não é para meu amado. O jeito é passarmos a manhã por aqui, conversando. O Guru me ensinando e me explicando sobre a vida, sobre a espiritualidade, sobre a Bíblia, como se estivesse me doutrinando, fala também sobre as religiões diversas como o budismo, o espiritismo, a umbanda, as seitas, os grupos de filosofia. Daria um livro se fosse escrever sobre todas.

Admiro muito seu conhecimento e sabedoria, principalmente quando ele fala em relação às terapias holísticas. Os casos incríveis que ele tratou. Bem, disso sou prova viva, depois do que aconteceu comigo e o que vi acontecer com seu Gaspar e imagina tantos outros casos que já atendeu.

Perto das onze horas, vem a mulher do caseiro preparar nosso almoço. Mesmo não sabendo surfar, nós pegamos as pranchas para nos auxiliar e pegamos umas ondas mais rentes da praia. Com um pouco de medo, não me saí tão mal, já o Guru era mais esperto, ficamos até a hora do almoço.

Enquanto ficamos por aqui, temos que tocar em outro problema, principalmente agora que estamos casados, é a questão dos filhos. Para mim, falar disso é um assunto muito delicado e traumatizante. Ainda é um problema que tenho que resolver. Só que vou preferir adiar, vou falar somente depois que voltarmos da viagem, como diz ele, se voltarmos.

No meio da tarde, pegamos a lancha do caseiro que é maior e mais segura por causa das ondas mais altas, para irmos embora. Outro dia ele levaria o iate até a costa. Depois que desembarcamos, pegamos um táxi até o aeroporto e embarcamos em um avião que estava a nossa espera. Dessa vez, a viagem ou o voo é mais desagradável. Muita turbulência, pelo fato do avião ser pequeno, assim sendo fácil o vento desestabilizar o voo. Na volta, pouco conversamos, estávamos mais tensos do que dispostos a conversar. Tivemos sossego somente quando pisamos em terra firme.

À noite, vamos ao apartamento da pastora que chegou do Sul. Somos apresentados, o Guru já conhecia ela. Deu as boas-vindas e depois de conversa para cá, conversa para lá, entramos no assunto do casamento.

— Bem, você sabe da situação entre mim e a Haida, e queria saber a sua opinião. — Diz o Guru.

— Olha, eu estive estudando, estudando muito e decidi com muito carinho, principalmente se tratando de você. A situação é a seguinte, eu não posso fugir dos estatutos, seria uma coisa ilegal. Até nós como homens podemos fazer, mas nem sempre Deus aprova o que fazemos. Então preferi ficar nos estatutos da igreja, porém temos uma saída. Não posso casar vocês, poderia batizar ela nas águas, mas pouco adiantaria. A única coisa que posso fazer é dar uma bênção, ou seja, abençoar essa união. Viajem e no tempo certo faremos tudo conforme rege as leis de Deus e da Igreja. — Enfatiza a pastora.

— É, acho que é isso, temos que ser obedientes, acho que é a melhor maneira.

Continuaram a conversa, algumas coisas que falam não entendo pela linguagem deles. Ficou definido que amanhã à noite, na inauguração da igreja, provisoriamente, faríamos essa bênção. Em seguida, saímos para jantar com a pastora. No "bate papo" entre os dois percebo que o Guru também não concorda com muitas coisas na igreja. Ele faz um resumo do pessoal que iria frequentar a igreja, principalmente da história de seu Gaspar e da turma dele. Ela ouve atentamente e diz que vai ter todo o cuidado para não decepcionar e também ficar focada no objetivo deles, porém, sempre com a visão de Deus e da Bíblia.

Percebo que ela também tem um bom discernimento do que fala, de como entende. Tem um bom conhecimento, me surpreende apesar do pouco entendimento que tenho daquilo que ela diz. Bem centrada, acho que ela também deve estudar, pesquisar além do que somente a Bíblia. Faz jus ao seu nome, Iraci, enquanto eles conversam, apanho um papel e uma caneta da minha bolsa e aproveito a inspiração.

IR A SI

Em mim, vou me centrar
Em qualquer lugar
Sou mais eu

Nem um plebeu
Vai me perturbar.

Posso rir a toa
Numa lagoa
Ou em um vendaval
Nada é igual
Estou pronta a perdoar.

Livre vou decidir
Para onde ir
Vou me encontrar
Sempre atenta
Não vou me enganar.

Assim que escrevi, mostrei a eles e gostaram muito. Ela diz que quem sabe um dia escreverei para Jesus. Mais adiante, tento me inteirar da conversa, com o intuito de mudar aquele meu velho costume de ficar calada e só ficar ouvindo os outros. Dou minhas opiniões, faço algumas perguntas e passamos um bom tempo. Meu objetivo maior é fugir da questão religiosa e tornar a conversa mais branda e diversificar os assuntos.

Assim que terminamos de jantar e conversar, cada um pega um táxi e segue seu destino. Iraci vai para seu apartamento e nós vamos para o hotel. Passamos mais um bom tempo conversando e analisando o que dialogamos com a mulher, a decisão que foi tomada, e só nos resta esperar até amanhã à noite para definir o que faríamos.

CAPÍTULO XXXVI

Com chuva, domingo pela manhã, é um bom pedido para ficar mais tempo na cama. Hoje não temos muitas opções. O melhor é ficar namorando até o limite do café. Em seguida, vamos novamente ao shopping para escolher mais umas roupas para a noite. Passamos por várias lojas de diversos ramos. Olhamos tudo que era novidade. Algumas coisas novas, para a decoração futuramente da casa, ou da mansão onde iremos morar. Para almoçar, também ficamos por aqui, vamos à praça de alimentação e escolhemos um prato árabe.

Para preencher a tarde, vamos ao cinema. Revivi uma parte de minha infância, quando íamos assistir filme, comer pipoca e na saída um cachorro-quente. Depois, com a ascensão da televisão que passava muitos filmes, a maioria dos cinemas fechou. Agora começam a surgir novamente.

Depois de o filme acabar, passamos nas lojas, pegamos os pacotes das compras e voltamos para o hotel. Nos arrumamos e vamos para a igreja. Entro meio contrariada, sem expectativas e desmotivada. Espero algo muito chato, porém aos poucos fui me surpreendendo. Não tanto assim, mas a coisa foi se tornando mais agradável.

Também não sei se talvez é porque é a inauguração. No fim do culto somos apresentados e abençoados como casal. Somando tudo, posso dizer que gostei. Dona Iraci falou muito bem, não condenou, não julgou, foi sensata nas colocações e na direção. Espiritualmente pude perceber que vão ter muito trabalho, e do pesado, Deus deve capacitá-los para isso.

Somos bem aceitos no meio desse povo estranho, principalmente o Guru. De certa forma é bem famoso, bem quisto e querido por todos, é respeitado e admirado. Muitos vêm nos cumprimentar, abraçar e desejar felicidades. Entre um apresentar daqui, conversa dali, fomos parar em um jantar que havia sido preparado para a elite do grupo. Nesse jantar também corre tudo com clima festivo. O pessoal com muita expectativa para uma nova vida. Estão ansiosos por saber quando o Guru iria começar a atender de uma forma geral e dar os workshops.

Nesse novo mundo do Guru, me sinto bem mais "enturmada" do que com a turma do Dionísio. É outro clima, é outra conversa, são outros assuntos, apesar de que, muita gente vem com uma carga pesada. O bom é que todos estão dispostos a mudar. Dar outro rumo para suas vidas. Como aconteceu comigo, muita gente vai se sentir mais feliz nesse mundo espiritual. Apesar de que, muitos estavam em outro caminho espiritual, a diferença é que era um mundo perverso.

No vai e vem das conversas, em algum espaço, posso analisar a nossa vida agora. Eu praticamente atingi meu objetivo que é ser feliz. O Guru parece estar quase lá. Casou, agora só falta conseguir alcançar o Paraíso. No meu ver é um tanto difícil, mas quem sou eu para julgar ou reprimir os sonhos de alguém.

Dá para dizer que foi uma boa festa. Hora de voltar. Somos deixados no hotel. Percebo que o Guru está apreensivo, assim que sobe para o quarto. Pede-me licença e vai logo para a internet. Depois de alguns minutos, me pergunta:

— Você não tem passaporte, né?

— Não. — Respondo.

Ele fica mais um pouco digitando, em seguida diz:

— Faz favor, vem preencher esse formulário aqui.

Enquanto vou preenchendo com nome e todos os dados. Endereço, filiação e assim por diante, ele revira a mala dele, pega uma máquina fotográfica e tira uma foto minha. Peço para que seria, ele responde que é para o passaporte.

— Mas pela internet? — Pergunto.

— É, sabe como é, com influências tudo fica bem mais fácil. Se encurta muitas distâncias e economiza muito tempo.

— Te acredito.

Assim que concluiu, ele continua trabalhando, está vendo as passagens e organizando a viagem. Quando ele termina, vem até mim e diz:

— Bem, temos que agir meio rápido. Tenho um plano, vê se concorda comigo. Amanhã tem um avião para São Paulo, iremos juntos até lá, eu vou para Porto Alegre, e você volta para seu apartamento. Tenho que devolver o apartamento. Vender as coisas que não vou mais usar. Pegar minhas coisas pessoais e levar para Santa Catarina. Na terça-feira ou quarta-feira voltamos aqui, os documentos vão estar todos prontos, assim poderemos viajar ainda no mesmo dia ou o mais tardar na quinta-feira.

— Por mim tudo bem, é você quem está dirigindo tudo isso. Não adianta eu me meter, você é quem sabe.

— Veja o que é importante você levar de roupas. O que não precisar, seu Berlim manda alguém pegar aqui amanhã e vai guardar em algum lugar para nós, ou até deixar aqui para quando voltarmos. Para a viagem não precisa de muitas coisas. Algumas roupas podemos comprar lá, para não levar muito volume. Mais é roupa para a viagem. Talvez uma noite de hotel e o resto roupa para usar no mato, apesar de que isso podemos comprar lá também.

— E quantos dias ficaremos por lá?

— Só Deus sabe. — Ele responde.

Ele volta para a internet e eu me preparo para dormir, certamente teremos dias de muito tumulto.

CAPÍTULO XXXVII

A sensação que tenho é que a rotina se foi mesmo. De agora em diante é só novidades. Dou um passo dentro de outro universo, totalmente estranho e desconhecido. Vejo agora como meu mundo lá era tão pequeno. O universo é muito grande. Percebo o quanto nós nos tornamos pequenos, na medida em que não fazemos nada para sair desse mundo pequenino.

O importante é começar a caminhada. A minha começou indo naquele workshop, mesmo sendo ruim, ele me valeu para muita coisa, ou muitas coisas. Dei o primeiro passo, o restante o próprio universo se encarregou de me conduzir. Foi através dele que me levou para a clínica. A Clínica me deu o Guru, o Guru faz parte da minha felicidade e me levou para esse novo universo.

Vejo agora quantas pessoas reclamando do seu mundo, da situação em que vivem, como eu era. A questão é que elas não fazem nada para sair. Eu fiquei muitos anos amarrada ao Dionísio. Nos últimos anos, ter que fazer sexo dentro de uma penitenciaria, nada contra, na verdade, pensando bem, para mim era uma tortura, uma humilhação. Como eu era, muita gente é, se submeter, não reagir e se acomodar nesse mundinho de vida pobre. Não de dinheiro, mas de espírito, de consciência e de iniciativa.

O que temos que fazer é só começar. Tem que começar uma nova caminhada. Minha vida era medíocre, meus sonhos apagados. Não tinha opinião nem personalidade, vivia num mundo fechado. Numa redoma, diz o gaúcho.

Por outra parte, tem que ter muita coragem para quebrar essa redoma ou esses paradigmas. Eu tive que dizer não para o Dionísio. Tive que dizer que iria fazer o workshop e fazer. Disse que iria à clínica e fui. Tive que dizer não para ele. Tive que dizer não, nós temos que dizer não para aquilo que não queremos. Temos que dizer sim para nós.

Tenho que querer bem para mim, amar a mim mesma. Amo o Guru, mas se eu não me amar, extravaso a amargura dentro de mim e estrago qualquer relacionamento, principalmente relacionamento amoroso. O amor se alimenta de amor, como o ódio se alimenta de ódio. Se é amor, se ama, se é ódio, se tem raiva e conflito e nisso tudo, eu escolho o amor, me amar também, depois consigo amar aos outros.

O Guru acorda e combinamos fazer uma respiração caótica. Como a da dinâmica. Começamos a respirar forte. No começo é bem desagradável. Procuro superar, me esforço e sinto que quebrou dentro de mim os meus próprios bloqueios. Isso é muito bom. Aos poucos vai saindo o peso do corpo, a respiração também vai ficando mais leve. A consciência é mais intensa e tudo começa a fluir mais fácil e rápido.

Respiramos na mesma sintonia e no mesmo ritmo. Aos poucos vou tirando a roupa, parece dar um ar de liberdade. Com ela vai um sentimento de repressão, de proibição e de pecado. Vem lembranças do passado, do que meu pai fazia comigo. Vêm sensações de raiva e de choro, intensifico a respiração. Isso vem forte, e como vem forte respiro mais forte. Com a expiração parece que vai saindo. É ainda forte, mas vejo que eu também sou mais forte e eu não permito mais isso dentro de mim. Tem que sair e vai sair agora.

Respiro e respiro. O processo bom é natural, formiga as mãos e os lábios também. Isso não me incomoda. Respiro forte, agora vem a sensação de alívio novamente.

Vou me sentindo leve. Uma alegria começa me invadir por dentro, é alegria mesmo, dá vontade de rir. Sinto uma alegria estranha, não sei de onde vem, parece que vem de dentro de mim mesma. Talvez esteja aqui meu legado, o legado que Deus me deu, sair do sofrimento para alcançar a alegria. Saber e sentir que nós podemos, por pior que seja a vida, sempre dá para melhorar, sempre dá para mudar. Deve ser esse meu legado, transcender o sofrimento, a tristeza em alegria. Isso é bom, é bom descobrir isso. Obrigado Deus!

Respiramos forte, não sei se sou eu que acompanho o Guru ou é o Guru que me acompanha. Sinto que estou em um ritmo bom, forte. De um lado teria que parar a mente, de outro a mente me revela as coisas. O que eu não devo é entrar em conflito comigo mesma. Volto a respirar mais forte, agora sim, posso pensar que não estou pensando...

Passado um bom tempo, o Guru diz:

— Agora para e fica em silêncio.

Ficamos parados em pé, tento parar a mente. É difícil, pelo menos me percebo mais no corpo, me sinto mais no meu corpo, a respiração, na verdade, o eu como um todo...

Em torno de dez a quinze minutos, o Guru respira e movimenta o corpo, e diz para mim:

— Pode ir mexendo o corpo, respira fundo, vai abaixando os braços até tocar o chão. Vai sacudindo os ombros, os braços, respira fundo de novo, vai subindo, sacudindo, respira fundo e solta.

Assim que subo, olho para ele e dou um sorriso. Ele também e nos abraçamos afetivamente. É um abraço de amor, esse é um abraço fraterno, me chama a atenção que é um abraço de corpo, não sexual. Um abraço transcendental. Em seguida ele diz:

—Vamos para o banho porque não temos muito tempo.

Entramos no chuveiro, um banho a dois, bem gostoso... Em seguida, arrumo minhas malas, as que deixaria aqui e a que levaria. Descemos para o café e depois partimos para o aeroporto. Entre esperar para chegarmos um pouco adiantados e o atraso do voo. Demorou em torno de uma hora e quarenta e cinco minutos. Pouca bagagem, entre uma escala e outra tivemos muito tempo para conversar. Entre me explicar uma coisa e outra, o Guru me faz entender a questão da religião.

— A religião não é uma coisa totalmente ruim. Ela serve, ou na verdade, deveria servir para dar o apoio espiritual. Como nós nos organizamos e nos reunimos aqui na terra, no espiritual também acontece a mesma coisa. Claro, cada um tem seu deus, suas crenças e assim por diante. Então, para você fazer a obra, no caso as pessoas para fazerem a obra, tem que ter amparo espiritual e é nesse sentido que as igrejas deveriam existir. Outro fator necessário das igrejas é a doutrinação. Como a pessoa vai aprender se ninguém ensinar? Não tem como, por isso que também as igrejas existem.

Fico calada, refletindo sobre isso, só que ninguém explica isso para gente.

Também nós não vamos saber se ninguém falar para nós.

Assim que chegamos em São Paulo, o Guru pegou seu avião para o Sul. Eu tenho que esperar mais um bom pouco.

Cheguei a Florianópolis bem escuro, dou um jeito de voltar para casa. Quando entro no apartamento, é diferente, não me dá saudade, me dá a impressão de olhar para trás e não me ver mais. Vejo uma outra pessoa que ficou para trás. Não sou mais eu, ficou para trás uma Haida Helena triste, angustiada, perdida... Hoje sou totalmente outra, feliz, satisfeita, quase realizada, me falta ainda alguma obra. Quero ser útil para alguma coisa. Não quero passar o resto da vida só ganhando dinheiro, gastando, comendo e assim por diante. Quero algo mais que possa me realizar, fazer alguma coisa a mais para mim e que sirva de alguma coisa para a humanidade.

Creio que meu tempo esteja chegando, como o de todos que buscam. Um dia o tempo chega para quem quer fazer a obra. Só não chega para quem fica parado esperando.

Olho para a estante dos livros. Quantos livros, uns lidos e outros não. Todos têm algo interessante, de maior e de menor intensidade. Uns profundos e outros superficiais. Uns científicos e outros subjetivos. Os abstratos e os concretos. Cada escritor tem sua história, uns querem e fazem história, outros passam despercebidos.

Olho pela janela, e o que vejo? Uma multidão, um mundão, cada um andando consciente de si ou não, querem algo, buscam algo. Uns se divertem, outros vêm para se banharem, outros buscam o prazer, outros beber, outros sexo, outros o roubo, outros o crime, outros a droga, outros o pecado. Outros buscam alguém, nem que seja para conversar, amar, transar, poucos buscam Deus. Pouquíssimos buscam a si mesmo.

Uns formam legiões e outros curtem a solidão. O mundo abstrato e o mundo concreto. E eu, em que mundo estou? No mesmo mundo de muita gente? Talvez não, estou no meu mundo, feliz, quase realizada, conhecedora do outro mundo de onde vim, suburbano da consciência.

Eu quero, quero o novo viver. Quero sempre esse estado de consciência. Esse estado de felicidade. Eu quero a paz, não quero a guerra, porque a paz é maior e é mais importante.

EU QUERO A PAZ

Não é nem no silêncio
Não é nem no sentimento
E nem em cada face
Que se vê toda a verdade.

É um povo exaltado
O outro massacrado
É a dor da destruição
Sem ninguém ter compaixão.

Eu quero a paz
Eu sou a paz
Se somos todos humanos
Porque querer matar.

Nem mesmo a crença
Nem mesmo a fé
Talvez nem mesmo a dor
 Faz o homem se curvar.

Fácil é fazer leis
Difícil é executar
Quem tem mais poder
Destrói mais.

Eu quero a paz
Eu sou a paz
Se somos todos humanos
Porque querer matar.

Vem a noite, outros preferem o dia. Os que trocam o dia pela noite, sem ninguém ser igual, vou ler e me deitar. Amanhã sempre será amanhã, ainda bem que sou hoje.

CAPÍTULO XXXVIII

Um dia a vida resplandece, como o dia amanhece. Hoje tenho tudo para celebrar, enquanto posso, ligo para Dora, tenho saudade dela.

— Alô. — Diz ela.

— Oi Dora, como vai?

— Patroa! Que saudade! Onde a senhora está?

— Estou aqui no apartamento.

— Tá acompanhada ou sozinha?

— Por enquanto, sozinha, Dora, vem para cá.

— Ah, vou mesmo, tenho muita saudade.

— Então vem. Aguardo-te.

— Tá bom, vou arrumar alguém para me levar.

— Então vem, estou esperando.

Enquanto espero por Dora, vou ajeitando umas coisas. Tirando um pouco do pó que acumulou por esses dias, e como ela demora, devido ao caos do trânsito, fico lendo.

Toca o interfone, ela sobe e me dá um forte abraço, retribuo com o mesmo carinho. Primeiro começa a me contar da fazenda e do Dionísio e de toda sua gente. Pelo que vejo, tudo continua na mesma, nada mudou, ninguém mudou. Dou graças a Deus por ter caído fora.

Em seguida, ela pede sobre mim e conto parte da história. Ela fica encantada, peço encarecidamente que não contasse para ninguém. Ela fica pasma quando conto que já tinha casado. Pergunto o que dizem ou pedem de mim. Diz que pouco, acham que está depressiva e se tratando na clínica. Tem uns que até acham que está meia "fora da casinha".

Depois de muito papo, saímos para almoçar. Na volta, passamos no mercado para comprar algo para ela fazer o jantar de hoje à noite, onde teria oportunidade de apresentar o Guru para ela. Durante a tarde, enquanto conversamos, vamos limpando e arrumando o apartamento.

O Guru só chegou à noite, cansado. Trouxe suas coisas encaixotadas e com os homens para descarregar. Depois de tudo pronto, apresento a Dora, ele dá um forte abraço nela, ela demonstra encantamento por ele. Os dois conversam bastante, deixo-o tomar um banho e depois jantamos os três juntos.

Com o calor da noite e do verão, deitamos na rede e ficamos conversando. O Guru conta para Dora o seu plano, ela, outra louca, acha encantador. Digo, se não bastasse um lunático, agora se juntou com outra louca.

Entre tantas outras conversas, peço para o Guru se deu tudo certo. Quase, ele responde, conta que aconteceu muita coisa. O restante deixou para seus amigos venderem e tomar conta do que tinha ficado para trás. Concordo e comento quando disse que mudança é sempre mudança, nem sempre dá tudo certo.

Mais adiante vamos dormir. Tenho uma dúvida e preciso esclarecer com o Guru.

— Não sei ao certo, mas tenho uma dúvida em relação aos espíritas. Tenho a impressão que você não os aprova.

— Não é uma questão de aprovar ou não. Na verdade, eu não sou ninguém para aprovar ou reprovar. Eu me baseio nas leis básicas.

— Sei lá, ouvindo o evangélico falar, se entende que o espírita é do mal.

— Não, têm muitos espíritas que fazem muito mais o bem do que muitos evangélicos. Eles fazem obras, curas, tentam e ajudam muita gente. Eles não agem pelo mal, claro, alguns, porque nisso tem de tudo, os bons e os ruins, como em tudo. O que está errado, digamos, é a questão de usar outros espíritos. No Novo Testamento isso é abominado, no Velho até existe, essa é a questão.

— É meio complicado entender tudo isso.

— Nem tanto. Tem que saber o que está na Bíblia e o que pode e não pode. Tem que estudar, sem estudar não terá um embasamento e acabará tentando adivinhar ou aceitar o que os outros falam.

— Sempre você vai pelos outros.

— Não, se eu ler, estudar, discernir, vou ter minha opinião.

— Sempre vai existir alguém que vai escrever, dizer, falar, contar e assim por diante. A Bíblia também foi escrita por alguém, e se você quiser dizer alguma coisa, vai ter que dizer por eles. Quem a escreveu, quem já disse, quem formou sua ideia e opinião.

— Mas nela está revelada a palavra de Deus.

— Em partes. Mas foi o homem quem escreveu. E nem sempre, o homem como falho, pelo pouco que aprendi, pode estar sempre com a plena verdade.

— Em certo ponto é, em outro não. A Bíblia tem o compromisso de divulgar o plano de salvação, não é um livro histórico e nem científico.

— Queira ou não queira, do que você falar, ou outros falarem ou pregarem, vão ter que se basear em alguém.

Poderíamos seguir discutindo por muito tempo, a verdade é só a que Deus sabe. Um ponto é certo, a questão da salvação, do bem e do certo. Pode ser também que eu esteja ainda um pouco rebelde em relação aos evangélicos.

Penso que também isso vai passar e mudar. Sempre a novidade traz estranheza e rebeldia, comigo não vai ser diferente. Apesar de que, eu nunca fui nada em relação à espiritualidade e religião. Sempre me mantive distante de tudo, só agora que estou mais envolvida.

Como teríamos que sair meio cedo, não abusamos muito da noite, até pelo Guru estar mais cansado e a Dora estar perto.

CAPÍTULO XXXIX

    Não tem muito que fazer nem inventar, temos que ser bem objetivos. Encaminhamos Dora para a fazenda e nós partimos para o aeroporto. Embarcamos e seguimos voo. Interessante é como cada um vê sua história. Cada um escreve um livro, páginas e páginas, fatos e fatos, acontecimentos e acontecimentos. O mais profundo é como cada um lê sua própria história, seu próprio livro. O meu ficou extremamente na questão da mudança de vida, de uma hora para outra.

    O do Guru também é muito dinâmico, focado nas e com as curas das pessoas. Por ele ser responsável por muitas mudanças das mesmas. Por mudar muitas histórias de vida, creio até que, por salvar almas. Se ele fosse contar ou escrever as histórias de mudanças de vidas, seria um enorme livro. São muitas e muitas, daria para dizer que sairia uma enciclopédia. Por aquilo que ele me conta, tem doenças graves e casos gravíssimos que são revertidos. É uma pessoa privilegiada por Deus. Tem um bom legado.

    Na questão de ontem à noite, em relação a ser autêntico, é só quando a pessoa tem a revelação direta de Deus. Teria que ser profeta, santo, sei lá como posso definir isso. Daí sim, pode-se dizer que não precisa se basear em alguém. Caso contrário, todos se baseiam em algo, fato ou pessoa.

    Na tentativa de entender melhor essa viagem, pergunto ao Guru:

— Como você teve a ideia dessa viagem?

— Surgiu por vários motivos, mas o primeiro por inspiração.

— De quem? — Interfiro.

— Creio que foi do Espírito Santo. E fui ligando os fatos com a relação da respiração que é puramente espiritual. Fui deduzindo e surgiu a possibilidade de se elevar cada vez mais. As ideias foram clareando, fui tendo a certeza e agora estou prestes a realizar tudo isso.

— Muito estranho, estranho mesmo. Olha, não vou duvidar, mas que é uma aventura exótica, isso é.

— Você tem que partir do princípio. Tem duas coisas fundamentais na vida, isso ninguém pode esquecer ou deixar de saber. Deus fez duas coisas básicas. Primeiro, Ele construiu o mundo através da palavra. Segundo, Ele deu a vida ao homem pelo vento, pela respiração, pelo sopro. Deu alma ao protótipo que era de barro. Ele soprou e o homem se fez alma vivente. Isso é básico para todo religioso, ele tem que saber isso de cor e salteado. Então, tudo que falamos tem poder, e pela respiração podemos tudo a nível espiritual, de alma, de curas, e é por isso que muitas pessoas se curam, transformam vidas através da respiração. Entre tantas coisas, Deus fez duas coisas básicas e importantíssimas, falou e assoprou. Isso é fundamental e inquestionável. Se Deus fez, o homem pode fazer e tomar posse disso. Não da dimensão de Deus.

— Eu sou prova disso.

— É!

Esse Guru tem cada devaneio, a única coisa que não admito é o Guru ser evangélico. Nada a ver, mas para ser evangélico não poderia ser Guru. De repente, não tem nada a ver, mas é muito estranho.

Entre o sobe e desce do voo, vamos conversando e chegando. Hospedamo-nos no mesmo hotel, aproveitamos o mesmo quarto, até porque nossas coisas ficaram ainda aqui. Seu Berlim não havia retirado as malas e sacolas que deixamos aqui. Enquanto fico aguardando no hotel, o Guru vai atrás dos documentos. Muita coisa ele conseguiu por influências, porque na realidade não seria tão rápido.

Para mim, essa viagem é uma tremenda aventura, "não posso esperar por nada". Tento imaginar como seria entrar no Éden, mas pouco posso imaginar como seria lá. Agora, se é o paraíso tem que ser muito, muito bonito, bonito mesmo. Por mais que me esforce, não consigo imaginar. Deus sabe, somente Deus sabe o que nos reserva. Sei lá se também o Guru imagina como seria lá, é uma incógnita.

Gostaria de dar uma caminhada, mas o tempo está muito ruim, então decido fazer esteira na academia do hotel. É bom, não tanto quanto caminhar, no caminhar o pensamento flui melhor. Espairece a cabeça, os pensamentos ficam mais claros. Uso outros aparelhos de musculação, tenho que manter o corpo em dia.

Depois de uma hora e vinte minutos, tomo um banho e vou para um salão para os afazeres femininos. Muitas coisas nós mesmas fazemos, outras precisamos de ajuda. É nosso universo e nossas necessidades de mulheres.

Quando volto para o hotel, o Guru está me esperando, me conta que deu tudo certo, e que amanhã partiremos. Aproveito a oportunidade para tirar mais umas dúvidas.

— Tem umas coisas em mim ainda me incomodando.

— Pode falar. — Diz ele.

— É em relação à mediunidade.

— Certo, pode perguntar.

— Se um médium procurar você para fazer terapia, como você agirá?

— Da mesma forma que qualquer outra pessoa. Muitas vezes até com mais atenção.

— Daí você não converte ele, doutrina?

— Não, ele procurou um terapeuta, eu não sou pastor, nem doutrinador. Sou apenas um terapeuta. Mostro para ele a verdade, muitas vezes uso a própria fé dele para a cura, se for o caso de doença. Isso tudo na terapia holística é muito dinâmico. Cada um tem sua realidade. Por isso que é holística, é diferente das convencionais e das religiosas. Por exemplo, se alguém procura um médium, ele vai agir como médium, ele não vai agir como psicólogo. Se alguém procurar um psicólogo, ele vai agir como psicólogo, se alguém procura um pastor, ele vai agir como um pastor, se alguém procura um padre, ele vai agir como um padre. Cada um tem que estar na sua atividade. Eu tenho que agir como terapeuta holístico.

— Vou contar um fato que aconteceu na semana que estava atendendo lá no sul. Eu atendi uma senhora que tinha premonições, era um terror. Vinha nos sonhos os acidentes e no dia seguinte aconteciam. Depois do sonho, pesadelo ou da premonição ela não dormia mais. No dia seguinte, se transtornava porque ficava sabendo da morte ou acidente grave com alguém dos seus. O que eu fiz foi orientá-la a orar, como Deus deu a capacidade de ela prever, Deus dá também a capacidade de reverter a situação através da oração. Então ensinei ela a orar, como orar, como dizer. Naquela semana ela retornou e me relatou que em duas noites ela tinha sonhado com acidentes. Orou como tinha orientado, seus familiares contaram que tinham se livrado de dois acidentes incríveis, então tudo isso foi se confirmando. Ela é católica, não precisa deixar de ser católica e se tornar evangélica para fazer isso. Ela só tem que aprender a usar o dom que Deus lhe deu. Nem precisa ir ao centro espírita para se tornar médium, ela já tem sensibilidade. Não precisa de outro espírito para ensinar ou usá-la para fazer o que ela faz.

Essa é a dinâmica da vida, da sensibilidade, da vidência, da premonição, da revelação e tantos outros dons naturais que Deus dá.

— É, você tem razão. — Fico calada e refletindo.

O melhor agora é eu ir para o banho. Tem situações óbvias, verdades, a questão é como discernir. O Guru tem um bom discernimento, o difícil sempre é a verdade. A natureza, por exemplo, ela é uma verdade, ela é exata, tudo que é natural é certo e exato. Ela vem pronta, verdadeira, agora, se o homem a destrói ou distorce, é outra questão. Ela é como Deus, verdadeira.

Deus é verdade para mim, porque eu tenho experiência, outros podem não acreditar. O que importa é que eu sei, isso é para mim, minha experiência, outros também têm experiência com Deus, com Jesus, com os anjos. Outros com os médiuns, outros com santos, todos têm sua experiência, eles acreditam naquilo que vivenciam.

Na questão de experiência, Dionísio tem sua experiência. Ele também tem um bom livro. Quantas e quantas aventuras ele não tem para contar. Ele tem uma vida cheia de tramas amorosas, de tráfico, de assassinatos, com a polícia. Ele tem uma vida de riscos, se fossemos fazer um filme da vida dele, também seria muito interessante. Teve uma vida pobre e de repente explodiu, ficou rico. Teve seus méritos, ilegais, mas teve, dá para dizer que é um livro de tramas.

Antes de sairmos para jantar, o Guru pede para nós orarmos, principalmente para a viagem de amanhã. Em seguida, saímos, jantamos e voltamos para o hotel.

Essa noite é especial. Estamos ainda na lua de mel, num romance profundo, é natural que o sexo seja farto e rico. Faz parte do início de um casamento, principalmente nós que fomos meio que direto, sem namoro. Veio tudo junto. Com lua ou sem lua, a lua é nua...

LUA NUA

Já é madrugada
O sol vai nascendo
 A lua vai sumindo
Eu continuo a namorar.

// Sol nascente
A lua se despindo

Sol ardente
Lua nua
Quero um beijo quente
Do meu amor//.

Lá vem a fada
Para espiar
Com sorriso lindo
 Depois de te abraçar.

É emoção
Sem exaustão
 É dia e noite
Juntamos os corações.

// Sol nascente
A lua se despindo
Sol ardente
Lua nua
Quero um beijo quente
Do meu amor//.

CAPÍTULO XL

Hoje é o dia, posso dizer assim, coragem, aventura, mistério, início ou fim. Ao mesmo tempo em que vou sem expectativa, sinto um determinado medo, nem eu mesma sei definir. Posso dizer que não tenho nada a perder e também, tudo a esperar. O problema é que também espero por nada.

Aos céus pertence o amanhã. Eu só tenho que fazer a minha parte e desejar que tudo passe rápido. Daqui a pouco, posso dizer que estarei lá, conferindo o sonho dele. Uma verdade ou uma mentira, o paraíso existe ou não existe, eis a questão. Pode existir e não ser alcançado, poderá não existir e ser imaginado. Uma crença ou uma verdade, ou uma crença e não uma verdade.

Alcançar o paraíso é humanamente impossível. Acho que seria a opinião da maioria, principalmente dos religiosos. De repente, aparece um lunático e desafia esse princípio, diriam que seria uma heresia. Mas quem seriam eles também para julgar um conhecimento que vai além deles? Claro que me incluo nessa. Isso vai muito, muito mais além do meu conhecimento, meu e de muitos.

Deixamos tudo ajeitado. O que vai e o que fica, seu Berlim mandaria alguém pegar as nossas malas, creio que dessa vez ele pegue. Aproveitamos o café da manhã no hotel e vamos em direção ao aeroporto. Ultimamente é uma constante na minha vida. Antes o que era raríssimo, agora se tornou quase que uma rotina.

O que eu sinto é uma inquietude. De um ponto pelo atraso, do outro uma viagem longa, norte do Irã e Iraque, esse sim, é um mundo desconhecido. Parece até que nem acredito, parecia tão longe e agora vamos para lá.

E o avião começa a subir, teremos uma conexão no Brasil, São Paulo e uma fora, na Turquia. Desde que chegamos ao aeroporto, o Guru pouco fala, deve estar sentindo algo também.

Custa-me acreditar no que estou fazendo, queira ou não queira, estarei lá, estarei participando, junto com a pessoa que mais amo. Uma aventura alucinante, não tem como voltar atrás. Antes não dei importância pelo fato de ser uma ideia meio maluca. Sempre pensei assim, agora começa me dar um frio na barriga. Agora sinto que a coisa é de verdade.

Passamos boa parte sem conversar, vou respeitar o silêncio dele, apesar de que não gostaria de falar, mas se falasse iria me descontrair. A primeira parte do voo foi bem tensa. Agora está mais calma, pode ser que com o avião grande, voou mais baixinho e ficou desconfortável.

Um pouco mais solta, resolvo falar:

— Tudo bem? — Pergunto.

— Sim, por quê?

— Te achei meio tenso.

— Ah, um pouquinho, é normal, e você?

— Também, um pouco tensa. Difícil acreditar, mas estou aqui para acompanhar você.

— Obrigado. - Agradece ele.

— De nada.

— Tudo que eu puder, farei por você.

— Obrigado. — Pondera ele.

— Você fez muito por mim. Espero nunca esquecer e sempre lhe retribuir.

— Obrigado, eu também vou tentar sempre agradar você.

— Fico feliz por isso.

Demos mais uma pausa, depois volto a perguntar:

— Você tem ideia de quando chegaremos?

— O horário está previsto no final da manhã depois de amanhã. Fica em torno de 27 horas.

— Passaremos duas noites no avião.

— É hoje à noite, amanhã à noite. Talvez, sábado pela manhã partiremos para as montanhas, ou domingo pela manhã.

— E você sabe bem onde é?

— Sim, teoricamente sim, mas receberemos sinais.

Esses sinais me fazem calar, é muito mistério, não mistério de algo escondido, diria algo místico, não definido. O Guru não é assim, nessa viagem, nesse sonho, nesse sei lá o quê, é muito estranho. Depender de sinais, ele não gosta, mas é místico. Depois volto a perguntar:

— E lá nas montanhas, você sabe onde é, que ponto de referência tem?

— Sim, saía um rio do Éden para regar o jardim; e dali se divide e se tornava em quatro braços. O nome do primeiro rio é Pisom; este é o que rodeia toda a terra de Havilá. E o nome do segundo rio é Giom; este é o que rodeia toda a terra de Cuxe. E o nome do terceiro rio é Tigre; este é o que vai para o lado oriental da Assíria; e o quarto rio é o Eufrates.

Bem, parece que ele tem conhecimento. Fico um pouco mais tranquila, ele deve ter estudado muito, sei lá, é que eu entendo pouco. Não satisfeita, volto a perguntar:

— E como você sabe disso?

— Está na Bíblia.

— Ah! E de Tehran até as montanhas, como vamos?

— De helicóptero.

É, não tão difícil, realmente, eu que sei pouco. Poderia conversar mais, minha vontade seria pedir sobre os planos. Os planos depois da viagem, como ficaria a casa para nós morarmos. O que eu iria fazer, só que no momento é inoportuno e uma incógnita. A questão agora é só uma, o Jardim do Éden, fora isso, não existe mais nada.

Na medida em que vamos voando, também vai escurecendo. Ao contrário de sempre, o silêncio prevalece. O Guru, muito centrado, eu confesso que estou um pouco preocupada, chega um momento que entrego nas mãos de Deus. Ele sabe tudo, se me escolheu para estar aqui, aqui estou. O que vai acontecer, é só Ele quem sabe, portanto, vou relaxar e deixar que aconteça o que tem que acontecer.

Com a noite avançando, veio a hora do jantar. Para acompanhar, entre várias opções, escolho uma taça de vinho suave. O Guru até ri um pouco quando peço o vinho, digo para ele:

— Preciso descontrair.

— Sem problemas, fique à vontade. Afinal de contas, é a bebida de Jesus.

— Que bom, assim fico mais tranquila.

Não tomo todo o vinho, o Guru até toma uns goles, mesmo assim sobrou. Depois disso, ele também fica mais tranquilo, não pelo vinho, também deve ter meditado e relaxado dentro dele. Ele deve ter muito mais controle do que eu, deve ter mais facilidade de dominar preocupações e pensamentos desagradáveis. Mais adiante, puxa o mapa e me mostra. Vimos que praticamente não precisa entrar no Iraque, sendo melhor descer em Teerã, em Bagdá. Fica mais perto para onde queremos ir. A partir daí, vamos conversando, falamos sobre a vida, da existência, espiritualidade, religiões. Deus, anjos e assim por diante.

Quando o sono começa a vir, deitamos os bancos, apesar que pouco inclinam, vamos nos apoiando um no outro até dormir.

Durante a noite acordei três vezes. Uma de forma natural e duas vezes por turbulência.

CAPÍTULO XLI

Acordamos cedo por ser um pouco desconfortável dormir no avião. Parece que meus ânimos, meu emocional e o do Guru também se normalizaram. Na medida que o tempo passa e vamos chegando próximo, devemos nos acalmar, ou até nos emocionarmos mais. Na verdade, nem sei como vai ser quando chegarmos, provavelmente chegaremos amanhã cedo. Se vamos logo ou não, vai depender de como chegarmos, conforme o Guru me explicou ontem à noite.

Aproveito para ir ao banheiro antes que comece a criar tumulto, ou congestionamento e ter que ficar na fila. O Guru aproveita e vem atrás. Quando retorno, ele está sentado. O homem geralmente é mais rápido que a mulher, as mulheres sempre são mais detalhistas.

— Conseguiu dormir bem? — Pergunto.

— Não muito, não é tão confortável.

— É, estive vendo.

— E você?

— Também não muito. Vamos nos habituando. Tem um longo trecho ainda.

— É.

— Você falou vinte sete horas de viagem, mas é a partir de São Paulo?

— É, é que até São Paulo foi um voo doméstico.

— Ah!

O Guru, para mim, é muito amoroso. Foi me agradando com palavras, dizendo que é muito importante estar acompanhando ele, que como mulher sou espetacular. "Ufa", meu ego foi lá em cima, me sentia tão inútil com o Dionísio. Nas horas que pôde, me faz muitos carinhos, me admira, me acha bonita.

Ele como um todo é muito simpático, isso até ele se reconhece, é bem amável e prestativo, tanto como pessoa ou como terapeuta. Entre ele e o terapeuta tem pouca diferença, não é o caso de que quando é terapeuta é um e quando é humano é outro, não, ele se equivale. Honestidade não falta, deve ser mais sincero do que menos, apesar de que não dá para pôr a mão no fogo por ninguém.

Pergunto se está bem, diz que sim, consegue se despreocupar e ficar sem pensar no que virá. Tudo seria pela vontade de Deus. Vamos conversando enquanto o café não chega.

— Sua família sabe dessa sua viagem? — Pergunto.

— Para saber, sabe, não detalhadamente. Quem mais sabe são meus poucos amigos. Alguns poucos da igreja, é que não dá para espalhar. Sabe como são as pessoas, a maioria vai pensar que estou louco.

— Ah sei, e como sei. Fez muito bem não comentar com muitos, quanto menos falar, melhor. Nessas alturas, o silêncio vale ouro.

— É, tive muito cuidado em comentar. Tem pessoas que não sabem nada e querem saber mais do que os que sabem. Melhor falando, "querem ensinar o padre rezar a missa". Por tudo e em tudo existem pessoas assim, estão sempre prontas para julgar e dar opiniões, é o excesso do elemento ar. — Rimos.

— Na minha vida, poucas pessoas vieram me dar opinião, sempre tive poucos amigos e amigas. Talvez por eu ser uma pessoa mais fechada.

— Eu não acho você fechada.

— Agora, depois que você me ajudou, curou meus traumas, me tornei uma pessoa mais dócil, mais comunicativa. Olha, passei muitos anos conversando só com a Dora, às vezes ia na Nina. Ia lá para me distrair um pouco, não que gostasse, era um povo muito estranho, fumam muita maconha. Graças a Deus que passou, passou, não pretendo voltar a esses tempos. Você me deu muitas outras possibilidades, na verdade, tudo novo. Sou uma pessoa renovada, reformada, e agora, graças a Deus, feliz.

— A vida dá muitas voltas. Sempre se alcança, quando pedimos com fé, sou testemunha de muitas vidas reformadas e transformadas. Bem, isso é uma constante na minha vida. Para quem vê de fora não é muito comum, e o melhor ainda é nem falar. Encontramos muitos ciumentos.

— Quem você acha que tem ciúmes? — Pergunto.

— Muita gente, quem é invejoso, certamente. Depois tem de tudo, pessoas do mal, que não querem ver ninguém bem. Entre eles, muitos e muitos religiosos, porque eles querem ser os melhores. Muita gente na área da saúde e em muitas outras áreas, muita gente mesmo.

— Pessoal que vende drogas, traficantes, nunca incomodaram?

— Não, é que não tenho ligação com eles.

— Médicos?

— Também não. Trabalhei com muitos médicos, todo médico de boa fé, não se opõem. Os outros, pouco incomodo, então fica por isso mesmo. É que não é um trabalho contrário ao deles. Meu trabalho é só paralelo ao deles.

— Mas tem muita gente que se incomoda com médicos.

— Dos meus colegas?

— É!

— Só os que trabalham desonestamente e criam conflitos com os médicos e psicólogos, se cada um fizer seu trabalho direitinho, ninguém incomoda ninguém.

— Dos traficantes, você tem razão, aliás em tudo, né. Mas dos traficantes, vejo pelo Dionísio, ele entra em conflito com outros traficantes e com a polícia.

— É, deve ser isso, não entendo muito dessa matéria. — Rimos.

Depois de conversarmos mais tempo, somos interrompidos pelas aeromoças para o café da manhã. Procuro não comer muito para não se tornar desagradável pelo fato de não nos mexermos, estarmos estáticos, pode nos fazer mal.

Mais umas horas de viagem e chegamos em Istambul, para uma conexão. Do tempo que esperamos, olhamos as vitrines, as roupas diferentes. Observamos os diferentes costumes dos povos, comidas típicas. As belezas da cidade que deu para ver. É importante perceber que cada país tem sua característica, alguns semelhantes e outros distintos.

Aproveitamos para andar bastante para nos desintoxicar, pelo fato de termos ficado muito tempo parados. Dá vontade de comer as delícias que se vê, mas procuramos evitar. As coisas bonitas, se possível na volta, comprarei algumas peças para levar para o Brasil. Que chique, comentei com o Guru, "levar para o Brasil". Nunca fui tão longe, e irei mais ainda.

Bem, última subida, o que será, o que virá? Realmente, a expectativa aumenta, dá um pouco de frio na barriga, pouco não, agora bastante. Por mais que se tente controlar, a mente traz o questionamento, a dúvida, a incerteza, e ainda mais forte, a expectativa. Tento imaginar, não dá para ter ideia do que será. É real ou é alucinação, eis a questão. Só amanhã ou domingo para saber realmente. Amanhã, só amanhã!

Por melhor que seja estar aqui em cima, se torna um pouco cansativo pelo fato de ficar muito tempo voando, sentados, pouco movimento. São apenas detalhes, nada de importante nisso, talvez seja a maneira ou a mania de reclamar de qualquer desconforto, ou de um pequeno desconforto. Apesar de que tem gente que reclama de tudo. Do ruim porque é ruim e do bom que deveria ser melhor. De qualquer forma, agradeço por estar aqui.

Pois é, e agora, o que estaria me faltando? Deus do céu. Que vida tens me dado, do caos à felicidade, e quem sabe, ao paraíso. Quem sabe um dia, com essa experiência posso dar palestras, acho que nada mal, me tornar uma palestrante, uma palestrante de motivação, quem sabe?

Pode estar aqui meu legado. Vou estudar e me preparar para isso, poderia fazer alguns cursos, buscar algumas técnicas, aproveitar que estou aqui perto e ir para a Índia também. Vou começar a me aprimorar nisso, entrar nesse mundo subjetivo, e é bem melhor que no mundo dos negócios, das competições, explorações. Na verdade, o patrão sempre busca a exploração de seus subordinados, ou empregados. Além disso, jamais seria capaz de explorar alguém, não teria essa conduta e nem o domínio de comandar um grupo de subordinados.

De qualquer forma, não deixo de explorar alguém. Sou remunerada pela exploração de alguém. No fundo, no fundo, devo receber dinheiro das drogas, mesmo que não me envolva. Duvido que o Dionísio não pegue dinheiro do tráfico para me pagar. Nunca me passou isso pela cabeça...

Tudo que ganhei, os apartamentos, o dinheiro e demais coisas, tudo, provavelmente vem do tráfico. Agora, caberia a mim, dar um outro destino a esse dinheiro. Poderia aplicar em obras, a questão é, em que obras?

Vou ter que trocar uma ideia com o Guru, ele também ganhou uma montoeira de dinheiro que vem de trabalhos ilícitos, tudo bem que essa gente mudou, mas não deixa de vir do mal também. Ele provavelmente vai trabalhar sem cobrar, no entanto, vai ajudar gente com bastante dinheiro. Eu gostaria de fazer a obra para quem tem menos dinheiro, às pessoas mais carentes e desprovidas de sorte.

Com a exaustão da viagem, deito de lado para cochilar. Meu acordar é meio desagradável. Tive um sonho perturbado, coisas ruins. Seres de branco envenenando as pessoas, algo com magia, tumulto, um submundo, coisa bem estranha. O melhor é pôr no papel isso, depois comento com o Guru.

SONHOS E SONHOS

Eu saio do meu nirvana
Fui parar no baixo astral
O mundo era imundo
Quem é bom sempre vai mal (sofrer).

Eu sonhei
E chorei
O mundo era imundo
Quem é bom sempre vai mal.

Quem poderia fazer certo
É um grande pecador
Quem poderia salvar vidas
Faz a morte acontecer.

Eu sonhei
E chorei
Quem poderia salvar vidas
Faz a morte acontecer.

Comento em seguida com o Guru e chegamos a várias hipóteses, que seria devido ao local onde estamos e vamos chegar. É um lugar de muitos conflitos, mortes, atentados, povos ruins, de guerras, ao mesmo tempo, é um povo que têm muitas origens primitivas. O Iraque, por exemplo, foi onde aconteceram muitas coisas. No Irã, igualmente, há muita gente morta, assassinada, conflitos de religiões, fanatismo e assim por diante. Aquele povo de branco, deve ter uma relação também com abortos, intoxicação com venenos, remédios que viram venenos. Bem, é melhor nem pensar tanto nisso.

Vamos prosseguindo, prosseguindo, não tem outro jeito, rumo a um destino, ainda uma grande incógnita. Anoitece, vem o jantar, à noite, o sono. O desconforto, a exaustão, até dormir, amanhã é amanhã.

Assim mesmo, acordo várias vezes durante a noite.

CAPÍTULO XLII

Até que enfim, o amanhã chegou. Só que é hoje, hoje o derradeiro, quem sabe ainda, poderá ser amanhã. Pensando nisso, observo que na época do Dionísio, que era casada com ele, sempre olhava para o futuro. Quando não estamos bem, o presente não satisfaz, criamos a expectativa para o futuro e esperamos sempre o melhor. Nessa fase que estou vivendo, o presente me satisfaz, ele é bom, me sinto mais satisfeita e feliz.

Não preciso esperar pelo futuro para sentir ou esperar minha felicidade, ela está presente, com isso passamos a viver melhor. Tudo que acontece é bom, o amanhã se torna uma mera expectativa. O futuro ou a busca pelo futuro não é mais intenso. Seja o que for que aconteça hoje, ou seja, o que vai acontecer amanhã, estou segura que está tudo bem. Se vai dar certo o plano do Guru, tudo bem, se não der certo, tudo bem também. Estabilizamos nossas vidas, o que se esperava da vida, ela nos deu, isso é muito, muito importante.

Agora, para alcançar o que queremos, temos que ter o movimento, primeiro de dentro para fora, depois, fora, ao redor, para frente, para os lados, temos que agir. Essa é a questão, o agir, sair do convencional e buscar novos caminhos, novas alternativas. Enfim, estar em movimento, sempre em movimento, se não, se torna estático.

Durante a viagem, foi acontecendo o básico, banheiro, café, o Guru do lado... Deu a previsão da chegada, como não entendo muito o inglês, e o Guru no banheiro, fiquei sem saber. Também dá para pedir à aeromoça, de qualquer forma, deixa para lá. Não importa a hora que chegarmos, de qualquer forma, chegaremos. O fato a destacar é que estou calma, calma, sem aquela ansiedade costumeira da chegada em um lugar estranho. Com o tempo pode mudar, por enquanto, estou calma, aparentemente o Guru também está calmo.

— Muito cansado? — Pergunto.

— Nem tanto, e você?

— É, também, nem tanto, acho que fomos acostumando o corpo.

— Quando saímos, fomos condicionando o nosso corpo, mente e tudo. Quando chegarmos, chegamos ao limite, se passar do nosso limite que nos condicionamos, o corpo ou a mente reclamam. Então, estamos dentro do nosso condicionamento.

— É, é verdade, se tiver que ir além, certamente vou reclamar. — Rimos, depois volto a perguntar. — Está preparado para a chegada?

— Espero que sim.

— Já sabe como vamos fazer assim que chegarmos?

— Bem, bem não, na hora decido. Vamos ver a situação, o tempo, como é. Vamos ver todas as situações, então decido. Tem que ser flexível, não dá para dizer que é assim, e se não der, então nos frustraremos e começaremos dizer, "ah, começamos errado!". Muita coisa tem que deixar acontecer. Temos que ter o básico, outras coisas vão acontecendo naturalmente ou conforme tem que acontecer. Temos que confiar, confiar em Deus, uns no universo, outros em Cristo, outros em tantos outros. Eu confio!

Procuro não questionar mais. Falamos da necessidade de um bom banho, de uma boa mexida, ou uma boa caminhada, essa dá para deixar para trás. No caso de irmos às montanhas, teremos que economizar um pouco de energia.

"Voar, voar", lembro do Biafra, mas lembro também, Voar

Além do mar Tocar estrelas

Eu tenho um sonho A realizar.

Realizar um sonho, Deus é misericordioso, muito obrigada. Voar tão alto e tão longe, nunca iria imaginar, só pela grande graça de Deus, mesmo! Ele me proporcionou muito mais do que pedi, e sei que muitas coisas boas ainda virão, Deus é Deus! Infinitamente poderoso. Poderosos nós também ficamos, quando Ele vem para nos tocar. Cresce um poder de satisfação, cresce um orgulho, um orgulho não egoísta, um orgulho de fé, de vitória, não vitória sobre alguém, mas vitória sobre nós mesmos, ou dentro de nós. Vitória sobre os obstáculos, dificuldades, sobre a vida ruim. Deus é poder!

Pelo olhar, o Guru também deve estar muito feliz. Vejo um sorriso no rosto dele. Começa a ter um brilho especial, percebo isso, ou vejo isso, dá para ver a olho nu. Por dentro deve estar se dizendo, eu consegui, e Deus também conspirou a seu favor. Deu tudo que ele precisava, principalmente o dinheiro para ele vir, dinheiro para a viagem, pagar o helicóptero, dinheiro para tudo.

Ele conseguiu, isso é Deus agindo na vida da pessoa, se fossemos olhar todos os passos que foram dados para estarmos aqui, parece uma história inventada. Parece um filme, uma história, um conto romântico. Nunca me senti tão perto de Deus. Tudo bem que estou nas alturas, mas sinto o brotar de Deus dentro de mim. Isso é inexplicável, e isso que ainda nem entrei no Jardim do Éden, tenho que rir sozinha.

— Tá feliz? — Pergunto para o Guru.

— Estou, e não podia ser diferente. E você?

— Muito feliz, estava pensando o quanto Deus é bom.

— Sem sombra de dúvidas. É muito mais do que bom. Todos têm a graça de alcançar, basta ter fé e crer, as duas coisas juntas somam mais do que uma só.

— Eu tenho muita fé em Deus, mas não creio nas religiões.

— É como já expliquei para você, a religião é apenas um trampolim. Ela ajuda muita gente que não tem direção. Você tem direção, sabe o que quer, muitos não têm. Não podemos descartar, podemos dizer que, em última hipótese, é um mal necessário.

— É verdadeiro quando se diz "a fé move as montanhas".

— Verdade pura, meio redundante, mas as montanhas representam nossos obstáculos, nossas dificuldades, nossos bloqueios e tudo que nos impede de ir além.

— Penso nos ateus, eles não devem gostar muito de nossa história.

— Acho que não é uma questão de gostar ou não gostar. Cada um tem suas experiências, nós temos experiência com Deus. Muitos não têm, com isso eles passam a não acreditar no sobrenatural de Deus. É assim, no ponto de vista deles, Deus não existe, não existe Deus como base na vida deles. Já na nossa e de muitos outros, temos a experiência com Deus. Essa é a diferença, se um dia eles pedirem com fé e receberem, passarão a dizer que Deus existe. Muitas vezes é uma questão de eles terem oportunidade para isso, ou até que aconteça algo muito ruim, ou mal para eles, e recorrer a Deus e Deus alcançar a graça, então eles acreditarão. Também tem gente que não tem experiência com Deus e mesmo assim acredita. Cada um é cada um, cada um é um universo à parte. Claro que existem fatos que são generalizados, existem fatos que são individualizados. Não existem regras, existem fatos, e dentro de cada fato, cada um age de acordo com o que crê ou com sua experiência. Agora, os ateus também creem.

— Como assim? — Pergunto meio surpresa.

— Eles creem que não existe Deus, não deixa de ser uma crença. — Rimos.

— Você tira cada uma, não sei de onde.

— Faz parte do meu rol de sabedoria. — Rimos.

— Não vou desconsiderar porque sei que tem um pouco de verdade. — Rimos de novo.

Vamos indo, conversando, assim o tempo vai passando. Dá o sinal de apertar os cintos, o anúncio de se preparar para a aterrissagem. Agora sim, começa o frio na barriga. Afinal de contas, estamos chegando, um medo aperta um pouco o peito. Os braços, pescoço e cabeça ficam arrepiados.

O avião começa a diminuir a velocidade. Logo adiante dá o barulho dos pneus descendo. Somado a tudo isso e mais um pouco, o desconforto de descer sempre é desconfortável. Por mais que o piloto seja bom e aterrise bem, sempre é desconfortável.

Dá aqueles soquinhos, descidas bruscas, é ruim. Sempre dá medo também. É uma mistura agora de medos, medo do desagradável, medo de chegar, ansiedade pelo novo, e agora? Agora chegamos, e aí? Muita coisa vai ter que se revelar. Um turbilhão passa pela minha cabeça. São muitas coisas, impossível se manter controladas.

E vai descendo, até o avião parar é cada vez pior, cada vez mais desagradável. Percebo a respiração trancada, e isso acontece com muita gente, ou com todos. Tomo uma respiração profunda e solta. O corpo também fica tenso, com mais uma respiração profunda, tento soltar e observar. Vejo que o Guru também faz isso, foi uma coisa simultânea, estamos em sintonia.

Fico agora observando a respiração para não trancar e deixo o corpo relaxado, é muito difícil, controlo a mente, por mais que o pensamento venha. Pego na mão do Guru, dá conforto e segurança. Nos olhamos e vem um sorriso, a comunicação é recíproca, nos entendemos.

Nessa hora, poucos falam. Começa a pressão, oh coisa ruim, chega tapar os ouvidos. Tem mais uns barulhos, o avião dá uns estalos, também, é muito grande para por no ar e descer, é enorme.

Até que toca, enfim, o solo, vem aquele "vuuuummmmm" mais forte ainda nos ouvidos e na cabeça. A aterrissagem foi bem executada, e com isso todos aplaudem. Pego a bolsa com os nossos pertences higiênicos e pessoais e vamos descendo do avião. É uma sensação muito forte, alegria, medo, expectativa, pressão no peito, "Ufa", quanta coisa. É, seu Roberto, "tantas emoções", e que emoções, difícil de definir tudo isso.

O Guru quieto, sem falar, ele deve estar sentindo algo semelhante e o melhor é não falar nessas alturas. Vamos em direção à sala onde são colocadas as malas e sacolas. Nisso não tenho dificuldades porque o Guru vai me conduzindo. Vem primeiro a minha sacola, aguardamos até chegar a dele.

Não tenho noção da hora, devido ao fuso horário, e me pergunto e agora? E esse agora não me sai da cabeça. O que vai acontecer, também não quero perguntar para o Guru, vou deixar ele decidir, confio nele. Vejo que ele vai em direção a um balcão de informações. Depois entra em uma sala, tenho a impressão que é de aluguéis de carros, aviões e helicópteros. Ele fala inglês e fico sem saber nada. Anota horários, preços, explica no mapa, agradece e se despede. O que vai ser, o que vai acontecer? Vai ser tudo na hora, agora é pelo seu instinto, posso dizer, pelo seu faro.

Saímos e vamos em direção aos táxis, e ele me diz:

— Estou pensando, ao invés de irmos para um hotel, vamos pegar um motel para tomarmos um banho e irmos.

— Você é quem sabe, estou por você.

— Tudo bem, é sempre bom perguntar.

Entramos num táxi. Falou, só entendi ser um motel. Seguimos, passamos em frente a vários motéis e ele não parou. Entramos mais no centro da cidade, andou mais uns quarteirões e parou:

— Pode descer. — Diz ele. — Vamos comprar algumas coisas.

É uma loja de material de caça e pesca. Explica-me para comprarmos uma roupa mais resistente, umas botinas, calças. Parecem mais fortes, quase lona. Jaquetas, bermudas e mais uns apetrechos de acampamento. Embarcamos, passou em um escritório, parece de viagens. Antes de sair, diz:

— Pode esperar aqui, não demoro.

Entro e espero no táxi. Percebo que ele é ágil e desembaraçado para as coisas. Não se aperta, dá para ver que resolve tudo organizadamente, uma coisa após a outra. Mesmo não tendo programado cronologicamente, está se organizando conforme a necessidade. Volta com um papel na mão, dá ok para o taxista e me diz:

— Tudo certo, vamos agora à tarde, início da tarde.

— Que bom! — Respondo.

O táxi anda por mais um trecho e nos deixa em um motel. De imediato, um banho. Ah, que banho saboroso. Nunca senti tanta falta de um banho. Em seguida, namoramos e depois procuramos relaxar e descansar. Coloca uma meditação do Ishvara e aos poucos dormimos.

Acordamos com o despertador do celular, tomamos mais um banho, arrumamos as mochilas e malas. O que levaríamos colocamos nas mochilas que compramos aqui com a roupa que usaríamos nas montanhas. As outras roupas ficariam nas sacolas que trouxemos e deixaríamos em um guarda--volume. E levaríamos mais uma vazia, não sei para quê.

Em seguida, pede um táxi. Assim que ele chega, pegamos outra direção, para em um supermercado, compramos alimentos não perecíveis, água, algumas frutas e seguimos para fora da cidade. Chegamos a um aeroporto. Guardam as nossas sacolas e nos levam em direção ao helicóptero. Embarcamos, colocamos os cintos enquanto ligava as hélices, e sobe. Nisso, volta toda aquela sensação, medo, ansiedade, e o agora? Agora? E agora? Deus do céu, da terra e em todos os lugares. Cristo Jesus, me vem ele na mente. Cenas de seu filme me vêm à memória. Agora não é só o Guru, tenho que pensar que eu estou aqui, uma coisa muito forte me toca. Um choro começa a se formar dentro de mim. Não tenho motivos para chorar, vem uma coisa muito forte. O Guru percebe e coloca a mão no meu ombro como sinal de apoio e diz:

— Deixa vir.

E vem um choro muito forte. Os dois pilotos devem estar pedindo se preciso de ajuda. Percebo que o Guru diz que está tudo bem. Ele deve estar entendendo o que está acontecendo comigo, talvez mais do que eu mesma.

O choro vem cada vez mais forte no meu peito, um choro de lavar a alma, de limpeza. Sai de mim um "ai, ai" de tão forte. Mesmo que choro e limpa, sinto um peso mais forte no meu peito agora, meu Deus! Chego a exclamar. Vem um soluçar forte com o choro.

— Oh Deus! Pai eterno, oh Jesus! Misericórdia Senhor! Se é para eu mudar, que mude agora, se é para me purificar que purifique agora.

E o choro vem forte, tenho que gritar. A dor no peito aumenta, aumenta a respiração e o choro. Então grito, grito e grito. Entre meio a tudo, consigo perceber os pilotos assustados. Pedem para o Guru que sempre me assiste e ele diz que está tudo bem.

Tento gritar novamente e aos poucos sai tudo. O choro começa a diminuir. Sinto-me um pouco envergonhada, mas deve fazer parte de um processo de mudança, não pode ser outra coisa.

Respiro fundo, começa a aliviar. O Guru me abraça. Entre vergonha, sem saber o que é, me vem um impulso de riso. Percebendo isso, o Guru me diz:

— Pode soltar, não segura isso, é assim mesmo.

Meu riso começa a sair. Que risada de alívio, uma forte alegria toma conta. Mesmo assim, sinto vergonha. Que fiasco, choro e depois riso. O Guru reforça.

— Pode soltar.

Rio, rio, compulsivamente, chega a sair lágrimas dos meus olhos. A risada persiste e continuo rindo por alguns minutos. Aos poucos vai diminuindo, sem saber bem o que é, pergunto ao Guru:

— Me explica o que é isso.

— É só o começo. É normal, muitas outras coisas virão, não se preocupe.

Vou me secando os olhos. Pego papel para assoar o nariz e seguimos adiante. Surge uma confiança mais forte dentro de mim. Começo a acreditar nessa possibilidade de alcançar o Éden. Deus me toca de uma maneira mais profunda. Meu conceito e preconceito anterior parece que somem. Limpa de mim toda crítica e julgamento, somente Deus é absoluto. Um sentimento Cristão me purifica, o amor é incondicional.

Vem uma calma, tento me apoiar no Guru, apesar dos cintos impedirem. A respiração suave confirma uma paz serena. Deve ter sido uma espécie de limpeza, e assim vem a certeza que vai dar certo. O que esperar ainda não sei. Pode ser receber dons especiais, dons de cura, sabedoria plena, super poderes. Bem, isso realmente não sei, somente Deus sabe, somente Deus sabe...

Procuro entrar na sintonia do voo. Nunca tinha viajado ou andado de helicóptero, é uma sensação bem diferente. Começo a observar as paisagens, procuro me distrair. O Guru começa a ficar centrado em si, tento deixar intacto seu espaço.

O voo está mais em um sentido reto. Deve ter feito suas inclinações enquanto estava chorando, não percebi nada antes, nem tinha como. Por mais que queira ficar sem pensar, me questiono, e me admiro. Que coisa estranha, essas coisas são muito estranhas, difícil de explicar. São coisas anormais, ou sobrenaturais. Não considero mistérios e nem tento mistificar, são coisas normais para quem sabe. Certamente o Guru explicaria, percebo que ele não está a fim.

Apesar de o voo ser rápido, vem uma expectativa de chegar. Fico por mais um bom tempo em silêncio. Andamos por mais um bom tempo e depois pergunto ao Guru:

— Está dando tudo certo?

— Sim, dentro do esperado.

— E os sinais?

— Já estão aparecendo.

— Tipo o quê?

— O choro que você teve, e outros. Na verdade, o Espírito Santo já está no comando. Pode ficar tranquila.

Não quis insistir mais. Suas respostas breves e curtas foram um sinal para mim. Seguimos por mais um bom tempo, aparece a mata, montanhas, o dia colaborou, não choveu. Seguimos mais adiante e inicia um forte nevoeiro. Parece nevoeiro, mas não deve ser, é outra espécie, outra coisa. Eles se falam, os pilotos e o Guru.

— Estamos chegando. — Diz o Guru sorridente.

Fico calada, eles voltam a se falar. O Guru me diz:

— Percebeu que viemos sempre em direção ao norte? Quando você tem dúvidas, ou coisa semelhante, busque sempre o Norte, o norte é a direção. Sempre ao norte.

Afirmo positivamente com a cabeça. A expressão dele é de muita alegria. Eles voltam a falar. Parece que o helicóptero não consegue andar mais. Explicam-se bastante com o Guru, falam, dizem outras coisas. Parece que o helicóptero não vai mais, uma coisa meio estranha. Não dá para entrar nesse tipo de nevoeiro, meio misterioso. Montanhas, devem ser aqui as nascentes. Jogam uma escada de cordas e o Guru me diz:

— Vamos! É aqui.

Um frio arrepiante toma conta de todo meu corpo. Eles falam mais um pouco. O helicóptero desce mais um pouco. Mais perto do topo das árvores grandiosas. O Guru se engata com um gancho na escada, conforme vai descendo, vai se soltando, me diz:

— Faz o mesmo. Assim que eu descer, desce você também, eles te dizem.

Aos poucos ele foi se soltando e descendo. Quando chegou ao chão, disse algo em inglês e um dos pilotos apontou a corda para mim, dizendo alguma coisa em inglês para o outro piloto.

— Ok.

Ajuda-me a engatar o gancho e vou descendo. Quanto mais desço, mais arrepiada fico. Assim que chego ao chão ou em terra, o Guru também dá um Ok para os pilotos e partem. Então ele me fala:

— Vamos indo por aqui, temos que andar mais um pouco.

— Tá bom. — Concordo.

Vamos andando a pé entre o mato, o couro da cabeça deve estar uma crosta de tão arrepiado. Vamos andar com as mochilas nas costas por cerca de uma hora. Quanto mais andávamos, mais sentíamos uma sensação diferente e forte, é o prenúncio que estamos chegando.

Chegou um ponto que não dava mais para andar. Havia por perto uma árvore e na frente uma coisa fechada, como um muro da natureza, um algo impenetrável. Antes, uma área sem vegetação, um chão limpo, só com as folhas.

— É aqui. — Confirma o Guru.

Soltamos as mochilas. Tiramos os bonés, o Guru respira fundo, olha para várias direções. Eu fico só na expectativa, observando e quieta. Queira ou não queira, agora tenho que acreditar no impossível e no sobrenatural.

— Pode soltar tudo agora, é aqui mesmo. Vamos começar a respirar bem profundo o tempo todo. Não se preocupe com nada, vai dar tudo certo. Só respira, pode tentar seguir meu ritmo. — Orienta-me o Guru.

Ele inclina nos joelhos e começa a respirar profundo, só pela boca. Começo a fazer o mesmo. A respiração segue, balançamos o corpo para cima e para baixo flexionando os joelhos e balançando os braços.

Por mais que respire forte, dá mais vontade de respirar. Geralmente a respiração é cansativa, agora não, ela flui quase sozinha, não há necessidade de esforço, é impressionante. Por mais que o tempo passe, não cansa e flui mais ainda. Por enquanto, nada de estranho, somente esse processo de respiração, o corpo vai ficando mais leve.

O dia vai terminando e continuamos firmes na respiração. Não dá para saber o que vai acontecer. Estamos intensos na respiração profunda. Com a noite entrando e ficando escuro deveria ficar com medo, mas não, estou tranquila e forte. Passa o tempo e fica escuro. Racionalmente, poderia pensar que seria loucura, aqui no meio do mato, mato adentro, e sendo assim, poderia vir algum bicho nos atacar. Nem fogo, nem luz para nos proteger, parece que tudo está na respiração profunda. Nem uma vontade, só de respirar.

Depois de algumas horas que estamos respirando, começa um barulho estranho no mato. Não sei definir, me dá um arrepio na cabeça, uma sensação de medo. Tudo bem, devo confiar.

Continuo respirando, o barulho aumenta, parece que está mais perto, é uma coisa muito estranha. Ouve-se um vento muito forte, parece que vem para o nosso lado. Dá medo, o barulho agora parece um grito de horror, é de se arrepiar. O vento é forte, as árvores balançam, a diferença é que onde estamos não venta, só por cima de nós. Outra coisa estranha é que parece estar vindo um temporal, até mais forte que isso, um dilúvio, porém, onde estamos não venta e não chove. Ao redor o barulho é ensurdecedor.

Relâmpagos intensos e em sequência, um atrás do outro, chove forte e muito vento, só que sobre nós, não cai nem um pingo e nem move folhas. O barulho, como se fosse um uivo, aumenta e o assobio do vento vai ficando mais forte.

Percebo que o Guru permanece firme na respiração, também acho que não se importa muito com o que está acontecendo ao redor. Deve ter certeza do que está fazendo e tranquilo no que está acontecendo.

Realmente é um fenômeno sobrenatural, rajadas, chuva e vento, aparentemente assustador, minha fé aumenta, Deus está no comando, uma certeza inabalável, Deus existe, sim!

Por mais que o tempo passe, esse barulho é forte, parece amedrontar, mas estou cada vez mais confiante. Começa a se acalmar na medida em que vai amanhecendo. Nós mantemos o mesmo ritmo com a respiração.

CAPÍTULO XLIII

Clareia o dia e a situação continua a mesma. Continuamos respirando profundamente, de pé, ritmo forte, se percebe que continua chovendo ao lado e até sobre nós. Ao nosso redor tudo seco, como a árvore é grande, não dá para ver o que está sobre nós, o fundamental é continuar respirando. Sem fome e sem sede, é muito impressionante.

Avançamos durante a manhã, percebo que vem um vento um pouco "fresco", não impede a dinâmica da respiração. O Guru agora começa a respirar somente pelo nariz, a respiração da dinâmica. O acompanho no mesmo ritmo, o interessante é que viramos a noite e continuamos firmes, de pé, dispostos e sem cansaço.

Sem noção da hora, provavelmente perto do meio-dia, o Guru toma uns goles de água, depois continua a respirar. Estende o cantil na minha direção como se fosse dizer, bebe! Pego e bebo uns goles também. Volto a respirar profundamente, mas tomar a água cortou um pouco o ritmo.

Na medida em que vou respirando, pego novamente o embalo, volto a respirar somente pela boca agora. Poderia secar a garganta e não seca. Poderia estar me questionando, e então, vai demorar muito ainda? Graças a Deus, não me preocupo com isso. A pressa e a ansiedade desapareceram.

O barulho e o vento forte desapareceram, não dá para perceber se chove ou não agora. Estou numa boa sequência da respiração. Percebo o corpo cada vez mais leve, a alma vai se limpando, é uma função da respiração limpar a alma, corpo e espírito.

Analisando e comparando com os workshops, seria impossível alguém fazer o que estamos fazendo. Daqui a pouco vamos chegar às vinte e quatro horas nesse ritmo e sequência. Se fizer isso com alguém durante umas duas horas, chegaria a reclamar que não aguentaria. Imagina vinte e quatro horas e sabe lá quanto mais. Por enquanto, ainda não fez muita diferença. Creio que na medida em que vamos respirando cada vez mais e mais forte o corpo e tudo mais vai se transformando pelo processo da hiper-oxigenação.

Tudo vai ter uma junção, o ar, a harmonia com ele, o espiritual se fortalecendo, a clareza das ideias, ao contrário dos que têm muito. O excesso de ar torna a pessoa sonhadora, fala demais e diz muito do que não é.

O que não tem, é fraco, sem criatividade. Se misturar tudo, todos os elementos terão a composição do éter. O ser humano na sua totalidade e plenitude. Firme, alicerçado no divino. Relacionando o divino, temos a promessa do divino Espírito Santo. Nossa! Que arrepio. Vem um vento, um sopro, um ar meio quente, meio sabe se lá o que. Começa dentro de mim um querer falar, uma voz quer sair, uma voz dentro de mim solta. Outra quer falar, parece uma linguagem do Gui Birch, não consigo segurar, e sai. Aiiiiiii, não tem como segurar. Balacaminasuriacambalaic... E continuo por longos minutos.

Meu corpo começa a saltitar e a voz estranha continua falando, falando, falando...

Devo estar em uma supremacia espiritual. Devo estar atingindo o quinto elemento, o éter...

Espio o Guru, ele continua de olhos fechados e respirando, deve estar sabendo que está tudo certo. Nessas alturas deve confiar em mim e entender o que estou fazendo. A voz vem, vem e vem, meu corpo fica todo desconectado. Braço para cá, outro para lá, essa voz vai me invadindo, invadindo e vou deixando sair por mais estranho que seja. Parece orar em línguas...

Ouço agora o Guru também usando essa linguagem. Em seguida, fala na nossa linguagem. Parece que interpreta o que estou dizendo. Tudo isso vira uma linguagem só, com o aumento da minha voz, pouco escuto o que ele diz.

Passa um bom tempo. O espírito parece que vai se aluminando, a alma se purificando. Nisso vem um vento forte e me joga no chão, no chão mesmo continuo respirando. Espírito Santo, Santo, Santo, vem, se é minha transformação que seja agora. Amor de Deus pleno, grandioso e transformador. Oh, Jesus!

CONSAGRAÇÃO

Vinde a mim Jesus
Quero te adorar
Eu quero exaltar

Todo teu poder
Todo teu amor
Meu Deus
É Deus para consagrar.

Oh, divina graça
É luz
É bênção e louvor
Senhor
Vinde abençoar
Oh, Cristo Jesus
Jesus
A nossa salvação
Vamos proclamar
Meu Deus
É Deus para consagrar.

    Como é bom. Sinto-me tocada, transformada, limpa. Um calor, um calor forte me faz tirar algumas roupas. Fico de pé novamente, um vento quente, parece uma sauna agora, em uma outra dimensão. A roupa começa ser um incômodo, fico sem ela.
    Meu coração está invadido de amor, amor, amor e amor... Dá vontade de gritar de alegria, até dou uns gritos, o Guru retribui. Um fogo astral, um fogo espiritual. Um Deus de toda graça e bondade. Indescritível o que sinto. O Guru vem se aproximando, também despido. Estamos juntos, nos abraçamos, me sinto despida de tudo que é desejos, sexo, planos, agora é só amor, amor de verdade, não existe nem homem e nem mulher. Estamos juntos em amor, verdade, liberdade, parece existir somente o ser humano, o ser divino.
    Nem tempo, nem dia e nem noite, existe somente o momento. Um vento forte nos lança, é um voo sem asas. Um voo que vai nos levando, nem alto, nem baixo, a sensação que estamos sendo levados e elevados. Nada interrompe e nem nos detêm. Anjos, Serafins e Querubins abrem as portas. É permitida a passagem, de um sonho, de um querer, de uma inspiração.

Do abstrato ao real, do imaginário ao concreto, do mundo ao paraíso. Sobre nós, cai um manto. Somente um manto sagrado, purificados e escolhidos.

Um voo sem tempo e nem distância. Nem voo não é, é um flutuar, um fluir. Nem destino, nem acaso, nem por acaso, nem coincidência. Nem passado, nem futuro, é o presente, de receber o presente de estar no paraíso. Nem demorado e nem rápido, é o Jardim do Éden! Tão lindo, tão divino que não canso de olhar. O nosso princípio que tivemos que abandonar. Agora aqui estamos para conquistar. Um presente divino, sem pecar, mesmo que aqui seja o bem e tenha o mal. O que importa é alcançar o divino e o amor ágape, incondicional.

O Guru aponta e diz:

— Ali no centro o pai; sua direita, o Filho; ali, o Espírito Santo.

FIM